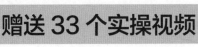

U0239869

老年康复评估与技术

主编 | 席家宁　刘铁军

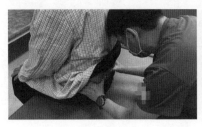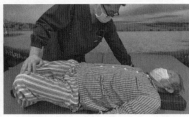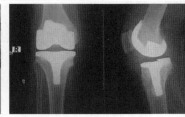

北京科学技术出版社

图书在版编目（CIP）数据

老年康复评估与技术 / 席家宁 , 刘铁军主编 . — 北京 : 北京科学技术出版社 , 2024.9
ISBN 978-7-5714-3947-7

Ⅰ . ①老…　Ⅱ . ①席…②刘…　Ⅲ . ①老年病—康复医学　Ⅳ . ① R592.09

中国国家版本馆 CIP 数据核字（2024）第 105145 号

责任编辑：刘瑞敏　张真真
责任校对：贾　荣
封面设计：申　彪
图文设计：天地鹏博
责任印制：吕　越
出 版 人：曾庆宇
出版发行：北京科学技术出版社
社　　址：北京西直门南大街 16 号
邮政编码：100035
电　　话：0086-10-66135495（总编室）　0086-10-66113227（发行部）
网　　址：www.bkydw.cn
印　　刷：北京顶佳世纪印刷有限公司
开　　本：889 mm×1194 mm　1/16
字　　数：453 千字
印　　张：17.75
版　　次：2024 年 9 月第 1 版
印　　次：2024 年 9 月第 1 次印刷
ISBN 978-7-5714-3947-7

定　　价：128.00 元

编写指导委员会

编者名单

主　　编　席家宁　首都医科大学附属北京康复医院

　　　　　刘铁军　首都医科大学附属北京康复医院

副 主 编　丁卫华　北京市卫生健康委员会

　　　　　郗淑燕　首都医科大学附属北京康复医院

　　　　　刘自双　首都医科大学附属北京康复医院

编　　委　（排名不分先后）

　　　　　毕宪国　北京市卫生健康委员会

　　　　　杨　凯　北京市卫生健康委员会

　　　　　陈雪丽　首都医科大学附属北京世纪坛医院

　　　　　佟　帅　北京市海淀医院

　　　　　董小瑾　北京市海淀医院

　　　　　谢　瑛　首都医科大学附属北京友谊医院

　　　　　白　伟　北京市朝阳区太阳宫社区卫生服务中心

　　　　　李林娟　北京市石景山区金顶街社区卫生服务中心

　　　　　谭祥芹　北京大学首钢医院

　　　　　闫林瑶　北京市石景山区广宁街道社区卫生服务中心

　　　　　张　杰　北京市石景山区广宁街道社区卫生服务中心

　　　　　滕立英　首都医科大学附属北京康复医院

　　　　　姜宏英　首都医科大学附属北京康复医院

　　　　　吴　琛　首都医科大学附属北京康复医院

　　　　　贾如冰　首都医科大学附属北京康复医院

刘颖姝　首都医科大学附属北京康复医院

周　静　首都医科大学附属北京康复医院

代　敏　首都医科大学附属北京康复医院

欧阳胜璋　首都医科大学附属北京康复医院

张晓颖　首都医科大学附属北京康复医院

王丛笑　首都医科大学附属北京康复医院

汪　杰　首都医科大学附属北京康复医院

郑广昊　首都医科大学附属北京康复医院

胡银玲　首都医科大学附属北京康复医院

张玉婷　首都医科大学附属北京康复医院

芦晓磊　首都医科大学附属北京康复医院

宋佳凝　首都医科大学附属北京康复医院

编写秘书　宋佳凝　首都医科大学附属北京康复医院

目录

第一章

老年与康复

第一节　老龄化及老年病的特点

根据1956年联合国出版的《人口老龄化及其社会经济后果》确定的标准，当一个国家或地区65岁及以上的老年人口数量占总人口数量的比例超过7%时，就意味着这个国家或地区进入了老龄化。1982年召开的维也纳老龄问题世界大会确定，当一个国家或地区60岁及以上的老年人口数量占总人口数量的比例超过10%时，就意味着这个国家或地区进入了严重老龄化。根据以上标准，我国自2000年就进入了老龄化社会。以65岁及以上的老年人口数量占总人口数量的比例为参考，该比例从2002年的7.3%上升至2012年的9.4%。2012年，我国65岁及以上的老年人口数量已达到1.27亿，且每年仍以800万的数量增加。2015年2月26日，国家统计局发布了2014年国民经济和社会发展统计公报，公报数据显示，2014年年末我国60岁及以上的老年人口数量为21 242万，占总人口数量的比例为15.5%；65岁及以上的老年人口数量为13 755万，占总人口数量的比例为10.1%，首次突破10%。2021年5月11日，第七次全国人口普查结果显示，60岁及以上的老年人口数量为26 402万，占总人口数量的比例为18.7%，其中，65岁及以上的老年人口数量为19 064万，占总人口数量的比例为13.5%。这些数据表明，我国人口老龄化程度正在进一步加深。

一、老龄化流行病学

专家预计，到2030年，我国60岁及以上的老年人口数量占总人口数量的比例将接近25%，65岁及以上的老年人口数量占总人口数量的比例将达

到16.2%。联合国相关机构预计，2035年中国人口老龄化程度将超过美国。到2040年，我国60岁及以上的老年人口数量占总人口数量的比例将达到30%，65岁及以上的老年人口数量占总人口数量的比例将达到22%，由此进入超级老龄化社会。到2050年，我国60岁及以上的老年人口数量将达到4.34亿，占总人口数量的比例将达到31%；65岁及以上的老年人口数量占总人口数量的比例将达到25%。

二、老年人的身体形态及功能改变

随着年龄的增长，人体的形态、功能将发生一系列变化，出现退行性改变、功能衰退等，即生理性衰老。生理性衰老具有普遍性、全身性、进行性、衰退性和内生性等基本特征，且具有明显的个体差异，即不同个体之间或同一个体的不同器官、组织、细胞之间的衰老速度和衰老程度都存在差异。生理性衰老对机体自身是不利的。

（一）机体内环境稳定性减退

随着人体的衰老，各器官系统均会出现结构和功能的衰退，特别是神经内分泌系统。神经内分泌系统衰退会使其稳定机体内环境的能力下降，导致机体内环境的稳定性被破坏，致使机体许多生理、生化指标（如血压、血脂、血糖、体液pH、离子浓度等）不能保持在相对恒定的水平，这也是许多老年疾病产生的原因。

1.葡萄糖耐量减低　随着年龄的增长，机体对葡萄糖的代谢能力往往低于正常水平，即葡萄糖耐量减低。

2.血浆pH变化　随着年龄的增长，机体对酸

碱的适应能力下降，导致内环境稳定性降低，因此老年人容易出现酸碱平衡紊乱，尤其是代谢性酸中毒。

3.自主神经系统功能紊乱　随着年龄的增长，自主神经系统功能减退。例如，在寒冷的环境中，老年人容易发生低体温，造成冻伤；老年人脑循环自身调节能力较差，即使血压稍降低，也会引发较明显的脑局部缺血，出现急性神经精神障碍和跌倒。

（二）机体储备功能减退

正常情况下，机体各器官有一定的储备功能以应对各种紧急情况，如心排血量减少时，机体可通过冠状动脉的储备功能而使冠状动脉血流量不会显著减少。但进入衰老期后，机体心血管储备功能减退，心排血量减少将直接影响冠状动脉血流量，使其显著减少。因此，老年人在额外负荷增加（如情绪激动、过度劳累等）时，常因冠状动脉血流量不能相应增加而诱发心绞痛、心肌梗死、心力衰竭等。衰老导致各系统脏器储备功能减退是机体疾病易患性增加的原因之一。

（三）机体抵抗力减弱

机体抵抗力包括免疫防御、免疫自身稳定和免疫监视等功能，以及承受高温、冷冻、创伤、射线、疲劳等伤害性刺激的能力。老年人抵抗力减弱，疾病的易患性增加。机体抵抗力减弱是常见老年病发病的基础，如机体免疫防御功能减退使老年人容易发生感染性疾病，而免疫自身稳定功能、免疫监视功能减退则是老年人各种肿瘤发病率升高的重要原因之一。

（四）机体活动能力及适应能力下降

老年人由于体力下降、反应迟钝，运动的灵敏性、准确性下降，机体的活动能力亦下降。老年人由于各器官功能衰退和代谢减慢，对外界和体内环境改变的适应能力下降。因此，老年人夏季易发生中暑而冬季易患感冒。由于机体活动能力及适应能力下降，老年人的运动耐力明显降低，因此，老年人在活动时容易出现心悸气促，活动后恢复体力的时间也较长。

三、老年病的特点及用药原则

（一）老年病的特点

1.临床表现不典型

（1）严重感染时只有低热，甚至不发热，高热者很少见。

（2）对寒冷刺激的反应差，容易发生低温损伤却不自知。

（3）感受能力差，尤其是对痛觉的敏感性减退，可出现无痛性心肌梗死。另外，胆石症和阑尾炎的疼痛感可以很轻。

（4）发生重症肺炎时常无肺部症状或仅表现为食欲减退、全身无力、脱水，或突然出现休克、意识障碍，易造成误诊。

（5）老年甲亢患者只有少数人出现激动、烦躁不安、食欲亢进等兴奋性、代谢性增高的表现，有眼部症状、体征者尚不到一半。而在老年甲减患者中，有许多人以心包积液为首发表现，容易造成误诊。

（6）老年肿瘤性疾病的发病率随年龄增长而逐渐增高，但症状却极不典型或毫无症状，常延误诊断，直至晚期方能确诊。

2.多种疾病并存　老年人同时患有多种疾病极为常见，如既有冠心病又有高血压，同时还有慢性支气管炎、胆石症、糖尿病、良性前列腺增生等。此外，同一脏器也会发生多种病变，如冠心病、高血压心脏病、肺心病或瓣膜的退行性病变同时存在。由于老年人易同时患有多种疾病，累及多个脏器，临床表现较为复杂且不典型，因此极易造成漏诊、误诊。

老年人容易同时患多种疾病的主要原因：①各个系统的生理功能相互关联，一个系统发生异常，导致另一个系统也出现异常；②老年人多发生慢性疾病，当一个器官发生急性改变时，其他器官也随之发生改变；③各种症状的发生率及损伤的累积效应随年龄增长而增加，造成多种疾病集于一身；④老年人免疫功能减退，造成免疫障碍性疾病同时或相继发生于同一个体；⑤老年人常同时使用多种药物，特殊的药物动力学原因可导致医源性疾病，造成多种疾病并存；⑥由于老年人常同时存在多种疾病，一种疾病会改变、掩盖或干扰另一种疾病的临床表现，因此老年病的诊断和鉴别诊断变得十分困难。

3.容易发生并发症

（1）老年人患病时，极易发生各种并发症，其中最容易发生精神神经系统的并发症，如各种程度的意识障碍，包括淡漠、抑郁、痴呆、昏迷或精神错乱、烦躁不安、谵语、狂躁等。

（2）老年人口渴中枢敏感性下降，常处于潜在性脱水状态，患病时容易并发水、电解质紊乱。

（3）老年人活动能力降低，患病时常因卧床时间过长而并发坠积性肺炎、血栓形成、栓塞、关节挛缩、肌肉失用性萎缩、直立性低血压、尿潴留或大小便失禁、压疮、出血倾向等，严重时甚至会因为并发多脏器功能衰竭而死亡。

4.病程进展快 老年人各种脏器功能和内环境稳定性减退，一旦发生疾病，其病情往往迅速进展、恶化，使临床医师措手不及。因此，对于老年患者必须给予及时而准确的疾病诊断和有效的治疗，以阻止病情的进展和恶化。

5.药物不良反应及不良生活习惯影响病情

（1）老年人常同时应用多种药物，使得药物不良反应增多并造成药源性疾病增加，还会影响原发疾病的病情，造成诊治的困难。

（2）老年人不良的生活习惯不仅会影响疾病的病情，而且还会造成疾病治疗的困难。例如，老年人因味觉减退而喜食咸、甜，常常加重高血压、糖尿病的病情，使血压、血糖难以控制；老年人习惯久坐，常引起踝部及胫前水肿；老年人好静少动常致运动耐力减低，而且还会掩盖心脏疾病所致的气短、心悸。

6.病史采集困难且参考价值较小 老年人常由于听力减退、记忆力下降、言语困难而造成医师采集病史困难。另外，由于老年人对疾病表现的敏感性差且家庭成员及邻居提供的情况又不够全面和确切，所以采集的病史参考价值较小。因此，对老年人病史的采集必须耐心、细致。

（二）老年人用药原则

1.受益原则 要有明确的适应证。权衡利弊，充分考虑药物的不良反应，选择疗效确切而毒副作用小的药物，受益/风险＞1。

2.用药种类原则 同时使用的药物种类不能超过5种。抓主要矛盾，解决主要疾病，尽量使用"一箭双雕"的药物。

3.小剂量原则 根据患者的年龄、健康状况、体重、肝肾功能、临床情况、治疗反应，从小剂量开始，缓慢增量。应以获得最大疗效和最小毒副作用为准则。

4.择时原则 根据疾病、药物代谢动力学和药物效应动力学的昼夜节律，选择最合适的用药时间，以达到提高疗效和减少毒副作用的目的。如降压药、抗心绞痛药、他汀类药、胰岛素、氢氯噻嗪、阿司匹林等。

5.暂停用药原则 用药后出现新症状可能是不良反应，应暂停用药。

6.停药原则

（1）立即停药。如抗生素、镇痛药等应及时停药。

（2）疗程结束时停药。如治疗抑郁症、甲亢、癫痫等疾病时，需逐渐减量后停药。

（3）长期用药。如治疗高血压、慢性心力衰竭、糖尿病、帕金森病、甲减等疾病时需长期用药。

（刘自双 周 静）

第二节　认识老年康复

一、老年康复概述

老年康复医学（geriatric rehabilitation medicine）也称为老年康复。个体进入老年后，脏器功能会出现减退，在此基础上容易发生各类疾病，增加残疾率，降低生活质量。为了解决这些问题，人们提出了"老年康复"这一概念。它是指综合地、协调地应用教育、医学、社会等各领域多种方法，使老年伤、病、残者（包括先天性残疾）尽快、尽可能地恢复和重建已经丧失的功能，使他们躯体、精神、社会和经济方面的能力得到最大限度的恢复，重新走向生活、走向工作、走向社会。

老年康复既是老年医学的一部分，又是康复医学的一部分，或者说是老年医学和康复医学的交叉学科，即将各种康复手段（功能评定与康复治疗）用于老年病的诊治，解决老年人躯体、心理和社会方面的问题。

老年康复的主要目的，一方面是采取各种措施延缓生理性衰退过程；另一方面是预防和减轻因生理性衰退过程造成的疾病及功能障碍，激发老年患者的潜在能力，最大限度地保持老年患者的功能

水平，提高日常生活能力和生活质量，为重返社会创造条件，尽可能使他们回归家庭和社会生活。

老年康复是一门综合性的医学专业，以老年医学和康复医学的理论、思想、方法为导向，从预防、治疗、康复等各个角度，为提高老年人健康水平和减少因残疾带来的各种不良后果而实施全面的防治计划。

（一）老年康复的研究对象

老年康复的研究对象主要是由各种急慢性疾病、损伤、衰老等导致的功能障碍或能力减退的老年伤、病、残者等。功能障碍是指人体的组织器官和心理活动本应具有的功能不能正常发挥的状态，如脑卒中引起的运动功能障碍和言语功能障碍、心肌梗死引起的心功能障碍、慢性阻塞性肺疾病引起的呼吸功能障碍等。

功能障碍分为可逆与不可逆两类。一般的疾病不会导致功能障碍；有些疾病发生后可导致暂时的功能障碍，经过治疗后能够逆转；致残性的伤病，经过临床医学手段后不可治愈，导致不可逆的功能障碍。功能障碍存在于各个系统的各类疾病中，因此，老年康复的研究对象涉及临床医学各个学科的多种疾病（表1-2-1）。

表 1-2-1　老年康复研究的主要疾病

神经系统	运动系统	心肺系统	内分泌系统	老年综合征
脑血管病	骨折	高血压	骨质疏松	跌倒
颅脑损伤	骨关节炎	冠心病	糖尿病	大小便失禁
痴呆	人工关节置换术后	心力衰竭	肥胖症	抑郁
帕金森病	颈椎病	慢性阻塞性肺疾病		视听觉障碍
神经元疾病	肩周炎	肺炎		营养不良
脊髓损伤	腰腿痛	呼吸衰竭		衰弱
周围神经病	软组织损伤			睡眠障碍

功能障碍可分为组织器官水平、个体水平和社会水平三个层次。世界卫生组织（WHO）

新颁布的《国际功能、残疾和健康分类》（International Classification of Functioning, Disability and Health, ICF）将这三个层次的功能障碍统称为残疾。残疾可分为暂时性残疾和永久性残疾两类，残疾状态持续不到12个月为暂时性残疾，持续12个月及以上为永久性残疾。老年康复的研究对象应包括临床各科中伤病后遗留暂时性残疾和永久性残疾的所有患者。随着老年康复学的发展，老年康复的服务对象会继续扩展，老年康复在老年人防病、治病的过程中将发挥越来越重要的作用。

（二）老年康复的目的及内容

1.老年康复的目的　老年康复的目的不在于伤病能否治愈，而在于恢复年迈体衰者及因伤病致残老年人的日常生活能力，减少卧床并发症和老年性痴呆，使他们摆脱对医院及疗养院的依赖，力争重返社会，减轻家庭和社会负担。凡有明确的残疾或功能障碍、慢性病及年迈体衰者，均适合老年康复治疗。

2.老年康复的内容　老年人在衰老的基础上常患多种慢性病，同时服用多种药物，还存在复杂的心理、社会问题。因此，老年康复的主要内容包括：①研究老年人致残的原因并制订预防措施；②老年人的康复功能评定；③制订老年常见病及功能障碍的康复治疗方案；④老年人的康复疗养与护理；⑤老年人家庭、社区的康复医疗；⑥延缓衰老和功能退化；⑦研发老年人康复用品及康复设备。老年康复应用医学科技和康复工程等手段，配合社会康复和职业康复，改善因伤病致残老年人的生理和心理的整体功能，使老年人达到全面康复，为重返社会创造条件。

（三）老年康复的类型

1.预防性康复　综合运用各种手段预防老年疾病导致的残疾，如骨质疏松患者骨折的预防。通过健康宣教，建立良好的康复理念，帮助患者建立正确的运动模式，预防或降低残疾程度；指导患者建立正常的生活方式，尽最大可能预防疾病的发生。

2.一般性医疗康复　解决疾病问题，如老年人患有心肺系统疾病、内分泌系统疾病等，可通过药物来治疗。对病情较严重、不适合高强度康复训练的老年人进行维持性康复，以降低其疾病发展速度。

3.康复治疗　通过各种康复治疗手段，改善功能障碍或建立代偿功能，有目的地恢复老年人已丧失的功能。

（四）老年康复的原则

1.个体原则　根据患者病情、年龄和性别的个体差异，以及功能障碍的特点，制订康复目标和康复方案，并根据康复治疗进程及时调整方案。

2.循序渐进　老年人年迈体弱，康复初期治疗强度应小，治疗时间宜短，治疗强度、难度、总量应逐步提高，避免突然或者大幅度变化，以确保老年人身体对运动负荷或相关治疗的逐步适应。随时关注老年人的身体状况，避免发生危险，保证医疗安全。

3.主动参与　充分调动老年人的治疗积极性。通过对老年人的了解，告知其疾病的相关知识和康复意义，争取老年人的积极主动配合。

4.心理调节　老年患者多有认知功能低下以及焦虑、抑郁、孤独、依赖、易怒和恐惧等心理问题，这些均会影响老年疾病的康复。因此，要充分关注老年人的心理变化，积极采取相应措施，加强老年人的心理调节，尽量使老年患者处于最佳心理状态。

5.持之以恒　以功能训练为核心的康复治疗需要持续一段时间才能获得显著疗效，否则难以达到预期的康复目的。

二、多学科团队在老年康复中的作用

多学科团队（multi-disciplinary team, MDT）是一个实体工作小组，不是固定的组织机构，其目的是在多学科讨论和论证的基础上为患者提供最有效、不良反应最少、生活质量最好的个体化医疗方案，以确保最佳疗效。在多学科团队中，每个亚专科医师的话语权都是平等的。对于复杂和疑难病例，多学科团队是最有效的医疗路径，可提高医疗质量和医护水平，减轻患者损伤，改善患者对医疗服务的满意度。

老年病的多学科综合管理是一种以人为本、以患者为中心的服务模式，能够为老年患者提供综合性医疗、康复和护理服务，在老年病管理中发挥着越来越重要的作用。老年病康复小组就是多学科团队，团队成员共同完成病情评估、目标制订、计划实施和结果评定等，患者通常是团队成员之一。在此团队中，康复医师确定患者的入院和出院；护士管理、监测病情；治疗师对患者进行评估和训练；营养师评估患者的营养状况并指导膳食；心理医师对患者进行精神心理测试，评估康复方案的效果；其他内、外科专科医师提供疾病安全保障。加强多学科团队成员之间的有效沟通，有助于康复训练的实施，提高训练的安全性。

总之，老年康复要充分把握老年人的生理和疾病特点，了解衰老和疾病的关系，正确地对老年人的各种功能状态进行评估，制订合理的康复目标，选择最佳的康复治疗方案以达到全面康复，为老年人重返社会创造条件。

三、老年综合评估技术概述

老年疾病的康复评定应该是多方面、多层次的，应从疾病、活动受限和参与障碍三个层面进行。评定的具体内容应包括躯体、精神心理、言语、社会能力、职业等常规评定，以及生活质量、功能、残疾等重点评定。在全面细致的评定基础上，针对疾病的病理生理改变、危险因素、活动受限和参与受限、功能障碍、认知障碍、心理障碍等进行针对性的治疗。

近年来，国外推行的老年综合评估（comprehensive geriatric assessment，CGA）模式，就是从老年人整体出发，多维度、全面、科学地实施健康评估，并制订和启动以保护老年人健康和功能状态为目的的治疗计划，以最大限度地提高老年人的生存质量。CGA是现代老年病学的核心技

术之一。其中，CGA的评估对象为有多种慢性疾病、多种老年问题或老年综合征，伴有不同程度功能损害，能通过CGA和干预而获益的衰弱老年患者；而健康老年人或患有严重疾病的老年患者（如疾病晚期、严重痴呆、完全功能丧失）则不适合做CGA。

CGA不同于一般的医疗评估，它的重点在于处理老年个体的复杂问题，包括生理、心理和社会等多个层面，它的优势在于跨专业团队全方位的服务。CGA并不仅限于评估，更重要的是评估后制订干预治疗计划并由专业团队实施。CGA的特点是多学科团队利用众多评估工具（多指量表）来获得患者疾病、功能和社会经济方面的资料，并以此制订干预措施，全面处理患者已有的问题，发现患者潜在或隐匿的问题，从而改善老年患者的整体健康状况。

CGA的主要内容包括一般医学评估、躯体功能评估、精神心理评估、社会行为能力与环境评估等（表1-2-2）。

表 1-2-2　老年综合评估（CGA）的主要内容

评估项目	内容
一般医学评估	主要疾病的情况及健康问题 合并的疾病及严重程度 用药情况 营养状况
躯体功能评估	基础性日常生活活动能力 工具性日常生活活动能力 运动能力 步态和平衡
精神心理评估	精神状态（认知）测试 情绪（焦虑、抑郁等）测试
社会行为能力与环境评估	社会支持的需求与获得 有效的照顾资源 财务能力 居家安全 交通和通信工具使用能力

CGA的工具主要为各种评估量表，基本的评估量表包括日常生活活动能力量表、认知功能评估量表、老年抑郁评估量表、步态与平衡功能评估量表等，其他还包括用药管理、尿失禁、疼痛、失眠、营养不良、压疮等方面的评估量表。具体的评估方法和重点可能因患者在不同的安置地（医院、护理院、社区等）而有所不同，其评估量表的内容重点也有所不同。比如，在门诊，会让患者及其家属在第一次就诊时填写详细的初筛表，随后主要由老年科医师或数人组成的评估小组进行评估；住院患者则在最初入院时由老年科医师处理患者的主要问题，随后团队评估及评估后的治疗也逐渐展开，这个团队的医师经常一起讨论，共同决定干预方案并随访；而护理院会将老年人的功能状态作为重点评估项目，便于后续护理方案的制订。

CGA的应用有其临床目标及非临床目标。临床目标包括提高诊断的准确性、改善治疗效果、制订有针对性的长期照料计划，同时通过全面的诊断和治疗改善老年人的功能状态和生活质量，减少不必要的药物治疗，减少住院时间，使患者有更长的健康时间，能够有质量地在社区生活。非临床目标包括通过评估决定患者接受哪个层次的医疗保健服务，根据评估结果将患者安置在医院、护理院、社区或家庭进行治疗或照料，以减少医疗费用。

四、老年康复治疗概述

（一）老年人功能障碍的特点

衰老、疾病、医源性因素是老年人功能障碍的主要原因。老年人功能障碍既可以是老年性疾病（如血管疾病、冠心病、慢性阻塞性肺疾病等）的结果，也可以是老年人功能退化（如老年痴呆、骨质疏松、尿失禁等）的结果。疾病与功能障碍相互影响、相互作用，造成康复治疗困难，这也是老年人功能障碍的特点。

老年人大多同时患有多种慢性疾病，如脑血栓与痴呆并存，从而增加了康复评估及康复治疗的难度。活动减少及长期卧床在衰老和患病的老年人中非常普遍，这些因素反过来又加重了原本存在的功能障碍，如此造成恶性循环，使得康复治疗无法充分进行。药物不良反应可以造成或加重老年人的功能障碍，如抗抑郁药可引起帕金森综合征，某些安眠药可引发摔倒骨折等严重后果。此外，心理因素也影响着老年人功能障碍的康复，应尽早进行心理咨询等干预治疗。

老年人常见的功能障碍包括肢体运动障碍及感觉障碍、与日常生活活动密切相关的活动障碍及认知障碍。

（二）老年疾病的康复评定

1.老年疾病康复评定的常规内容 包括躯体、精神心理、言语、社会能力和职业等多方面的评定。

（1）躯体方面。包括脏器功能、关节活动度、肌力、肌张力、肢体运动功能、协调与平衡能力、认知能力、感觉、反射、日常生活活动能力、神经电生理功能、心肺功能、泌尿功能和性功能等。

（2）精神心理方面。包括智力测验、性格测验、情绪测验、神经心理功能测验等。

（3）言语方面。主要包括失语症和构音障碍。

（4）社会能力方面。包括社会活动能力、就业能力、经济状况等。

（5）职业方面。包括职业适应能力等。

2.老年疾病康复评定的重点内容和方法 老年康复评定的重点内容是生活质量评定、功能和残疾的评定。

（1）生活质量评定。老年人生活质量评定是指60岁及以上人群对自己的身体功能状态、心理状态、家庭和社会满意度、健康感觉，以及与疾病相关的自觉症状等进行全面评估的过程。

1）生活质量包括躯体健康、心理健康、社会功能、角色功能等。①躯体健康：躯体健康评定内容包括疾病的躯体症状、基础性日常生活活动能力、工具性日常生活活动能力、主观身体健康状况等方面。基础性日常生活活动（basic activities of daily living，BADL）是指生活中的穿衣、进食、修饰、移动、保持个人卫生等活动内容。工具性日常生活活动（instrumental activity of daily living，IADL）是指在社区内或多或少借助一些工具所要完成的活动内容，如做家务、购物、驾车、去医院、室外活动等。主观身体健康状况是个人对自己身体状况的评判。②心理健康：心理健康评定内容包括焦虑或抑郁感、正相健康感觉、行为情绪控制、认知功能等方面。正相健康感觉包含幸福感和生活满意度。③社会功能：社会功能评定内容包括人际交往、社会资源等方面。④角色功能：角色功能评定内容包括在家庭和社会的角色，以及病后角色的转换等方面。

2）生活质量的评定方法。根据患者的实际能力和所处的环境选择不同的方法。生活质量的评定主要是通过量表进行，其中包括SF-36量表、QOL-100量表、诺丁汉健康调查量表、生活质量指数量表、社会支持量表、生活满意度指数量表等。①观察法：由检查者在一定时间内对患者的一般状况、症状、体征、功能情况、活动能力、参与能力等做出判断，并得到需要的结果。②访谈法：通过与被检者广泛地交谈，了解其健康状况、心理特点、行为方式、生活水平等。③自我评价法：被检者根据自己的健康状况、对生活质量的理解进行生活质量评定。

（2）功能和残疾的评定。功能和残疾的评定按照WHO正式签署并颁布的ICF的标准进行。ICF指出健康和残疾均属于人体的生活状态，只不过处于不同的功能水平，受背景因素的影响。如果一个人的身体、活动和参与等各种功能都正常，即为健康。反之，这三种因素中任何一种不正常即为残疾。残疾可表现为人体结构功能缺损、活动受限或参与局限，而且所谓功能应是一个包括所有的身体、活动和参与状况的总称。"功能""健康"和"残疾"实际上是三种相互独立又彼此关联的因素。在同一患者身上可同时存在，又可相互转化。

1）身体功能和结构评定。身体功能和结构的评定是对相关的解剖结构、功能状况进行评估，如徒手肌力评定、关节活动度测定、步态分析、运动功能评定、电生理功能测定、心肺功能测定等。与其他年龄阶段的人相比，老年人的身体功能和结构评定多集中于内科系统，如心血管系统、泌尿系统、呼吸系统、消化系统、内分泌系统等。有时，神经系统的评定也十分重要。

2）活动能力评定。主要是日常生活活动能力评定，包括翻身、坐起、站立、行走、进食、穿衣、洗澡、如厕、做家务等。日常生活活动能力的评定是老年人功能评定的中心，日常生活活动能力的评定结果受精神心理因素影响很大，所以要准确把握老年人的精神心理状况。

3）参与能力评定。参与能力评定是指对投入一定情景中的能力的评估，反映老年人在此环境中的适应状况。

（三）老年疾病的康复治疗

老年疾病康复治疗的主要类型包括预防性康复、一般性医疗措施，以及有目的地恢复已丧失功能的措施。

1.康复治疗的目标　依据康复评定的结果，在明确老年人生理、生活需求的基础上，制订个体化的康复治疗目标。对大多数老年患者而言，康复治疗的主要目标是尽可能地提高其独立性，减少依赖性。康复治疗的最高目标则是使老年患者可以融入社区生活。

2.康复治疗的原则　康复治疗的原则是早期康复、长期维持、主动参与、功能训练、整体康复、团队合作、提高生活质量，其中长期维持治疗对老年患者功能水平的维持至关重要。治疗原发性疾病、防止原发性残疾、预防继发性残疾是老年疾病康复治疗的要点。

（1）早期康复的原则。早期康复是指疾病或残疾发生后，早期介入康复医学手段，尽可能地避免或减轻继发性残疾，维护最佳功能状态。早期康复治疗，一方面对原发病进行处理，使康复医学方法尽早融入整个治疗过程中；另一方面要尽早对并发症进行康复医学方法干预，避免或减轻继发性残疾，特别是尽可能地减少废用综合征、误用综合征、过用综合征等继发状况的出现。

早期康复治疗的效果，已经被许多临床研究所证实。一般认为，只要患者病情稳定、没有康复治疗的禁忌证，就应该尽早地进行康复治疗。早期康复治疗与其他临床医学治疗同步进行，可提高整体治疗效果。

（2）长期维持的原则。老年康复最大的难点是疗效降低的问题，其原因是多病共存和功能衰退，另外是出院后未能继续康复治疗。近年来，各国康复医学界认为，康复治疗特别是老年康复治疗，在出院后每周应进行1～2次，以维持疗效，不宜把康复治疗完全停掉。

（3）主动参与的原则。主动参与有两个含义：一是把康复医学的理念和方法主动应用到各类疾病的治疗过程中，扩大康复医学的作用；二是在康复治疗中努力争取患者的主动参与，确保治疗效果。前者可实现康复医学治疗与其他临床医学治疗同步进行，争取最佳治疗时机，取得理想的治疗效果；后者能充分调动患者的潜能，使康复医学的技术和方法能够得到更好的应用。

患者的主动参与，对顺利完成康复治疗起着非常重要的作用。可通过与患者及其家属交谈、健康宣教等形式获得患者的主动参与。一方面要详细了解患者的疾病情况、家庭情况、生活情况、社会参与情况、心理状态等，为其制订合理的康复治疗方案和目标；另一方面要让患者了解所患疾病及相关知识、康复治疗目的和方法、需要患者完成的内容等，争取患者的积极、主动配合。

（4）功能训练的原则。康复医学是研究患者的功能障碍、保证治疗效果、改善患者功能、提高患者生活自理能力的学科。它更加关注的是伤病引起的功能变化，以恢复人体的正常功能为主要目标。为了实现这一目标，需要采取各种方法进行功能训练，以提高运动、感觉、言语、心理、活动等各方面的能力。

功能训练包括针对患者肢体或脏器的功能训练、辅助器具使用训练、环境利用能力训练等，使患者能够适应家庭和社会生活。

（5）整体康复的原则。康复医学是在整体水平上开展康复治疗，把人体视为一个整体来研究功能障碍所带来的一切问题。整体康复治疗以多学科的优势，在生物、心理、社会等各方面进行全方位的治疗。

整体康复治疗包括两方面的含义：一是从医学角度采取多学科、多专业合作的方式，针对伤病带来的各种问题进行处理；二是从全面康复的角度采取医学、教育、职业、社会的各种方法，解决因残疾而带来的各种问题。

（6）团队合作的原则。康复医学的特点是以多学科、多专业结合起来的小组工作形式进行康复治疗。康复医学所面临的任务是艰巨、复杂的，任何单一的专业或学科均难以解决因伤病所带来的全部问题。因此，在康复医学的实践中逐渐形成了多学科、多专业合作的团队工作形式，在残疾的防治工作中起到了非常重要的作用。只有采取这种工作方式，综合协调地发挥各学科和专业的作用，才有可能改善患者的功能，提高患者参与家庭、社会的能力，实现康复目标。

（7）提高生活质量的原则。生活质量又称生命质量，是指人们在躯体上、精神上及社会生活中处于一种完全良好的状态。提高残疾人的生活质量是康复医学的重要目标。在进行老年康复疗时应注意：①康复治疗应尽早开始；②从实际出发选择合理的康复治疗方案；③加强对老年人心理健康的关注；④调动老年人治疗的积极性；⑤确保康复治疗是安全的；⑥注意维持和巩固康复疗效；⑦重视基层机构在康复治疗中的作用。

四、从新的视角认识老年康复

随着经济的发展、社会的进步、生活水平的提高，人类的平均寿命普遍延长，老年人口数量在人口总数中的占比越来越大。据统计，截至2000年，全球总人口约60亿，而老年人口已达

6亿，约占人口总数的10%，全球进入老龄化社会。预测在2025年全球所有国家或地区将进入老龄化社会。2021年，我国第七次全国人口普查结果显示，60岁及以上的老年人口数量为2.64亿，占总人口数量的18.7%，预测到2050年这一比例将达到31%，老龄化程度仅次于欧洲。这预示着，在未来的20～30年，中国将是世界上人口老龄化速度最快的国家之一。

由于缺乏老年残疾的预防意识，每年不断有患各种慢性病的老年人因不能及时进行康复治疗，而最终成为生活不能自理的老年残疾人。由此可见，老年人的康复需求将呈不断增加的趋势。

能够为老年人提供康复服务的组织形式有两种：专业机构和社区康复机构。专业机构资源不足，患者就诊大多不方便，且费用较高；社区康复机构主要利用本社区已有的医疗资源，因地制宜地开展社区和家庭的康复服务（为老年人提供日常保健康复、伤病恢复期及后期康复服务），并开展残疾的预防工作，不仅能使患者方便、快捷地就医，而且相比之下价格低廉。因此，大多数老年人都会把社区康复服务作为首选。

我国现有的社区康复机构大多条件落后，康复服务项目不全面，工作人员学历背景参差不齐，初中级职称占绝大多数，康复治疗经验尚有待累积。

解决老年人的康复医疗问题是当今老年康复医学面临的重要挑战。目前，在欧美国家、日本等人口老龄化较突出的地区，老年社区医院、老年病康复医院较普遍，为老年人医疗保健提供了全方位服务。我国正在参照这些经验，根据经济发展水平和老龄化程度，分期、分批地在社区建立具有医疗、保健、康复等多重功能的老年病医疗机构，培养具备老年病防治及老年康复医学知识的专业队伍。老年医学及老年康复医学依然任重道远。

（刘自双　周　静）

第二章

老年康复评估技术

第一节　老年躯体功能评估

一、人体成分评估

人体成分的均衡是维持健康状态的最基本条件。人体主要是由水、蛋白质、脂肪和无机盐组成。人体成分分析就是量化和测量这些成分。人体成分分析不仅用于描述机体水分、肌肉、脂肪等各组分的构成比例，还能反映人体成分在机体患病过程中的动态变化和对机体功能造成的重大影响，为多种疾病的诊疗提供数据。

人体成分分析的方法有很多种，如人体测量法、水下称重法、生物电阻抗法（bioelectric impedance analysis，BIA）、计算机断层成像法、X线测量法等。

大量的研究证明，过多的身体脂肪尤其是腹部脂肪与高血压、代谢综合征、2型糖尿病、脑卒中、心血管疾病和血脂异常等相关。

（一）人体测量法

1.体重指数　体重指数（body mass index，BMI）是常用的反映人体营养状况的指标，可用来表示身高和体重的相对关系，但因其不能反映人体肌肉、脂肪等成分的比例，故在实际应用中有其局限性。计算方法是：以"千克（kg）"为单位的体重除以以"米（m）"为单位的身高的平方。

根据WHO的指导原则，BMI<18.5为体重低下，18.5~24.9为正常，25~29.9为超重，>30为肥胖。BMI预测的体脂百分比的标准差为±5%，因此在评估中还应该使用其他人体成分分析方法来评估体脂百分比。

2.围度　围度测量可用于预测人体成分。腰臀比（waist-to-hip ratio，WHR）是指腰围（髂嵴之上）除以臀围，是评价身体脂肪分布简单常用的方法。健康风险随腰臀比增加而增长，并且与年龄和性别相关。WHR正常范围为男性0.75~0.85，女性0.7~0.80，超过0.85以上的女性和超过0.90以上的男性属于腹部肥胖。年轻男性腰臀比大于0.95、年轻女性腰臀比大于0.86时健康风险极高；对于60~69岁的人群，男性腰臀比大于1.03、女性腰臀比大于0.9时健康风险极高。

3.皮褶厚度　通过皮褶厚度评估人体成分，对技术人员的专业性要求较高，在测量中容易因操作误差、测量者经验缺乏、被检者的体型等导致误差。

（二）生物电阻抗法

BIA是将身体简单分为导电的体液、肌肉等，以及不导电的脂肪组织。测量时由电极片发出微小的电流经过身体，若脂肪比例高，则所测得的生物电阻抗较大；反之，若脂肪比例低，则测得的生物电阻抗较小。BIA具有无创、使用方便、经济、准确度高、重复性好等优点。

自20世纪90年代便开始利用BIA分析人体成分，通过多年的发展，BIA测定人体成分的可靠性已得到认可。早期的人体成分分析仪使用单一频率（50kHz）的电流来测定两腿间的电阻抗。而新型的人体成分分析仪不仅可以通过多个电极（通常是4个，即双手和双脚）、多个频率（1kHz、5kHz、50kHz、250kHz、500kHz、1000kHz等）进行分段测定，而且还可以同时测定电阻和电抗，使人体成分分析的结果更加精确可靠。其不仅能获取四肢和躯干各部位的肌肉、脂肪比例，还能区分细胞内、细胞外的水分。详细的人体成分分析结果为评估患者的营养状况和疾病状态提供了基础。分析内容如下。

1.人体成分分析

（1）人体水分（L）。测量的是细胞内液和细胞外液。正常人体内水分占体重的50%～60%，细胞内液和细胞外液的比例为2:1。肾病、高血压、心脏病、全身或局部水肿、营养不良的患者都存在水分不均衡的现象。

（2）蛋白质总量（kg）。蛋白质主要存在于肌细胞内，是反映被检者的营养状态、身体发育和健康程度的主要指标。

（3）骨总量（kg）。即无机质总量。将这个数值和体重做比较，就可判断有无骨质疏松。无机质偏低者需做骨密度检测。

（4）脂肪总量（kg）。可用于诊断肥胖症的分析。

2.脂肪分析

（1）体重（kg）。包括实际体重和标准体重。

（2）肌肉量（kg）。是四肢肌、内脏肌和皮肤肌的总和。

（3）人体脂肪量（kg）。是皮下脂肪、内脏脂肪、肌肉内脂肪的总和。

（4）人体脂肪比例（%）。是人体脂肪量和体重的比值。正常范围为男性10%～20%，女性18%～28%。

（5）腰臀脂肪比例（%）。是腰围和臀围的比值。

3.水分分析　水肿测试正常值为0.30～0.35，超过0.35属于水分过多。超重的情况下出现水肿测试结果高于正常值时，则需要做进一步检查。

4.节段肌肉评估　包括左右上肢、躯干、左右下肢的测量。对于健康人，它反映肌肉发达的程度；然而，对骨折、脱臼、关节炎等

患者来说，身体两侧常呈不均衡状态，儿童和女性经常出现上体虚弱，中年人经常出现下体虚弱。

5.综合评估

（1）肌肉类型。用于评估不同肌肉类型在身体组成中的占比。

（2）营养状况。用于评估身体的组成总分中肌肉、脂肪、骨骼的盈亏。

（3）上下均衡。反映上体和下体的发达程度。上体虚弱反映缺乏运动，下体虚弱反映肌肉萎缩。

（4）左右均衡。左右均衡是健康人的特征。

6.体量控制　提示要达到健康的人体成分构成状态所需调节的肌肉量和脂肪量，在减少脂肪、增加肌肉的情况下，让体重保持正常状态。

（1）目标体重。指被检者应达到的正常体重。

（2）体重控制。指需要增加或减少的体重重量值。

（3）脂肪控制。指需要增加或减少的脂肪重量值。

（4）肌肉控制。指需要增加或减少的肌肉重量值。

二、体适能评估

（一）老年人心肺适能测评方法

老年人的身体功能和运动能力会出现增龄性衰退，并可能患有多种疾病或存在相关隐患，因此老年人可能无法完成心肺适能的直接或间接测试，甚至还可能因为测试引发心血管急性事件。实际测评时，老年人功能性体适能测试体系中的 6分钟步行测试和2分钟踏步测试因操作简便、安全性高等优点被广泛应用于评定一般老年人和特殊患者（如心力衰竭和肺病患者）的心肺适能。

1. 6分钟步行测试　早在1963年，Balke就通过测量规定时间内行走的距离来评价身体功能，随后，12分钟步行测试被用于评价慢性支气管炎

患者的身体功能。但在实际测试过程中,12分钟步行测试对多数患者来说,时间太长,过程太辛苦,于是6分钟步行测试应运而生,并且在实际应用中也被证实其可以有效评价身体功能。研究还发现,6分钟的时长接受度高,相比其他测试来说能更好地反映日常生活活动能力。所以,从测试舒适度与节省时间的角度,确定了6分钟步行可作为测试老年人心肺适能的方法之一。

6分钟步行测试主要记录6分钟内步行的距离、心率、血压、血氧饱和度和症状等,用于评价中、重度心肺疾病患者的运动耐力和心肺功能状态。6分钟步行测试的规范操作与注意事项见表2-1-1。多项临床研究表明,6分钟步行测试中的步行距离可作为重度心肺功能不全患者生存率的预测指标。

表 2-1-1 6 分钟步行测试的规范操作与注意事项

步骤	方法	注意事项
准备	患者准备:穿着舒适的鞋,可携带其日常步行辅助工具(如手杖),患者知晓测试过程和目的 医师准备:计时器、计数器、记录表、椅子、标记折返点的标记物、监测用脉氧仪、12 导联便携式心电监护仪,还要准备好硝酸甘油、氧气、血压计和除颤器等急救设备	告知患者要尽全力步行而不是跑步;感到精疲力竭时可放慢速度或停下休息,恢复后应继续步行,患者日常服用药物不能停用 在清晨或午后测试前可少许进食,测试开始前 2 小时内避免剧烈活动。测试开始前患者在起点处休息 10 分钟
操作	1.患者在起点处坐椅子休息,核查有无禁忌证,测量脉搏、血压和血氧饱和度、Borg 评分等,填写记录表,设定秒表计时 6 分钟 2.开始步行和计时,用规范的语言告知和鼓励患者 　1 分钟后:"您做得很好,还有 5 分钟。" 　2 分钟后:"再接再厉,您还有 4 分钟。" 　3 分钟后:"很好,已经一半了。" 　4 分钟后:"加油,您只剩 2 分钟了。" 　5 分钟后:"很好,再走 1 分钟就结束。" 3.记录数据:步行距离,运动最大心率,恢复期心率下降情况,运动血压,血氧饱和度,心电图 ST-T 变化,心律失常情况,Borg 评分,测试中休息的次数与时间	1.测试前不应进行"热身"运动 2.测试时患者注意力要集中,不要和他人交谈 3.全程 12 导联心电监护监测 4.应在每天的同一时间点测试,减少差异 5.出现以下情况中止试验:血氧饱和度 < 80%,胸痛,不能耐受的喘憋,步态不稳,大汗,面色苍白 6.测试结束,患者休息 5 分钟返回病房
结果评估	1 级: < 150m 为心肺功能差 2 级:150 ~ 300m 为心肺功能一般偏差 3 级:300 ~ 450m 为心肺功能一般偏好 4 级: > 450m 以上为心肺功能良好	级别越低心肺功能越差。达到 3 级与 4 级者,心肺功能接近或已达到正常。步行距离 < 300m 的患者,6 分钟步行测试与峰值摄氧量的预测价值相似

在老年人功能性体适能测试中,以时间(6分钟)而不是距离(如400m走)作为标准的理论依据,是为了提高测试的区分度。对于时间一定的测试项目,如 6分钟步行测试,所有水平的被检者都能够得到分数,即从6分钟时间内只能走几米的虚弱人群到相同时间里可以走完几百米的强壮人群,他们都可以得到相应的分数。

以往的效标效度证据显示,对于年轻人和体适能良好的老年人来讲,各种类型的距离行走测试(如400m走)均能较好地反映心肺适能。为老年人功能性体适能测试而开发的 6分钟步行测试的效标效度可以通过以下内容得到支持:有研究显示,老年人 6分钟步行测试得分与改良后的 Balke 跑台测试表现之间呈现出高度相关性。和其他老年人体适能测试方法一样，6分钟步行测试能成功分辨不同年龄组及不同身体活动水平老年人的预期表现差异。

2.2分钟踏步测试　以前曾发布过多种踏步测试，如 Harvand 踏步测试、Ohie State 踏步测试、Queens College 踏步测试，所有这些测试均要求被检者达到指定的踏步节奏，而2分钟踏步测试可以视作这些测试的自控版。老年人体适能测试开发早期进行的试点测试清楚地表明，很多老年人无法或者不愿意维持规定的踏步节奏，这表明上述类型的测试并不适合老年人群。

为了验证老年人自控节奏的2分钟踏步测试的效标效度，研究者将其与已被验证的有氧耐力测试方法进行对比。Dugms 发现，老年人（平均年龄为69.6 岁）的2分钟踏步测试得分与1英里（1英里=1600m）走之间存在一定的相关性（r=0.73）。另外一项研究发现，老年人（平均年龄为70.8 岁）的2分钟踏步测试得分与跑台测试表现之间也存在一定的相关性（r=0.74）。跑台测试遵循改良后的 Balke逐级运动原则，测试指标为被检者达到 85%最大心率预测值的时间。

2分钟踏步测试可以区分不同年龄组和不同身体活动水平老年人的有氧能力。需要注意的是，同一被检者进行2分钟踏步测试时通过自觉疲劳程度量表获得的等级信息，与6分钟步行测试中收集到的疲劳等级信息相当，从而表明这两项有氧能力测试具有相似的运动强度。例如，在 6～20 分的自觉疲劳程度量表中，2分钟踏步测试的平均得分是 13.9，6分钟步行测试的平均得分是 13.6。自觉疲劳程度量表得分代表了参与者的尽力程度，两项平均分均介于"有些吃力"（13.0 分）和"吃力"（15.0分）之间。当空间有限（或者天气情况不允许）无法进行 6分钟步行测试时，可将2分钟踏步测试作为有氧耐力的测试方法。

3.心肺适能测评注意事项

（1）运动测试禁忌证。所有被检者都应是自愿参与运动测试。测试前，应让被检者充分了解运动测试的详细程序、潜在危险和测试意义等。应使被检者清楚知道，测试所得数据准确可信，测试过程中只要感觉不适可以随时结束。

测试前，需要确定被检者当前健康状况。美国运动医学会（American College of Sports Medicine，ACSM）列出了运动测试禁忌证清单。绝对禁忌证表示测试的危险性超过了测试的积极意义；相对禁忌证是指运动测试的危险性有所增加，只有在医学诊断认为测试的必要性超过可能存在的危险的前提下，才能进行运动测试。没有已知的严重疾病的外观健康者，进行运动测试和执行运动处方时的危险性很小。

1）绝对禁忌证。①近期常规心电图出现提示心肌缺血或其他急性心脏疾病的明显改变；②近期出现心肌梗死（病情稳定并且不感觉疼痛者除外）；③不稳定型心绞痛；④未得到控制的室性心律不齐；⑤未得到控制的房性心律不齐且心功能受损；⑥Ⅲ度房室传导阻滞且未安装起搏器；⑦急性充血性心力衰竭；⑧重度大动脉狭窄；⑨疑似或确诊动脉瘤；⑩疑似或确诊心肌炎或心包炎；⑪血栓性静脉炎或心脏内血栓；⑫近期有肺部或其他系统栓塞；⑬急性感染；⑭严重情绪应激。

2）相对禁忌证。①安静时舒张压高于115mmHg，或安静时收缩压高于200mmHg（1mmHg=0.133kPa）；②中度心脏瓣膜病；③已知电解质异常（如低钾血症、低镁血症）；④安装心脏起搏器；⑤室壁瘤；⑥未得到控制的代谢性疾病（如糖尿病、甲状腺功能亢进症）；⑦慢性感染性疾病（如单核细胞增多症、肝炎）；⑧神经、肌肉骨骼系统疾病及风湿性关节炎等可能因运动而加重的疾病。

（2）测试结束指征。

1）心绞痛或心绞痛类似症状发作。

2）收缩压明显下降（下降超过20mmHg），或运动强度增加而收缩压不再上升。

3）血压显著升高。收缩压高于 250mmHg 或舒张压高于115mmHg。

4）出现缺血征象，如头晕、意识模糊、共济失调、呕吐、皮肤湿冷等。

5）运动强度增加而心率不再上升。

6）心律不齐。

7）被检者要求停止。

8）被检者声称或客观上出现了严重疲劳的表现。

（3）测试前提示。

1）测试前1天或测试前2天避免剧烈的身体活动。

2）测试前24小时避免过度饮酒和服用药物。

3）穿着轻便的衣服和运动鞋参加测试，主动告知健康状况。

4）测试前避免做大量准备活动。

（二）老年人柔韧性测评方法

考虑到老年人特殊的身体情况，有一些柔韧性测试是不适合老年人的。下面列举了一些适合老年人柔韧性测评的项目。

1.老年人上肢柔韧性测评

（1）搭肩。被检者自然站立，将一只手搭在对侧肩膀上，在这个过程中被检者必须挺胸抬头，观察被检者手能否完全握住对侧肩膀。

（2）梳头。被检者自然站立，将一只手抬起模拟用梳子梳头的动作，从头顶一直梳到发尾，在这个过程中被检者也必须挺胸抬头，观察被检者能否完成此动作。

（3）宣誓。被检者自然站立，将一只手肩关节水平外展90°，肩关节外旋90°，呈宣誓状，观察被检者能否完成这个动作。

（4）背手。被检者自然站立，将一只手放于背后，从腰部尽力向上伸，观察手能伸到的位置。

（5）背抓测试。被检者将一只手从肩膀伸向后背，尽量向下伸，另一只手从背后腰部向上伸，尽量伸到后背中央，然后试着将两手手指碰到一起。记录两手伸展的中指之间的距离，得分既可以是正数（两中指指尖重叠覆盖）也可以是

负数（两中指指尖未触碰到）。

在进行日常生活活动时，并不都是某个单一关节在某一个平面上的动作，有的可能需要多个关节的配合并且在多个平面上做动作。背抓测试涉及肩关节和肘关节在矢状面、水平面和冠状面上的动作，所以背抓测试可以更好地测试上肢的柔韧性。背抓测试还可反映老年人肩关节的灵活性和活动幅度，并能间接反映全身肌肉、韧带的弹性和关节的活动幅度。在社区中进行老年人柔韧性测评时，应本着方便、安全和简单易学的原则。背抓测试简单易学，安全性高，适用于社区老年人的柔韧性测评。

2.老年人下肢柔韧性测评

（1）单腿伸展体前屈。单腿伸展体前屈由Cailliet 提出，用来测试下肢柔韧性。具体测试方法：被检者坐在地板上，一条腿伸直，伸直腿的足背屈（接近 90°）；另一条腿屈曲，足自然着地。注意测试时骨盆和躯干不能侧转。在伸直腿侧放一个标尺，以伸直腿的足尖部为"0"点，当躯干和手臂前俯时，中指指尖不到足尖部的部分为"负"值，中指指尖超出足尖部的部分为"正"值。以此数据表示伸直腿的柔韧性。

（2）椅式坐位体前屈。椅式坐位体前屈由Jones 等提出，要求被检者坐在一把没有扶手的椅子边上，伸直单侧被测腿，足跟触地且足背屈（接近 90°）；另一条腿自然屈曲，足底置于地面上。测试时躯干和头部不能侧转。在伸直腿侧放一个标尺，以伸直腿的足尖部为"0"点，当躯干和手臂前俯时，中指指尖不到足尖部的部分为"负"值，中指指尖超出足尖部的部分为"正"值。

有研究者对上述两种方法进行了比较。结果显示，两者无显著差异，这说明两种方法均可用于测评老年人的下肢柔韧性。但是测试中发现，老年人对椅式坐位体前屈的心理完成度更高。因为近 30%的老年人对于坐在地板上完成测试然后再站起来这样一个过程感觉较为吃力，常需要他人辅助。此外，一些老年人可能由于腹肌无力和

腘绳肌紧绷,无法在平面上保持坐姿,在测试过程中会出现向后倾倒。综上,建议推广使用椅式坐位体前屈测试法。

(三)运动负荷试验

运动耐量是指身体所能达到或承受的最大运动。运动负荷试验是测定运动耐量的"金标准"。运动耐量是冠心病康复运动危险分层的重要依据,依据运动耐量不仅可以制订运动处方,还可评估康复训练效果。常用的有氧运动耐力评估方法包括心电图运动试验、心肺运动试验、6分钟步行测

试等。

基层医院心脏康复医师要掌握:运动负荷试验的适应证、禁忌证、终止运动指征及常用参数的临床意义;运动风险的控制指标和有氧运动处方的制订方法;6分钟步行测试的适用人群和规范操作过程,准确解读6分钟步行测试结果及有氧运动处方的制订方法。心肺运动试验可作为了解知识。基层医院及社区卫生服务中心就诊患者心脏康复运动能力评估流程见图2-1-1。

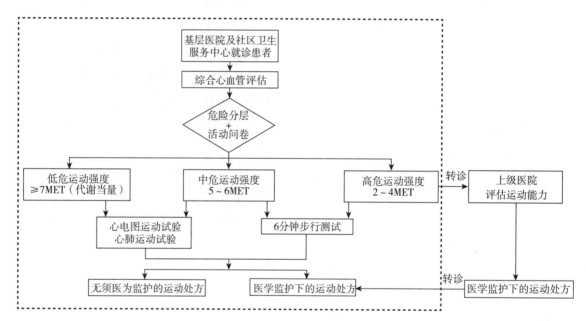

图 2-1-1 基层医院及社区卫生服务中心就诊患者心脏康复运动能力评估流程

1.心电图运动试验 心电图运动试验是指在患者逐渐增加运动量的同时观察患者心电图的变化和症状,对已知或怀疑患有冠心病的患者进行临床辅助诊断、评估运动能力和疗效的方法。该方法简便、费用低廉、无创伤和相对安全,适宜在基层医院应用。按照其应用目的的不同可分为低强度运动试验、亚极量运动试验和症状限制性运动试验,临床医师应根据患者的危险分层、心功能情况、运动能力和应用目的而选择不同的运动类型。不同类型的心电图运动试验比较见表2-1-2。

心电图运动试验常用的设备包括运动平板仪

和功率自行车。运动平板仪常采用分级递增方案,功率自行车常采用功率连续递增方案,在运动试验过程中须密切监测患者的心电图、血压、血氧饱和度、症状等,并通过自觉疲劳程度量表评估患者的劳累程度。心电图运动试验应由主治医师和护士共同完成。在运动试验前,医师应严格按照适应证和禁忌证来筛选患者(表2-1-3),并按照不同的运动类型选择终止指征。在运动试验中,医师和护士须严密观察患者反应,预防意外事件发生,一旦发生不良反应,应立即终止试验(表2-1-3)。

表 2-1-2 不同类型的心电图运动试验

类型	适宜人群	应用目的	终止指征	血压反应
低强度运动试验	适用于急性心肌梗死后1周以上或心功能C级的患者	评估高危患者运动耐量,指导运动处方制订	运动心率>120次/分	正常血压反应:收缩压升高,即每增加1MET,收缩压增加10mmHg,舒张压不升或略下降,若出现运动中收缩压下降>10mmHg是危险信号
亚极量运动试验	适用于无症状心肌缺血患者或健康人	辅助诊断心肌缺血,评估低危患者运动耐量和疗效,指导运动处方制订	运动心率达到最大心率的85%	
症状限制性运动试验	适用于急性心肌梗死后2周以上、NYHA心功能Ⅰ、Ⅱ级的其他心血管病患者	评估患者运动耐量和疗效,确定运动风险上限,指导运动处方制订	出现胸痛或其他终止指征	

表 2-1-3 心电图运动试验的禁忌证和终止指征

绝对禁忌证	急性心肌梗死和不稳定型心绞痛48小时内
	未控制的严重心律失常
	急性感染性心内膜炎
	有症状的重度主动脉瓣狭窄
	失代偿心力衰竭
	急性肺栓塞或深静脉血栓形成
	急性心肌炎或心包炎
	急性主动脉夹层
	身体残疾
相对禁忌证	已知冠状动脉左主干闭塞
	中至重度主动脉瓣狭窄、严重心律失常
	高度或完全房室传导阻滞、梗阻性肥厚型心肌病、近期脑卒中或短暂脑缺血发作、精神异常不能配合
	血压>200/110mmHg
终止指征	无病理性Q波导联ST段抬高>1.0mV
	随运动负荷增加收缩压下降>10mmHg
	ST段压低>1.0mV并伴有胸闷症状
	中至重度心绞痛
	中枢神经系统症状(如头晕、晕厥前兆、共济失调)、周围血管灌注不足(发绀或苍白)
	持续室性心动过速或其他严重心律失常,包括Ⅰ度或Ⅲ度房室传导阻滞
	新发的束支传导阻滞无法与室性心动过速鉴别、患者要求停止运动

心电图运动试验可动态监测心率、血压和运动强度等参数(表2-1-4),最终测试报告可提供有关运动耐力、运动时血压的变化、有无心肌缺血、运动是否诱发或加重心律失常的信息,为心脏康复有氧运动训练提供运动处方的制订依据。另外,还可用于评估心脏康复疗效和判断预后。

表 2-1-4　心电图运动试验常用参数

项目	实测值	预测值	判断标准	备注
血压反应	运动前血压、运动各阶段血压、恢复阶段血压	运动强度每增加1MET，收缩压升高约10mmHg；舒张压无变化或轻微降低	血压反应过度：收缩压，男性超过210mmHg，女性超过190mmHg；舒张压在运动中升高血压反应不足：收缩压升高小于30mmHg	高血压患者常在运动中血压反应过度
心肌缺血	运动前 ST 段、运动各阶段 ST 段、恢复阶段 ST 段	无心肌缺血改变	与运动前比较，胸前导联 ST 段压低超过 2mV，持续 1 分钟；胸前导联 ST 段水平或下斜型压低超过 1mV，持续 2 分钟和（或）运动中出现胸痛症状；运动后恢复期 ST 段压低大于或等于 1mV，持续 2 分钟以上	判断运动试验结论：阴性、阳性或可疑阳性

2.心肺运动试验　心肺运动试验是指在心电图运动试验基础上测定运动时的摄氧量（VO_2）、二氧化碳排出量（VCO_2）等多个气体代谢参数，综合分析气体代谢和血流动力学等指标，评估心肺储备功能及全身器官系统之间相互协调的功能状态，可更准确地评估个体的心肺储备功能并进行危险分层（表2-1-5）。心肺运动试验的适应证、禁忌证和终止指征与心电图运动试验基本相同，可参考心电图运动试验相关部分。

表 2-1-5　心肺运动试验常用参数

测量参数	定义	参考值	意义
最大摄氧量（VO_{2max}）	指最大运动时获得的最高氧气摄入量，常用峰值摄氧量来代替	受年龄和性别影响，参考值为预测值的 85% 以上	表示患者的心肺储备功能和外周组织的摄氧能力
无氧阈（AT）	指机体有氧代谢的运动强度上限值	AT 是可预测 VO_{2max} 的 50% ~ 60%	在 AT 以下的运动持续维持有氧代谢，为制订运动处方提供依据
二氧化碳排出量（VCO_2）	指呼气中 CO_2 排出量	运动时每分通气量（VE）和 VCO_2 紧密相关	受到心搏量、血液 CO_2 携带能力、CO_2 在组织之间的交换等因素的影响
呼吸交换率（RER）	指 VCO_2 与 VO_2 的比值	峰值 RER ≥ 1.10，代表非常努力的运动	运动费力程度的判断指标
VE/VCO_2 斜率	指 VE 与 VCO_2 的比值，在无氧阈值时，斜率与生理性死腔相关	正常值 < 30，随着年龄的增长，数值会轻微增加，> 40 提示预后不良	提示心血管 - 肺的通气和灌注之间的匹配度
每搏氧耗量	指 VO_2 与心率的比值，代表心脏每次射血的供氧能力	低强度运动时氧脉搏快速增加，随着运动强度逐步增加，氧脉搏增加缓慢并接近上限值，参考值为 8.5 ~ 11.0ml（min·W）	随着运动强度增加，每搏氧耗量曲线低平或无变化，反映心搏量降低或骨骼肌氧摄取受限

3.自觉疲劳程度量表（RPE） 可利用运动时的自我劳累感觉判断运动强度，在6～20级中每个级别各有不同的运动感受特征（图2-1-2）。有研究报道，RPE等级与心率和耗氧量具有高度相关性。各等级数乘以10与达到该强度的靶心率基本一致（应用影响心率的药物除外）。年轻患者运动训练时RPE等级应在12～15级，中老年人应在11～13级。确定合理运动强度的方法：首先在适宜靶心率范围内进行运动训练，同时结合在运动中的RPE等级，重视患者运动中的感受，这样可有效控制运动风险，增加运动治疗的安全性。

等级	主观运动感觉	对应参考心率
6级	安静、不费力	静息心率
7级	极其轻松	70次/分
8级		
9级	很轻松	90次/分
10级	轻松	
11级		
12级	有点吃力	110次/分
13级		130次/分
14级		
15级	吃力	150次/分
16级	非常吃力	
17级		170次/分
18级		
19级	极其吃力	195次/分
20级	精疲力竭	最大心率

图2-1-2 自觉疲劳程度量表

（四）呼吸功能评估

1.肺功能损害程度的判定 目前国内大多数医院应用《肺功能测定原理与临床应用》的标准来评估肺功能的损害程度（表2-1-6～2-1-8）。

表2-1-6 肺功能不全分级

分级	VC或MVV实测值预计值（%）	FEV$_1$（%）	SaO$_2$（%）	PaO$_2$（mmHg）
基本正常	＞81	＞71	＞94	＞87
轻度减退	80～71	70～61	＞94	＞87
显著减退	70～51	60～41	93～90	87～75
严重减退	50～21	＜40	89～82	74～60
呼吸衰竭	＜20		＜82	＜60

注：VC—肺活量；MVV—最大通气量；FEV$_1$—第1秒用力呼气量；SaO$_2$—动脉血氧饱和度；PaO$_2$—动脉血氧分压。

表2-1-7 限制性通气功能障碍分级

障碍分级	TLC实测值/预计值（%）
轻度	＜80
中度	＜60
重度	＜40

注：TLC—肺总量。

表2-1-8 阻塞性通气功能障碍分级

障碍分级	FEV$_1$实测值/预计值（%）	FEV$_1$/FVC（%）
轻度	＜75	70～60
中度	＜60	60～40
重度	＜40	＜40

注：FVC—用力肺活量。

2.呼吸功能评定 呼吸功能是康复医学用以评估呼吸和运动能力的重要指标之一，可直接反映肺功能、气道功能、胸廓顺应性、呼吸肌力量和协调性。某些指标例如最大摄氧量、代谢当量，还常同时反映心肺功能（这类指标也称"心肺功能指标"）。呼吸功能评定包括主观症状和客观检查两大类。

（1）主观症状。通常以有无出现气短、气促症状为标准。

1）分级。根据症状通常分为6级。

0级：虽存在不同程度的肺气肿，但是活动如常人，对日常生活无影响，无气短。

1级：一般劳动时出现气短。

2级：平地步行无气短，速度较快或上楼、上坡时，同龄人不觉气短而自己感觉气短。

3级：慢走不到百步即有气短。

4级：讲话或穿衣等轻微活动时亦有气短。

5级：安静时出现气短，无法平卧。

2）呼吸困难程度评定。呼吸困难是呼吸功能障碍最主要的表现，也是影响患者工作、生活质量的重要因素。现介绍南京医科大学根据Borg量表计分法改进的呼吸困难评分法。该方法根据患者完成一般性活动后的自觉疲累程度，即呼吸时气短、气急症状的程度进行评定，共分5级。

Ⅰ级：无气短、气急。

Ⅱ级：稍感气短、气急。

Ⅲ级：轻度气短、气急。

Ⅳ级：明显气短、气急。

Ⅴ级：气短、气急严重，不能耐受。

3）呼吸功能改善或恶化程度。可以用以下分值半定量评定。

-5分，明显改善。

-3分，中等改善。

-1分，轻改善。

0分，不变。

1分，加重。

3分，中等加重。

5分，明显加重。

（2）客观检查。包括肺活量测定、通气功能检查、换气功能检查、呼吸力学检查、小气道功能检查、血气分析等。

1）肺活量（VC）。尽力吸气后缓慢而完全呼出的最大空气量，为潮气量、补吸气量和补呼气量之和，是最常用的指标之一。

2）功能残气量（functional residual capacity，FRC）及残气量（residual volume，RV）。功能残气量及残气量分别是平静呼气后和最大呼气后残留于肺内的气量。

3）第1秒用力呼气量（forced expiratory volume in 1 second，FEV_1）。尽力吸气后尽最大努力快速呼气，第1秒所能呼出的气体量，其占肺活量的比值与慢性阻塞性肺疾病的严重程度及预后有很大的相关性。

4）每分通气量（minute ventilation，VE）。指每分钟出入肺的气量，等于潮气容积×呼吸频率。正常男性静息时每分通气量为（6663±200）ml，女性为（4217±160）ml。

5）最大通气量（maximal voluntary ventilation，MVV）。指以最快呼吸频率和最大呼吸幅度呼吸1分钟的通气量。实际测定时，测定时间一般取15秒，将测得通气量乘4即为MVV。

6）血气分析。是对血液中的酸碱度（pH）、二氧化碳分压（partial pressure of carbon dioxide，PCO_2）和氧分压（partial pressure of oxygen，PO_2）进行测定，医学上常用于判断机体是否存在酸碱平衡紊乱、缺氧，以及缺氧的程度等。

肺通气功能测定可判断肺通气功能障碍的类型（表2-1-9），也可根据"MVV/预计值"并参照临床表现对肺功能障碍的程度进行分级（表2-1-10）。

表 2-1-9　肺通气功能障碍分型

障碍分型	阻塞性	限制性	混合型
FEV_1	↓↓	正常或↑	↓
VC	正常或↓	↓↓	↓
MVV	↓↓	↓或正常	↓

表 2-1-10 肺功能障碍程度的分级

肺功能障碍程度	MVV 实测值 / 预计值	临床表现	分级
基本正常	≥80%	无	正常
稍减退	60%～79%	活动耐力差，无发绀	轻度
明显减退	40%～59%	快走、上坡、上楼、中度劳动后气短，可有发绀	中度
严重减退	30%～39%	平地步行、轻度劳动后气短，中度发绀	重等
极度减退或衰竭	＜30%	休息时气短，不能平卧，明显发绀	极重度

3.运动功能评定 通过运动测试可评估患者的心肺功能和运动能力，了解其在运动时是否需要氧疗，为患者制订安全、适量、个体化的运动治疗方案。测试中逐渐增加运动强度，直至患者的耐受极限。为确保安全，测试过程中应严密监测患者的生命体征。常用的方案有活动平板测试、功率自行车测试、6分钟步行测试、呼吸肌力测定。

（1）活动平板或功率自行车测试。通过活动平板或功率自行车进行测试，可获得最大摄氧量、最大心率、最大代谢当量值、运动时间等相关量化指标的数据。也可通过半定量指标（如RPE等级）来评定患者的运动能力。

（2）6分钟步行测试。详见前文。

（3）呼吸肌力测定（tests of respiratory muscle strength）。呼吸肌是肺通气功能的动力泵，主要由膈肌、肋间肌和腹肌组成。呼吸肌力测定包括最大吸气压（maximal inspiratory pressure，MIP）、最大呼气压（maximal expiratory pressure，MEP）及跨膈压（transdiaphragmatic pressure，Pdi）的测量。它反映了吸气和呼气期间可产生的最大能力，代表全部吸气肌和呼气肌的最大功能，也可作为咳嗽和排痰能力的一个指标。

1）MIP是指在残气位或功能残气位气道阻断时尽最大努力吸气能产生的最大吸气口腔压。它反映的是全部吸气肌的综合吸气力量，可用于评价吸气肌功能。临床上以最低值为标准，男性为7.8kPa（75cmH$_2$O），女性为4.9kPa（50cmH$_2$O）。

2）MEP是指在肺总量位置阻断气道，用最大力量、最快速度呼气所能产生的口腔压。它反映的是呼吸肌的综合呼气力量，可用于评价神经-肌肉病变患者的呼吸肌功能及咳痰能力。指标降低提示呼吸肌功能减退或呼吸肌疲劳，常见于慢性阻塞性肺疾病。

3）Pdi是指膈肌收缩时膈肌胸、腹侧的压力差，代表膈肌的收缩能力。最大跨膈压（maximum transdiaphragmatic pressure，Pdi$_{max}$）是指在残气位或功能残气位气道阻断时尽最大努力吸气时产生的Pdi最大值。Pdi$_{max}$反映了膈肌做最大收缩时所产生的压力，是评价呼吸肌力的可靠指标。膈肌疲劳时Pdi与Pdi$_{max}$均降低，当Pdi不能维持在40%的Pdi$_{max}$水平时，即提示膈肌疲劳。测定Pdi的方法较复杂，需经食管气囊和胃内气囊分别测定食管内压和胃内压，吸气相时两者的差值即为Pdi。

4.心理评定 患者因疾病长期困扰及长久治疗，容易出现抑郁、焦虑、沮丧等情绪。流行病学报道，有将近45%的呼吸系统疾病患者存在心理障碍，对患者身心健康及预后产生极大的影响。临床上常使用焦虑自评量表、抑郁自评量表等来评估患者的心理状态。

5.日常生活活动能力评定 根据自我照顾、日常活动、家庭劳动及购物等活动，将呼吸功能障碍患者的日常生活活动能力分为6级。

0级：虽存在不同程度的肺气肿，但活动如常人，对日常生活无影响，无气短。

1级：一般劳动时出现气短。

2级：平地步行无气短，速度较快或上楼、上坡时，同行的同龄健康人不觉气短而自己感觉气短。

3级：慢走不到百步即有气短。

4级：讲话或穿衣等轻微活动时亦有气短。

5级：安静时出现气短，无法平卧。

6.参与能力评定　主要进行生活质量评定和职业评定。

三、功能性运动能力评估

（一）肌力与肌肉耐力评估

肌肉的能力包括肌力（muscle strength）和肌肉耐力（endurance）。肌力是指肌肉收缩产生的最大力量，又称绝对肌力。肌肉耐力是指肌肉持续地维持一定强度的等长收缩或多次做一定强度的等张收缩的能力。因此，肌肉耐力可分持续耐力和重复耐力，其大小可以用从开始收缩直到出现疲劳时已完成的收缩总次数或所经历的时间来衡量。

肌力和肌肉耐力是运动训练的基础条件，掌握患者肌力和肌肉耐力水平，对提高患者的运动能力和心肺功能储备十分重要。肌力和肌肉耐力的评估有器械评估和徒手评估，在基层医院常采用徒手评估肌力和肌肉耐力，不受设备和场地限制，简便易行（表2-1-11）。

低于3级的肌力一般很难用仪器检测，故主要依靠手法测试。当肌力超过3级可以采用专业的器械设备进行定量测试，虽然只能对身体的某一部分肌群进行评定，但是能获得更客观、更具可比性的量化结果，因此应用广泛。在评估肌力和肌肉耐力时，应综合考虑被检者的主观、客观情况，以及测试时间、环境、测试方法对测量结果的影响。对老年人群来说，某些测试可能引起心血管系统的不良反应，建议采取更为温和、安全的测试方法。

表 2-1-11　肌力、肌肉耐力、平衡和柔韧性的常见徒手评估方法

评估内容	方法
上肢力量	30秒内，单手屈臂举哑铃次数（男子使用哑铃的重量为2.5kg，女子使用的为1.5kg）
下肢力量	30秒内，从椅子坐位到完全站立起来的次数
踏步测试	1分钟内高抬腿踏步次数
坐立试验	5次，每个动作1分，满分10分。如用手或下肢做额外支撑减1分。＜8分死亡率增加2倍
肩关节柔韧性	身体直立，一只手越过肩，由上向下以手掌贴后背部，另一只手由下向上以手背贴后背部，尽最大努力靠近
髋关节柔韧性	坐在折叠椅上弯腰伸臂时中指到足尖的距离
移动和平衡能力	坐位，从椅子上站起向前走3m转身走回到椅子并坐下，记录时间

1.肌力　徒手肌力评定（manual muscle testing，MMT）于1916年由Lovett提出，之后有所改进。检查时要求被检者在特定的体位下，分别在减重力、抗重力和抗阻力的条件下完成标准动作。检查者同时通过触摸肌腹、观察肌肉的运动情况和关节的活动范围以及克服阻力的能力来确定肌力的大小（表2-1-12）。肌力分级标准见表

2-1-13。

2.握力　测量握力时，主要作用肌群包括前臂屈肌群和手部肌群，代表前臂肌力。由于器械轻便，操作简单，使用较普遍。该测试可测量被检者的绝对力量。当考虑体重时，将测试结果除以自身体重，其商为得分。

表 2-1-12 肌力评定（Lovett 分级法）

分级	表现
0 级	无可见或可感觉到的肌肉收缩
1 级	可扪及肌肉轻微收缩，但无关节活动
2 级	在消除重力姿位能做全关节活动范围的运动
3 级	能抗重力做全关节活动范围的运动，但不能抗阻力
4 级	能抗重力和一定的阻力做运动
5 级	能抗重力和充分的阻力做运动

表 2-1-13 肌力分级标准

测试结果	Lovett 分级	MRC 分级	Kendall 分级
能抗重力及正常阻力运动至测试姿位或维持此姿位	正常（Normal，N）	5 级	100 分
	正常 −（Normal-，N−）	5- 级	95 分
能抗重力及阻力运动至测试姿位或维持此姿位，但仅能抗中等阻力	良 +（Good+，G+）	4+ 级	90 分
	良（Good，G）	4 级	80 分
能抗重力及阻力运动至测试姿位或维持此姿位，但仅能抗小阻力	良 −（Good-，G−）	4 级	70 分
	好 +（Fair+，F+）	3+ 级	60 分
能抗肢体重力运动至测试姿位或维持此姿位	好（Fair，F）	3 级	50 分
抗肢体重力运动至接近测试姿位，消除重力时可运动至测试姿位	好 −（Fair-，F−）	3- 级	40 分
在消除重力姿位做中等幅度运动	差 +（Poor+，P+）	2+ 级	30 分
在消除重力姿位做小幅度运动	差（Poor，P）	2 级	20 分
无关节活动，可扪及肌肉收缩	差 −（Poor-，P−）	2- 级	10 分
	微（Trace，T）	1 级	5 分
无可测知的肌肉收缩	零（Zero，Z）	0 级	0 分

（1）测量仪器。握力计、体重秤。

（2）测量方法。将握力计调整到适合被检者手掌抓握的位置并归零。调节握把时，被检者用优势手握住握柄，另一只手调整握距，使第 2 指关节呈直角。被检者伸直手臂，指示盘朝外，优势侧上肢按照解剖学位置外展 30°，用最大力紧握内外握柄。测量2次，记录最大值，以"千克（kg）"为单位，精确到小数点后一位。每次测量间隔时间为1分钟。如果不能确定优势手，则左右手各测 2 次，记录最大值。

（3）注意事项。禁止摆振手臂、下蹲或将握力计接触身体。

（4）评分标准。老年人握力评分标准参见表2-1-14。

3.捏力 拇指与其他手指相对，捏压捏力器的指板，其值约为握力的30%。

4.背拉力 测试时两膝伸直，将拉力计把手调节到膝盖高度，然后做伸腰动作上提把手。正常值，男性为体重的1.5～2倍，女性为体重的1～1.5倍。

表 2-1-14　老年人握力评分标准（60～69 岁）

年龄（岁）	性别	1分	2分	3分	4分	5分
60～64	男	21.5～26.9	27.0～34.4	34.5～40.4	40.5～47.5	＞47.5
60～64	女	14.9～17.1	17.2～21.4	21.5～25.5	25.6～30.4	＞30.4
65～69	男	21.0～24.9	25.0～32.0	32.1～38.1	38.2～44.8	＞44.8
65～69	女	13.8～16.2	16.3～20.3	20.4～24.3	24.4～29.7	＞29.7

5. 30秒手臂弯举　30秒手臂弯举测试可评价上肢肌肉耐力，要求被检者反复举起2.27kg（5lb）重量（女性）或3.63kg（8lb）重量（男性）的哑铃持续30秒，记录手臂弯举次数，越多越好。

（二）功能性移动能力

1. 计时起立-行走测试　主要用于评估老年人的移动能力和平衡能力。该测试记录被检者从43cm 高的靠背椅上站起，按照尽可能快的走路形态向前走3m，然后转身迅速走回到椅子前，再转身坐下这一过程所用的时间。结果评定：＜10秒，表明步行自如（评级为正常）；10～19秒，表明有独立活动的能力（评级为轻度异常）；20～29秒，表明需要帮助（评级为中度异常）；≥30秒，表明行动不便（评级为重度异常）。

2. 仰卧起坐测试　①测试指标：30秒和（或）60秒仰卧起坐的个数（个）。②测试方法：被检者仰卧于垫上，膝关节屈曲90°，手臂置于身体两侧，掌心朝下，无间歇连续完成仰卧起坐，检查者记录其30秒或60秒完成的符合测试要求的仰卧起坐个数。③注意事项：应综合考虑老年人的心肺功能、疾病状态等能否承受该测试，仰卧起坐能力低的老年人死亡率风险高。

3. 坐立试验　老年人随着年龄增长，其神经系统、肌肉骨关节系统均发生不同程度退化，若伴随疾病，其平衡、转移和行走等功能性活动能力常受到不同程度影响。坐立试验是一种简单易行的测试方法，常用于评估老年人的下肢肌力、平衡能力和移动能力。根据限定动作完成次数和限定测试时间而分为两类，其中5次坐立试验和30秒坐立测试使用较多。

（1）5 次坐立试验。被检者坐在 43cm 高无扶手的椅子上，双脚着地，背部不贴靠椅背，双手交叉于胸前，在听到测试开始命令后，以最快的速度完成 5 次起立和坐下动作。记录被检者完成 5 次起坐动作的时间。在测试过程中要求被检者双手必须交叉于胸前不能分开，站立时要求膝关节完全伸直。测试过程中可以给予被检者口头鼓励。当检查者说"开始"后，不论被检者是否立即起身，都要开始计时，记录被检者完成 5 次起坐动作的时间。老年人 5 次坐立试验的评分标准见表2-1-15。完成时间＞ 15 秒，跌倒风险较高。

表 2-1-15　老年人 5 次坐立试验的评分标准

5 次时间（秒）	得分（分）
≤11.19	4分
11.20～13.69	3分
13.70～16.69	2分
16.70～60.00	1分
＞60.00/不能完成	0分

（2）30秒、60秒反复坐立测试。①测试指标：30秒和60秒坐下站起的个数。②测试过程：被检者背对椅子站立，双手放松交叉于胸前，两脚与肩同宽。根据被检者小腿长度调节椅子高度，以稍低于被检者腘窝的位置为宜；被检者由站立位开始测试，每次坐下时，膝盖与足尖方向一致，上身尽量保持直立，坐实后立即起身，恢

复站立姿势,如此重复。检查者记录30秒、60秒时完成的符合测试要求的动作个数。③注意事项:30秒反复坐起的能力与机体攀爬能力、步行速度和跌倒风险相关性较好。

4. 10m最大步行速度 从起点开始,用彩色胶布分别标注起点、3m、13m、16m的位置,让被检者从起点出发,记录其从3m位置处运动到13m位置处所用的时间,计算其步行速度,反复测量3次,取最大值作为10m最大步行速度。通常,当步行速度<1m/s时,应当进行衰弱、肌少症或相关疾病的进一步检查。

5. 4m步行速度测试 从起点开始,用彩色胶布分别标注起点、1m、5m、6m的位置,让被检者从起点出发,记录其从1m位置处运动到5m位置处所用的时间,余同上。

6. 爬楼试验 爬楼试验是临床上用来测量老年人下肢肌肉力量及移动能力的方法。令被检者爬上一定数量的楼梯,通常为 11 个阶梯,每节楼梯高度为 16cm。听到"开始"指令后,被检者一步一阶尽快爬完,攀爬期间不允许使用扶手,当双脚踏上最后一个阶梯时,停止计时。测试进行 2 次,取时间较短的一次。为统一评价标准,利用楼梯攀爬功率(stair-climbing power,SCP)公式进行计算,SCP(W)=体重(kg)×重力加速度(m/s)×台阶高度(m)×台阶数/时间(秒)。

(三)平衡与姿势控制能力

平衡是动作的基本保证,要使活动中的身体保持平稳、准确,就必须有良好的平衡与协调功能。平衡与协调功能关系密切,互相联系、互相影响,共同维持人体正常的活动。

姿势控制是指在各种活动中,保持身体在空间位置上的稳定性和方向性的能力,是一种复杂的感觉控制技巧。

1. Romberg检查法 1851年,Romberg制订了简单的平衡功能检测方法,被检者双脚并拢直立,观察其在睁、闭眼时身体摇摆的情况,是一种经典的观察法。

2. 静态平衡 指身体不动时,维持身体于某种姿势的能力,如坐、站立、单腿站立等。可以采用单腿站立检查法。①测试方法:被检者单腿直立,观察其睁、闭眼情况下维持平衡的时间长短。②停止计时标准:身体倾斜超过 45°;站立腿移动;抬腿侧下肢触地;闭眼测试中突然睁眼;利用上肢保持平衡;测试时间达到30秒。③评价标准:测试时间 <10秒,提示平衡功能受损,<5秒提示跌倒风险高。

3. 改良感觉整合平衡测试(modified Clinical Test of Sensory Integration of Balance,mCTSIB) 该测试可评估中老年人的平衡和整合能力,被检者脱去鞋袜双脚并拢直立,双手自然垂下,测试4种不同站立条件下的静态姿势。依次为站立于坚硬平板,睁眼;站立于坚硬平板,闭眼;站立于海绵垫,睁眼;站立于海绵垫,闭眼。在任意条件下30秒内发生倾倒记为mCTSIB(+),否则为mCTSIB(-)。

4. 功能前伸测试(functional reading test,FRT) 通过对被检者上肢水平向前伸展能力的测试来评定其体位控制和静态平衡能力。被检者双脚分开站立(与肩同宽),手臂前伸,肩前屈90°,在脚不移动的情况下测量被检者前伸的最大距离。距离 <25.4cm(10in),提示有跌倒风险;距离<12.7cm(5in),跌倒风险增加5倍。

5. Berg平衡量表(Berg balance scale,BBS) 由Katherine Berg于1989年首先报道,包括站起、坐下、独立站立、闭眼站立、上臂前伸、转身1周、双足交替踏台阶、单腿站立等14个项目,测试一般可在20分钟内完成(详见附录Ⅲ)。

检查者按照说明示范每个项目和(或)给予被检者指导。如果某个项目测试双侧或测试1次不成功需要再次测试,记分时则记录此项目的最低得分。

在大多数项目中,被检者需要在一定的位置保持一定时间。如果不能达到所要求的时间或距离,或者被检者的活动需要监护,或者被检者需要外界支持或检查者的帮助，则按照评定标准给予相应的分数。被检者要意识到完成每项任务时必须保持平衡，至于用哪条腿站立或前伸多远则取决于被检者。如果检查者对评定标准不明确则影响评定结果。

测评工具：秒表或带有秒针的手表1块、直尺或带有5cm、12cm、25cm刻度的测量尺1把。测试所用的椅子高度要适中。在进行第12项任务时要用到一个台阶或一只高度与台阶相当的小凳子。

6. Tinetti量表　包括平衡和步态测试两部分，满分28分。其中平衡测试有9个项目，满分16分；步态测试有8个项目，满分12分。Tinetti量表测试一般需要15分钟完成，如果得分少于24分，表示有平衡功能障碍；如果少于15分，表示有跌倒的危险性（详见附录Ⅲ）。

（四）日常体力活动评估

通常采用体力活动问卷来评估日常体力活动和运动耐力。

1. 美国退伍军人特定活动问卷（veterans specific activity questionnaire，VSAQ）　VSAQ结合患者年龄可预测被检者的最大运动耐量（表2-1-16）。

表2-1-16　美国退伍军人特定活动问卷（VSAQ）

序号	活动	对应的代谢当量（MET）
1	进餐，穿衣，伏案工作	1
2	洗澡，购物，烹饪，步行8步	2
3	平地步行1～2个街区，携带日用品，扫地吸尘	3
4	庭院除草，打扫，刷油漆，种植，轻木工	4
5	快速步行，跳交谊舞，洗车	5
6	打高尔夫（自己携带用具），重型木工，割草机修理草坪	6
7	步行爬山，重体力工作（如挖掘、铲土、搬运重物）	7
8	搬重家具，快速爬楼梯，慢跑，搬杂物上楼	8
9	中速骑车，锯木头，慢速跳绳	9
10	快速游泳，跑步（速度9.5km/h），快速步行爬山，骑车上山	10
11	负重爬楼梯2层，快速骑车	11
12	持续快跑（速度12km/h）	12
13	间歇短跑，划船比赛，自行车比赛	13

注：让被检者选择问卷中能够完成的最大运动项目，其对应的代谢当量则为VSAQ分数，再通过模型计算被检者的最大运动耐量，即最大代谢当量=4.7+0.97×VSAQ分数-0.06×年龄。

2. Duke活动状态指数问卷　是常用的运动能力评估方法，适用于老年患者预测最大运动量和最大摄氧量（表2-1-17）。可依据该问卷评估结果并结合RPE等级制订运动处方。

表 2-1-17　Duke 活动状态指数问卷

序号	内容	得分 是	得分 否
1	照顾好自己（如吃饭、穿衣、洗澡、如厕）	+2.75	0
2	室内步行	+1.75	0
3	在平地上步行 1～2 个街区	+2.75	0
4	爬上一段楼梯或走上一座小山	+5.50	0
5	跑一小段路	+8.00	0
6	做轻度家务（如除尘、洗碗）	+2.70	0
7	做中等强度的家务（如清扫地板、携带杂物）	+3.50	0
8	做繁重的家务（如擦洗地板、举起或搬运重型家具）	+8.00	0
9	做庭院劳动（如打扫树叶、除草、推动割草机）	+4.50	0
10	有性关系	+5.25	0
11	参加适度的娱乐活动（如打高尔夫、打保龄球、跳舞、网球双打、投掷棒球或橄榄球）	+6.00	0
12	参加剧烈运动（如游泳、网球单打、踢足球、打篮球、滑雪）	+7.50	0

注：让被检者回答问卷中所有问题，回答为"是"得对应项目的分数，回答为"否"得 0 分，所有项目分数累加得出 DASI 分数，再通过模型计算出被检者的峰值摄氧量（peakVO₂），即 peakVO$_2$（ml/kg）= 0.43 × DASI 分数 +9.6。

四、步态与步行能力评估

（一）基本概念

步态（gait）是指人体步行时的姿势，包括步行和跑两种状态。步态分析（gait analysis，GA）是利用力学原理和人体解剖学、生理学知识对人类行走状态进行对比分析的一种研究方法，包括定性分析和定量分析。

步行的控制十分复杂，包括：①中枢命令；②身体平衡和协调控制；③涉及足、踝、膝、髋、躯干、颈、肩、臂的肌肉和关节协同运动。任何环节的失调都可能影响步态，而某些异常也有可能被代偿或掩盖。

在临床工作中，对患有神经系统或骨骼肌肉系统疾病而可能影响行走能力的患者需要进行步态分析，以评定患者是否存在异常步态及步态异常的性质和程度，揭示步态异常的关键环节和影响因素，从而协助康复评估和治疗，也有助于临床诊断、疗效评估、机制研究等。

（二）概述

1. 正常步态

（1）基本参数包括以下几个。

1）步长。行走时一侧足跟着地到紧接着的对侧足跟着地所行进的距离称为步长，又称单步长，以"厘米（cm）"为单位表示。健全人平地行走时，一般步长为50~80cm。步长的个体差异主要与腿长有关，腿长，步长也大。

2）步幅。行走时，一侧足跟着地到该侧足跟再次着地所进行的距离称为步幅，又称复步长或跨步长，以"厘米（cm）"为单位表示。步幅通常是步长的2倍。

3）步宽。在行走中左、右两足间的距离称为步宽，通常以足跟中点为测量参考点，以"厘米（cm）"为单位表示。

4）足角。在行走中人体前进的方向与足的长轴所形成的夹角称为足角，以"度（°）"为单位表示。健全人约为6.76°。

5）步频。行走中每分钟迈出的步数称为步频，又称步调，以"步/分（steps/min）"为单位表示。健全人通常步频是95～125steps/min。双人并肩行走时，一般是短腿者步频大于长腿者。

6）步速。行走时单位时间内在行进的方向上整体移动的直线距离称为步速，即行走速度，以"米/分（m/min）"为单位表示。一般健全人通常行走的速度为65～95m/min。

7）步行周期。在行走时一侧足跟着地到该侧足跟再次着地的过程被称为一个步行周期。一般成人的步行周期为1～1.32秒。

8）步行时相。行走中每个步行周期都包含着一系列典型姿位的转移。人们通常把这种典型姿位变化划分出一系列时段，称之为步态时相。一个步行周期可分为支撑相和摆动相。

（2）步行的基本功能。从某一地方安全、有效地移动到另一地方。

（3）正常步态的要点。①合理的步长、步宽、步频；②上身姿势稳定；③最佳能量消耗或最省力的步行姿态。

（4）正常步态的生物力学因素。① 具备控制肢体前向运动的肌力或机械能；② 可以在足触地时有效地吸收机械能，以减小撞击，并控制身体的前向进程；③ 支撑相有合理的肌力及髋膝踝角度，以及充分的支撑面；④ 摆动相有足够的推进力、充分的下肢地面廓清和合理的足触地姿势控制。

2.步行周期

（1）支撑相。是指在步行中足与地面始终有接触的阶段，包括单支撑相和双支撑相。

1）单支撑相。通常指一侧下肢足跟着地到同侧足尖离地的过程，一般占一个步行周期的40%。为了方便进行步态分析，提出以下动作要点。

A．足跟着地。若下肢伸肌张力增高，或伴有足下垂、内翻的患者难以完成。

B．全足底着地。自步行周期的7.6%开始，全足底在地面放平。伴有足内翻、足下垂的患者难以完成。

C．重心转移到同侧。由于单侧下肢支撑身体重量，偏瘫、关节疼痛、平衡能力低下的患者往往此过程时间缩短。

D．足跟离地。自步行周期的41.5%开始，出现向下蹬踏的起始动作，偏瘫患者往往完成不充分。

E．膝关节屈曲角度增大。自步行周期的54.1%开始，偏瘫患者由于下肢伸肌占优势，膝关节屈曲活动受限，完成困难。

F．足尖离地。自步行周期的60%开始，身体的重心转移到踝关节前方，足趾用力着地，通过下肢的蹬踏动作，产生向前的推进力。偏瘫患者由于下肢痉挛，足下垂、内翻，下肢分离运动不充分，所以不能较好地完成此动作，这是步态异常的重要原因之一。

2）双支撑相。双支撑相是步行周期中最稳定的时期。双支撑相的时间与步行速度成反比，双支撑相时间越长，步行速度越慢，步行越稳定；而双支撑相时间越短，步行速度越快，步行越不稳定；到跑步时双支撑相消失，表现为双足腾空。患者步行障碍时首先出现的异常就是双支撑相时间延长，步行速度减慢，从而增加步行的稳定性。

（2）摆动相。是指在步行中始终与地无接触的阶段，通常指从一侧下肢的足尖离地，到同侧足跟着地的阶段，一般占一个步行周期的40%，此阶段的动作要点如下。

1）足上提。从一个步行周期的63.6%开始，是足尖离地、下肢向前摆动的加速期。

2）膝关节最大屈曲。从一个步行周期的67.9%开始，摆出的下肢刚好通过身体的正下方。

3）髋关节最大屈曲。自步行周期的84.6%开始。此阶段已完成下肢向前摆出的动作，开始减速，直至足跟着地。

4）足跟着地。完成步行周期的100%。

3.正常步态的运动学和动力学特征

（1）运动学特征。

1）人体重心。人体重心位于第二骶骨前缘、两髋关节中间。直线运动时该中心是身体上下和左右摆动度最小的部位。身体重心摆动包括以下几种。

A. 骨盆前后倾斜。摆动侧的髋关节前向速度高于支撑侧，造成骨盆前倾。

B. 骨盆左右倾斜。摆动侧骨盆平面低于支撑侧。

C. 骨盆侧移。支撑相骨盆向支撑腿的方向侧移。

D. 重心纵向摆动。重心在单支撑相时最高，双支撑相时最低。上下摆动8～10 cm。

E. 膝关节支撑相早期屈曲。支撑侧膝关节屈曲15°。

F. 体重转移。支撑相早期在跖屈肌的作用下体重由足跟转移到全足。

G. 膝关节支撑相晚期屈曲。支撑侧膝关节屈曲30°～40°。

H. 步行时减少重心摆动是降低能耗的关键。

2）廓清机制。廓清是指摆动相下肢适当离开地面，以保证肢体向前行进，包括摆动相早-中期髋关节屈曲、摆动相早期膝关节屈曲、摆动相中-后期踝关节背屈。骨盆稳定性参与廓清机制。支撑相的影响包括支撑中期踝跖屈控制（防止胫骨过分前向行进）、中-末期膝关节伸展和末期足跟抬起（踝跖屈）。

（2）动力学特征。步态的动力学特征与步行速度有关。临床步态分析一般采用自然步行速度，即被检者最舒服和能量使用效率最高的步行方式。

1）垂直重力。垂直重力呈双峰型，即首次触地时身体的地面反作用力（GRF）超过体重，表现为第一次高峰；在身体重心越过重力线时，体重向对侧下肢转移，至对侧下肢首次触地并进入承重期时GRF降低到最低点；然后，由于蹬离的反作用力，GRF增加，通常与承重期的应力相

似；在足离地时压力降低到零，进入摆动相。在下肢承重能力降低时，可以通过减慢步行速度来减轻关节承重，此时GRF的双高峰曲线消失，表现为与体重一致的单峰波形。

2）剪力。垂直剪力在首次触地时向前，越过重力线时向后。表现为前后反向的尖峰图形。左右（内外）剪力形态相似，但是幅度较小。

3）力矩。力矩是机体外力与内力作用的综合，是动力学与运动学的结合，受肌肉力量、关节稳定度和运动方向的影响。

（三）步态分析方法

1.临床定性分析　由康复医师或治疗师利用肉眼观察患者的行走过程，然后根据所得印象或按照一定的观察项目逐项评定的结果对步态做出总结。

（1）评定内容。

1）病史回顾。包括既往手术、损伤、神经病变等病史。

2）体格检查。主要包括腱反射、病理反射、肌力、肌张力、关节活动度、感觉（触觉/痛觉/本体感觉）、压痛、肿胀、皮肤状况（溃疡/颜色）等。

3）步态观察。注意全身姿势和步态，包括步行节律、稳定性、流畅性、对称性、重心偏移、手臂摆动、诸关节姿态与角度、患者神态与表情、辅助装置（矫形器、助行器）的作用等。在自然步态观察的基础上，可以要求患者加快步速，减少足接触面（踮足或足跟步行）或步宽（两足沿中线步行），以凸显异常；也可以通过增大接触面或给予支撑（足矫形垫或矫形器）来改善异常，从而协助评估。

4）诊断性治疗。诊断性神经阻滞（局部麻醉剂注射）有助于鉴别肢体畸形的原因和指导康复治疗。关节畸形可以分为动态畸形和静态畸形。动态畸形指肌肉痉挛或张力过高导致肌肉控制失平衡，使关节活动受限，诊断性治疗可明显改善功能。静态畸形指骨骼畸形或关节肌肉挛缩导致的关节活动受限，诊断性治疗无变化。

（2）步态临床观察要点。

1）步行周期、时相是否合理，左右是否对称，行进是否稳定和流畅。

2）步行节律、节奏是否匀称，速率是否合理。

3）疼痛。是否干扰步行，部位、性质、程度与步行障碍的关系，发作时间与步行障碍的关系。

4）肩。是否塌陷或抬高，是否前后退缩，活动度是否降低。

5）躯干。是否前屈或侧屈，是否扭转，是否摆动过度或不足。

6）骨盆：是否前后倾斜，是否左右抬高，是否旋转或扭转。

7）膝关节。摆动相是否可屈曲，支撑相是否可伸直，关节是否稳定。

8）踝关节。是否可背屈和跖屈，是否下垂/内翻/外翻，关节是否稳定。

9）足。是否为足跟着地，是否为足趾离地，是否稳定。

10）足接触面。是否全部着地，两足间距是否合理。

（3）步态异常的常见病因和病理基础。步态异常主要表现为活动障碍、安全性降低和疼痛。异常步态的代偿导致步行能耗增加。异常的主要原因包括骨关节因素和神经肌肉因素。

1）骨关节因素。由于运动损伤、骨关节疾病、先天畸形、截肢、手术等造成躯干、骨盆、髋、膝、踝、足静态畸形和两下肢长度不一致。疼痛和关节松弛等也会对步态产生明显影响。

2）神经肌肉因素。①中枢神经损伤：脑卒中、脑外伤、脊髓损伤、脑瘫、帕金森综合征等会造成痉挛步态、偏瘫步态、剪刀步态、共济失调步态、蹒跚步态等。原发性因素主要是肌肉张力失衡和肌肉痉挛；继发性因素包括关节挛缩畸形、代偿性步态改变等。②外周神经损伤：神经丛损伤、神经干损伤、外周神经病变等会导致特定的肌肉无力性步态，如臀大肌步态、臀中肌步态、股四头肌步态等。原发性因素有肌肉失神经

支配、肌肉无力或瘫痪；继发性因素包括肌肉萎缩、关节挛缩畸形、代偿性步态改变。

（4）临床观察的局限性。

1）时间局限。由于步行速度较快，肉眼很难同时观察到瞬间变化的所有情况。例如，足在摆动相的旋转，足跟着地时的旋转倾斜，髋、膝、踝关节角度变化等。

2）空间局限。由于人的视野局限，难以进行三维方向的观察。

3）记忆局限。人的记忆能力难以对长期纵向变化进行客观和全面的对比分析。

4）思维局限。步态的临床观察主要依赖个人的观察能力和经验，缺乏客观数据，难以进行定量评估，从而在一定程度上影响评估的客观性和准确性。

（5）步行能力评定。

1）描述步行能力的概念。

A. 功能性行走。有功能的行走应符合以下标准。①安全：独立行走时稳定，没有跌倒的忧虑，不需要他人的帮助。②质量：行走姿势基本正常，站立时双手能游离做其他活动，不需要使用助行器。③心血管功能：心脏有足够的能力，表现为步行速度/步行3分钟后的心率×100%＞30%。④速度和耐力：有一定的速度和耐力，即能连续行走5分钟，并走过575m左右。

B. 治疗性行走。行走的安全和质量均不符合功能性行走的要求，但有支具或辅助器具的帮助能短暂步行，称为治疗性行走。

治疗性行走虽然没有实用性，但有明显的治疗价值：给患者能站能走的感觉，形成巨大的心理支持；减少对坐骨结节等处的压力，减少压疮发生的机会；肢体负重可以防止或减轻骨质疏松；下肢活动可以改善血液淋巴循环；减缓肌肉萎缩；促进大小便的排出；减少对他人的依赖。因此，我们对没有功能性行走能力的患者应尽可能创造条件，鼓励和帮助患者。

2）评定步行能力的方法。

A.Hoffer步行能力分级。它是一种客观的分级

方法，通过分析可以了解患者是否可以步行以及

确定是哪一种行走形式，见表2-1-18。

表 2-1-18　Hoffer 步行能力分级

分级	表现	评定标准
Ⅰ级	不能行走（nonambulator）	完全不能行走
Ⅱ级	非功能性行走（nonfunctional ambulator）	借助膝－踝－足矫形器、手杖等能在室内行走，又称治疗性行走
Ⅲ级	家庭性行走（household ambulator）	借助踝－足矫形器、手杖等在室内行走自如，但在室外不能长时间行走
Ⅳ级	社区性行走（community ambulator）	借助踝－足矫形器、手杖可在社区内行走，也可进行散步、逛公园、就医、购物等活动，但时间不能持久，如需要离开社区长时间步行仍需坐轮椅
评定时间		
分级		
评定者		

B. Nelson步行功能评定。它通过静态负重能力、动态重量转移和基本的步行效率3个方面进行分析，是一种半定量性质的评定方法，适用于轻度至中度步行功能障碍的患者。①静态负重能力：为安全起见，一般在平行杠内进行。双足站，先看在平行杠内能否正常地站立，再看能否维持30秒（这是稳定所必需的时间），如有必要，可让患者扶杠，但扶杠只能用来保持稳定而不能用来负重，而且扶杠要在记录中注明。健足站，记录单足站立的时间，因为步行需要至少能站6秒，时间更长对步行不一定必要，但表明下肢有等长收缩的耐力。患足站，与上面一样记录单足站立的时间。②动态重量转移：检查患者能否迅速地将体重从一侧肢体转移到另一侧肢体（即重心转移）。检查者先在平行杠内示范，如迅速地走8步，完成4个完整的双侧往返的体重转移，然后让患者尽可能快地照着做，用秒表测第1次提足到第8次提足的时间。为证明提足充分，提足时事先放于足下的纸应能自由地抽出。一般不能扶杠，如扶杠要在记录中注明。③基本的步行效率：先让患者在平行杠内尽快地行走6m，记录时间和步数。来回各一次，取平均值，如有必要，

可扶杠，但要注明。然后让患者在杠外用或不用手杖走6m。来回各一次，记录两次总时间取平均值，步数也是这样。

C. 功能独立性测量。以患者行走时独立的程度、对辅助器具的需求及他人给予帮助的量为依据，根据行走的距离和辅助量两个方面按照7分制的原则进行评分。

7分：完全独立，即不使用辅助设备，在合理的时间内至少能安全地步行50m。

6分：有条件的独立，即步行者可独立步行50m，但需要使用辅助器具，如下肢矫形器、假肢、特殊改制的鞋、手杖、步行器等，行走时需要比正常时间长并考虑安全因素。若不能步行，应能独立操作手动或电动轮椅前进50m，能转弯，能驱动轮椅到餐桌、床边或厕所；可上行30°的斜坡，能在地毯上操作轮椅，能通过门槛。

5分：监护或准备，即可以步行50m，但需要他人的监护、提示及做行走前的准备工作。患者不能独立步行50m，但在没有他人帮助的情况下，不管是否使用辅助器具，均能步行17m到达室内生活功能区。

4分：最小量帮助，即步行时需要他人轻轻地

用手接触或偶尔帮助，患者至少能独立完成行走距离37.5m。

3分：中等量帮助，即步行时需要他人轻轻地上提患者身体，患者至少能独立完成行走距离25m。

2分：最大量帮助，即患者至少能独立完成行走距离12.5m，仅需要1人帮助。

1分：完全帮助，即患者仅完成不足12.5m的行走距离，需要2人的帮助。

2.定量分析

（1）评价步态参数。

1）足印分析法。它是一种简便、定量、客观而实用的临床研究方法。

操作步骤：在被检者足底涂上滑石粉；被检者在行走若干步后，从一侧足跟着地时开始计时；走完全程后于同一侧足跟着地时停止计时；记录及计算平均步行周期时间；测量行走距离；测量左右步长；判断步态是否对称；测量跨步长；测量步宽；计算步频；计算步行速度。

注意事项：正式检查前，让患者试行至自然行走方式再测试；患者每一次行走至少要包含6个步行周期；如患者步态不稳，行走中要注意监护，防止跌倒。

2）吸水纸法。该方法可以穿鞋测试，不会引起患者不愉快的触觉，依从性强。可以很容易地得到一个准确的步行记录。

3）鞋跟绑缚标记笔法。用尼龙搭扣将2支水性记号笔分别绑在鞋跟处，调整记号笔使足跟着地时能准确定位。此法可以获得患者的步幅、步长、步宽、步速及步频，从而记录治疗前后的行走能力。

（2）三维步态分析系统。主要由三维动作捕捉系统、三维测力台、无线表面肌电仪、足底压力系统组成。三维步态分析系统可采集人体在步行过程中各个关节点的精确三维坐标、足底与支撑面之间的压力（垂直、左右、前后3个方向的力），并结合表面肌电系统采集的肌电信号，通过专业的步态分析软件进行三维重建与模型分析，得到人体

运动时的步态参数，从而能够进行深入细致的分析，做出全面的结论，特别适用于科研工作。

1）运动学参数。运动学参数是指运动的形态、速度和方向等参数，包括跨步特征（步长、支撑相、摆动相、步频、步速等）、分节棍图、关节角度曲线、角度-角度图等，但不包括引起运动的力的参数。

2）动力学参数。动力学参数是指专门引起运动的力的参数。

3）肌电活动参数。反映步行中肌肉活动的模式、肌肉活动的开始与终止、肌肉在行走过程中的作用、肌肉收缩的类型以及与体位相关的肌肉反应水平，分析与行走有关的各种肌肉活动。

（3）足底压力系统。计算机化测量人站立或行走中足底接触面压力分布的系统。它以直观、形象的二维和三维彩色图像实时显示压力分布的轮廓和各种数据。还可用于神经系统疾病的诊断与康复评定、高危足病的诊断与预防、足踝矫形器疗效的监测、手术效果的评定等。

（4）动态肌电图。通过贴在皮肤表面的电极测量肌肉的活动。

（5）超声定位步态分析仪。通过三维测力台系统，对站立或行走时足底与支撑面之间的压力（冠状面、矢状面和水平面3个方向的力）进行测量和分析，其中包括对足底压力曲线、矢量图、功率谱、拟合曲线等进行分析，可获得反映人体下肢的结构、功能乃至全身协调性等方面的信息。

（6）电子测角器。它是装有电子计算机的简单测角装置，临床上通常用于测量关节活动度。主要缺点是准确性不高。

（四）常见异常步态模式评定

任何神经、肌肉及骨关节疾病均有可能导致步行功能障碍，因此对异常步态的分析和评定，首先应采集病史和进行体格检查。在此基础上，进一步区分是上运动神经元疾病、下运动神经元疾病、小脑或基底神经节的紊乱，还是骨骼肌肉疾病或心理疾病等，继而分析异常步态模式的特

征，制订适合的康复治疗计划。

1.中枢神经受损所致的异常步态

（1）偏瘫步态。偏瘫步态指一侧肢体正常，而另一侧肢体因各种疾病造成瘫痪所形成的步态。其典型特征为患侧膝关节因僵硬而于迈步相活动范围减小，患侧足下垂内翻；为了将瘫痪侧下肢向前迈步，迈步相患侧肩关节下降，骨盆代偿性抬高，髋关节外展、外旋，使患侧下肢经外侧画一个半圆弧将患侧下肢向前迈出，故又称为画圈步态。

（2）剪刀步态。剪刀步态是痉挛型脑性瘫痪的典型步态。由于髋关节内收肌痉挛，行走时迈步相下肢向前内侧迈出，双膝内侧常相互摩擦碰撞，足尖着地，呈剪刀步或交叉步，交叉严重时步行困难。

（3）小脑共济失调步态。小脑共济失调步态为小脑功能障碍所致。患者行走时两上肢外展以保持身体平衡，两足间距过宽，高抬腿，足落地沉重；不能走直线，而呈曲线或呈"Z"形前进；因重心不易控制，故步行摇晃不稳，状如醉汉，故又称酩酊或醉汉步态。

（4）帕金森步态。帕金森步态是一种极为刻板的步态。表现为步行启动困难，行走时双下肢交替迈步动作消失，躯干前倾，髋膝关节轻度屈曲，踝关节迈步相无跖屈，足擦地而行，步幅缩短表现为步伐细小。由于躯干前倾，致使身体重心前移。为了保持平衡，患者以小步幅快速向前行走，不能随意骤停或转向，呈现出前冲或慌张步态。

2.周围神经受损所致的异常步态

（1）臀大肌（髋伸肌）步态。臀大肌无力者，足跟着地时常用力将胸部后仰，使重力线落在髋关节后方以维持髋关节被动伸展，站立中期绷直膝关节，形成仰胸挺腰凸腹的臀大肌步态。

（2）臀中肌步态。臀中肌麻痹多由脊髓灰质炎引起，一侧臀中肌麻痹时，同侧髋关节侧方稳定受到影响，表现为行走中患侧腿于站立相时，躯干向患侧侧弯，以避免健侧骨盆下降过多，从而维持平衡。双侧臀中肌受损时，其步态特殊，步行时上身左右交替摇摆，行走如鸭子，故又称鸭步。

（3）股四头肌步态。股四头肌麻痹者，行走中患侧腿站立相伸膝的稳定性将受到影响，表现为足跟着地后，臀大肌为代偿股四头肌的功能而使髋关节伸展，膝关节被动伸直，造成膝反张。如同时有伸髋肌无力，则患者需俯身用手按压大腿，使膝伸直。

（4）跨阈步态。足下垂患者为使足尖离地，将患肢抬得很高，犹如跨越旧式门槛的姿势。常见于腓总神经麻痹患者。

3.骨关节疾病所致异常步态

（1）减痛步态。一侧下肢出现疼痛时，常呈现出逃避疼痛的减痛步态，其特点为患侧站立相时间缩短，以尽量减少患肢负重，步幅变短。此外，患者常一只手按住疼痛部位，另一侧上肢伸展。疼痛部位不同，表现略有差异。髋关节疼痛者，患肢负重时同侧肩下降，躯干稍倾斜，患侧下肢外旋、屈曲位，尽量避免足跟击地。膝关节疼痛者膝稍屈，以足趾着地行走。

（2）短腿步态。患肢缩短2.5cm以上者，患侧着地时同侧骨盆下降导致同侧肩倾斜下降，对侧迈步腿髋膝关节过度屈曲、踝关节过度背屈。如果缩短超过4cm，则缩短侧下肢以足尖着地行走。

（白　伟　刘自双　陈雪丽）

第二节　老年营养评估

一、营养评估

（一）营养评估的定义

营养评估（nutritional assessment）是指临床营养专业人员通过膳食调查、人体组成测定、人体测量、生化检查、临床检查及复合营养评估等对患者营养代谢和机体功能等进行检查和评估，用于为特殊患者制订营养支持计划，考虑适应证和可能的不良反应，并监测营养支持疗效。营养评估需要由经过培训的护士、营养师或医师实施。营养评估的主要内容可概括为6个方面。

1.病史与检查　应考虑所有可能导致营养不良的因素及患者自身情况，主要内容包括病史、膳食史、胃肠道症状、发热情况、身体功能损害、用药情况等。

2.疾病状况判定　主要内容包括病史资料、临床检查、一般检查（体温、脉搏、血压、呼吸）等，估计因受伤和手术等因素造成的额外营养素丢失。

3.精神和身体功能评价　因营养不良引起的精神和身体功能异常，一般可在床旁进行测量。肌肉力量可以进行定性测量或定量测量。通过有效的精神计分系统来评价患者的精神状况。

4.实验室检查　主要包括肝功能、肾功能、血浆蛋白水平、氮平衡状况，以及矿物质和维生素水平等。

5.液体平衡测定　检查机体是否有脱水或水肿情况，监测每日体重改变可了解体液平衡状况。临床上要求记录出入液平衡，并测量血肌酐、尿素、电解质水平等。

6.人体组成分析　主要包括总体脂肪、总体水和瘦体组织测定。

（二）老年患者的营养评估

尽管在人生的各个年龄阶段均可发生营养不良，但是由于衰老、疾病、社会、心理的影响，营养不良在老年人中的发病率最高。老年人的营养不良不仅发病率高、程度严重，而且诊断率低，误诊、漏诊率高。由于营养不良可导致老年人生活质量下降，抵御感染能力降低，住院时间延长，甚至死亡率增加。因此，对老年人的营养不良要特别重视。由于老年人的特殊性，需要有专门针对老年人的特异性营养筛查与评定工具。目前，常见的营养评估方法有微型营养评定（mini nutritional assessment，MNA）、主观全面评定（subjective globe assessment，SGA）和患者参与的主观全面评定（patient generated subjective globe assessment，PG-SGA）等。

二、常用综合评估方法

1.营养风险筛查评估表　营养风险筛查评估表由丹麦、瑞士及欧洲肠外肠内营养学会特别工作小组开发，基于循证医学基础，经过了回顾性和前瞻性临床有效性验证，适用于18～90岁能够回答问题的广泛住院患者的一种营养风险筛查工具。此工具具有需要的信息容易获取、便于管理以及费用低等诸多优点。中华医学会肠外肠内营养学分会推荐采用营养风险筛查评估表作为住院患者营养筛查的首选工具。该评估工具主要针对人体测量、近期体重变化、膳食摄入情况和疾病严重程度，总分≥3分提示营养风险（详见附录Ⅲ）。

2.微型营养评定量表　微型营养评定量表是针对老年人的营养筛查与评定工具，对社区老年人、护理院老年人及亚急性疾病患者的营养筛查与评定最为有效。其评价内容包括：基本人体测量指标（近1～3个月体重指数变化范围、上臂围、小腿围等）、药物、精神心理、活动能力变化、患病情况、饮食习惯、摄食习惯及食物类型等18项。评定标准：总分＜17分提示营养不良，总分17～23.5分提示存在营养不良风险，总分≥24分提示营养状况良好（详见附录Ⅲ）。

3.简易微型营养评定量表 简易微型营养评定量表是一种专门评价老年人营养状况的方法，已在国外得到广泛应用。微型营养评定量表项目多，调查较烦琐，而简易微型营养评定量表与微型营养评定量表有很好的相关性，具有较高的灵敏度、特异度，且指标容易测量，可作为老年人营养不良的初筛工具。采用简易微型营养评定量表（详见附录Ⅲ）注意优先选测体重指数，若无法获得体重指数，可用小腿围代替。总分14分，12～14分，提示正常营养状况；8～11分，提示存在营养不良风险；0～7分，提示营养不良。

4.主观全面评定量表 主观全面评定量表是一种包括患者体重变化、进食量改变、日常生活活动能力、消化道症状、肌肉消耗状况、有无水肿及腹水、疾病变化情况等8项指标的营养评估量表，评定结果分为A、B、C 3个等级，即营养正常、中等营养不良、严重营养不良。

5.老年营养风险指数（geri-atric nutritional risk index，GNRI） GNRI =1.489 × 血清白蛋白（g/L）+ 41.7 ×（体重/理想体重），若体重大于理想体重，体重/理想体重按 1 计算。男性理想体重 = 0.5 × 身高（cm）－ 62.5；女性理想体重 =0.60 × 身高（cm）－ 40。对于直立困难无法测量身高的患者，可通过测量膝高来估算身高，男性身高 = 2.02 × 膝高（cm）－ 0.04 × 年龄 + 64.19；女性身高 = 1.83 × 膝高（cm）－0.24 × 年龄 + 84.88。评定结果分为高营养风险（GNRI＜82分）、中营养风险（82 分≤GNRI＜92 分）、低营养风险（92 分≤GNRI＜98 分）、无营养风险（GNRI≥98 分）。该评估方法的优点是涉及理想体重、膝高，避免老年患者无法获知的日常体重，适用于极度衰弱无法站立、认知障碍的老年患者。GNRI 评定结果与体重指数等临床营养指标具有一致性。

（刘自双　贾如冰）

第三节　老年日常生活活动能力评估

老年人日常生活活动能力（activities of daily living，ADL）评估最早由美国的 Deaver 医师和 Brown 理疗师提出。ADL受损会降低老年人的健康与寿命，失去生活自理能力使得患者心理负担加重、死亡风险增高。老年人ADL评估现被WHO认可并推荐为衡量老年人躯体健康状况的重要指标。

ADL通常分为基础性ADL（BADL）和工具性ADL（IADL）。前者是指患者在家中或医院里每日所需的基本运动和自理活动。其评定结果反映了个体较粗大的运动功能。后者通常是指人们在社区中独立生活所需的高级技能，如交流和家务劳动等，常需要使用各种工具，所以称之为IADL。其评定结果反映了较精细的运动功能。

目前主要通过各种评定量表来评估ADL，其中主要包括Barthel指数评定表、Katz指数评定表、功能独立性评定量表（functional independence measure，FIM）、功能活动问卷（functional activity questionnaire，FAQ）、Frenchay活动指数评定表、IADL评定表等。

一、BADL常用评估工具

（一）Barthel 指数评定表

20世纪50年代中期，由Florebce Mahoney和Dorothea Barthel设计并用于临床，为临床上应用最广、研究最多的BADL评估工具，可信度及灵敏度较高。我国自20世纪80年代后期开始，普遍采用此工具对ADL进行评定，目前国内养老机构中也普遍使用该工具。该工具包括进食、洗澡、修饰、穿衣、大便控制、小便控制、如厕、床椅转移、平地行走、上下楼梯等10项。详见附录Ⅲ。

（二）改良 Barthel 指数评定表

由于Barthel指数评定等级较少，大部分分为2~3个等级，相邻等级之间的分值差距较大（5分），不能很好地反映等级之间的变化。因此，1989年加拿大学者对原有的Barthel指数的等级进行加权，扩张为5个等级（1~5级）。详见附录Ⅲ。

（三）功能独立性评定量表（FIM）

FIM在反映残疾水平及需要帮助的量的方式上较Barthel指数更详细、精确、敏感，而且还包括运动功能损伤及认知功能障碍对ADL的影响。该量表是医疗康复中唯一建立了康复医学统一数据库系统的测量残疾程度的工具。FIM评定内容包括6个方面18项内容，分别为13项运动性ADL和5项认知性ADL。评分采用7分制，每项最高7分、最低1分。总分最高为126分、最低为18分。越高分说明独立性越强。培训一位计分人员学会使用FIM需要1小时，评估一位患者需要30分钟。详见附录Ⅲ。

二、IADL 常用评估工具

包括功能活动问卷（FAQ）、Frenchay活动指数评定表、IADL评定表等。

（一）功能活动问卷（FAQ）

该问卷由Pfeffer于1982年提出，原用于研究社区老年人的独立性和轻度老年痴呆，后于1984年进行修订。FAQ评分越高表明障碍程度越重，正常为<5分，≥5分为异常。FAQ是目前IADL评估工具中效度最高的，且项目较全面，在IADL评定时提倡首先使用。详见附录Ⅲ。

（二）Frenchay 活动指数评定表

共15个条目，每个条目直接列举，并未按照一定领域进行分类。每一条目活动均为0~3分，0分表示最差的程度，3分表示最好的程度。主要用于社区脑卒中患者的IADL评定。详见附录Ⅲ。

（三）IADL 评定表

该量表由Lawton等于1969年开发，主要包括8个维度。详见附录Ⅲ。

（刘自双　代　敏）

第四节　老年认知心理评估

一、认知功能评估

（一）认知功能与认知功能障碍

认知（congnition）是人脑接受外界信息，并经过加工处理，转换成内在的心理活动，从而获取知识或应用知识的过程，即人脑对感觉输入信息的获取、编码、操作、提取和使用的过程，是输入与输出之间发生的内部心理过程。这一过程包括知觉、注意、记忆、语言及执行等。

当各种原因引起脑部组织损伤，导致患者记忆、语言、视空间、执行、计算和理解判断等功能中的一项或多项受损，进而影响个体的日常或社会活动能力时，称为认知功能障碍（cognitive impairment），又称高级脑功能障碍。包括注意障碍、记忆障碍、知觉障碍和执行能力障碍。

（二）认知功能障碍的评定流程

1. 确认患者意识是否清楚　采用格拉斯哥昏迷量表（Glasgow coma scale，GCS）判断意识障碍的程度，患者意识清楚是认知功能评定的前提条件。

2. 认知功能障碍的筛查　在患者意识清楚的条件下，通过简明精神状态检查量表或认知功能筛查量表，筛查患者是否存在认知功能障碍，这是认知功能障碍评定的关键步骤。

3. 认知功能的特异性检查　根据认知功能筛查的结果，初步确定患者可能存在某种认知功能障碍，并进行有针对性的认知功能评定，如面容失认、意念性失用等。

4.成套认知功能测验　是对认知功能较全面的定量评定，常用HR神经心理学成套测验（Halstead-Reitaii neuropsychological battery，HRNB）。

（三）评定注意事项

（1）评定的重点应根据病史、脑损伤部位、认知障碍表现等来确定。

（2）若患者同时合并失语症，检查者应首先确定其言语理解（听、阅读）水平和最可靠的语言表达方式。

（3）听觉或视觉障碍有可能影响认知评定结果。例如，对听力损伤者可采用文字指令，对视觉损伤者可采用放大的检查用品。

（四）认知功能障碍的筛查

1.简明精神状态检查量表（mini-mental state examination，MMSE）　该项检查总分30分，评定时间为5～10分钟。根据患者的文化程度划分认知障碍的标准，一般文盲≤17分，小学文化≤20分，中学文化≤24分，考虑存在认知功能障碍，需进一步检查（评定表格及评分标准详见附录Ⅲ）。

2.认知功能筛查量表（cognitive abilities screening instrument，CASI）　CASI与MMSE量表类似，检查内容包括定向、注意、心算、瞬时记忆、短时记忆、结构模仿、语言（命名、理解、书写）、概念判断等，检查时间15～20分钟，总分30分，小于或等于20分为异常（评定表格及评分标准详见附录Ⅲ）。

3.蒙特利尔认知评估（Montreal cognitive assessment，MoCA）　由加拿大Charles LeMoyne医院神经科临床研究中心的Nasreddine等参考MMSE制订，增加了较多反映视空间功能、执行功能的测查项目，敏感性优于MMSE，总分30分，≥26分为正常，对轻度认知功能障碍敏感性较高

（评定表格及评分标准详见附录Ⅲ）。

4.老年人认知功能减退知情者问卷（informant questionnaire on cognitive decline in elderly，IQCODE）　以访问知情者的形式，评估患者目前日常生活中的认知功能水平与10年前相比的变化情况。该量表的最终得分为16项得分的平均分，分值越高，表示认知功能受损越严越（详细评定表格及评分标准详见附录Ⅲ）。

（五）认知功能专项评估

1.知觉障碍的评定方法

（1）躯体构图障碍的评定。

1）单侧忽略评定方法。①Schenkenberg二等分线段测验法（图2-4-1）：嘱患者用笔在每条线段的中点做一标记，每条线段只能画一个标记，其中最上端和最下端各一条线段用来做示范，不统计在内。被检者画完后，通过粗略目测即可发现所画"中点"是否均偏向一侧，或漏掉标注线段中点。②Albert线段划消测验（图2-4-2）：要求患者划消每一个线段，最后分析遗漏的线段数及偏向。也可以划消字母、数字、相同的汉字或符号等。③画图测验（图2-4-3）：检查者将画好的表盘或房子等大致左右对称的画出示给患者，让患者临摹，也可以要求被检者在画好的圆圈内填写表盘上的数字和指针，要求指向固定的时间。如果患者只画一半，或明显偏向一侧，提示存在单侧忽略。④凯瑟琳-伯哥量表（Catherine Bergego scale，CBS）：要求患者完成10项具体的日常生活活动，根据其完成情况来评估忽视。总分0～30分，包括自身忽视、近身忽视和远空间忽视项目，比传统的"纸笔"测试更加敏感，信度和效度均满意。

发出指令，被检者完成。如"伸出你的右手，去摸你的左耳"。动作模仿能力检查：检查者做一个动作，要求患者模仿。如检查者将左手放在右侧大腿前面，观察患者是否存在镜像模仿。

图 2-4-1　Schenkenberg 二等分线段测验

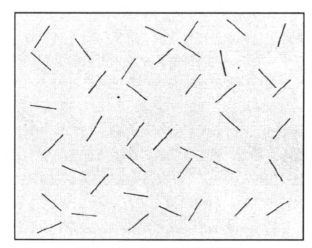

图 2-4-2　Albert 线段划消测验

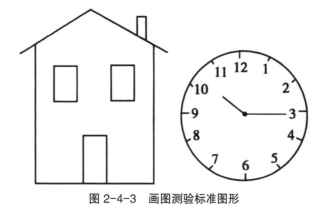

图 2-4-3　画图测验标准图形

2）躯体失认。观察患者如何摆放偏瘫的肢体，是否认识到自己偏瘫肢体的功能丧失。要求在合理的时间内准确说出身体部位的名称，如"指出你的鼻子"，不要用"左"或"右"这样的字，以区别左右分辨障碍。需要指出的是，躯体失认患者可以表现为左右分辨障碍，而左右分辨障碍患者可以辨别身体部位。能够模仿他人的动作，如果为镜像动作，也属于正常。回答问题：在合理的时间内能够回答与身体部位有关的一些问题，如"你的眼睛在鼻子上面吗？"。画人体部位图：准备好纸和笔，让患者画一张人体结构图，包括10个部位，头、躯干、双臂、双手、双腿和双脚，每个部位1分，共10分。10分为正常，6~9分为轻度障碍，不足5分为重度障碍。

3）手指失认（finger agnosia）。手指图辨认：向被检者出示一张手指图，嘱被检者手掌向下放在桌子上，检查者触及其某一根手指，让被检者在图中指出被触及的手指，睁眼和闭眼情况下分别指5次。命名手指：检查者说出手指的名称，要求被检者从自己、检查者及手指图上分别指认，共10次。动作模仿：检查者做指关节弯曲和对指动作，要求被检者模仿。

（2）视空间关系障碍的评定。通过图片测试法、功能检测法等观察患者对物品的识别、位置关系的判断是否有障碍。

（3）失认症的评定。

1）视觉失认评定。包括视物辨认，触物辨认，描述实物特征，模仿画图，辨认面容、色彩。

2）触觉失认评定。确认患者不存在深浅感觉、复合感觉功能障碍及命名性失语后，在桌子上摆放生活中常用的物品，被检者闭上眼睛触摸其中一件物品，识别后放回原处，然后睁开眼睛，挑出该物品。

3）听觉失认的评定。判断被检者听力是否正常。非言语性听觉测试：检查者在被检者背后发出不同声音，如咳嗽、拍手、敲桌子等，询问被检者是什么声音。言语性听觉测试：检查者说一段话或放录音，让被检者复述或写下听到的内容，如不能复述和完成听写功能，可判定存在言语听觉障碍或言语性声音失认。

4）失用症的评定。判断有无失用症主要采用动作检查法，即要求被检者使用某种工具完成特定的动作，观察其动作表现。①意念性失用的评定：通过完成事物目的性及规划性进行测试。准备系列日常生活常用物品，要求被检者完成系列的日常生活活动。如刷牙、吃饭。②意念运动性失用的评定：通过执行动作口令能力进行测试。令被检者表演使用某种工具的动作，或检查者做出使用某种工具的动作，要求被检者模仿。意念运动性失用的患者不能执行运动口令，也不能准确模仿他人的动作或手势，但将某种工具交给患者时，患者可自动完成使用工具的动作。③肢体运动性失用的评定：可采用精细运动进行测试。

患者在没有运动功能障碍的条件下，对其上肢精细运动功能进行测试，若动作笨拙、缓慢，则存在肢体运动性失用。评定可采用手指或足尖敲击试验、手指模仿试验、手指轮替试验等。④结构性失用的评定：评定方法包括复制几何图形、复制图画、拼图等。

2.注意障碍的评定方法 大脑只有在觉醒状态下才能接受和处理信息，因此要从多方面评定注意功能，如不能完成以下测试为存在注意障碍（表2-4-1）。

表 2-4-1 注意障碍类型及评定方法

分类	评定方法
觉醒状态低下	反应时间评定
注意范围缩小	数字距测试
保持注意障碍	划消测验、持续作业测验（CPT）、连续减7
选择注意障碍	Stroop 字色干扰任务
转移注意障碍	连线测验（TMT）、符号－数字测验（SDMT）
分配注意障碍	视听分配测验、同步听觉序列加法测验（PASAT）

（1）反应时间评定。指刺激作用于机体到机体做出明显反应所需的时间。一般采用视觉或听觉中的一项进行测试，并告知被检者要接受的刺激及刺激后做出的相应反应，记录从刺激到反应的时间。如检查者在被检者身后呼其姓名，当听到名字后转过头，记录从呼名到转头的时间。

（2）注意广度的评定。数字距测试是检查注意广度的常用方法：检查者说出一串数字，让被检者正向和逆向复述，能正确复述出的数字串最高位数为该被检者的复述数字距。正常人正数数字距为7±2，倒数数字距为6±2，数字距为3时，提示患者为临界状态，数字距为2时，可确诊为异常。数字距缩小是注意障碍的一个特征，数字距往往与患者的年龄和文化水平有关。

（3）注意持久性的评定。划消测验：给被检者出示一段文字、数字或字母，让其划去相同的文字、数字或字母，计算正确的划消数、错误

的划消数和划消时间。持续作业测验：由计算机播放一组数字，间隔1秒，要求被检者听到"3"后面出现"7"的时候，尽快点击鼠标。连续减7（或其他数）或倒背时间。

（4）注意选择性的评定。Stroop字色干扰任务（SWCT）。

（5）注意转移的评定。连线测验、符号－数字测验。

（6）注意分配的评定。视听分配测验、同步听觉序列加法测验PASAT。

3.记忆障碍的评定方法

（1）瞬时记忆的评定。数字距测试、词语复述测试、视觉图形记忆测试。

（2）短时记忆的评定。检测内容同瞬时记忆法，但时间要求是注视30秒后，要求被检者回忆瞬时记忆检测的内容。

（3）长时记忆的评定。长时记忆的评定分别

从情节记忆、语义记忆和程序性记忆等不同侧面　进行（表2-4-2）。

表 2-4-2　长时记忆分类及评定方法

分类	评定方法
情节记忆	1.顺行性情节记忆 （1）言语测验：复杂的言语信息(一段故事)、词汇表学习(第二张表回忆后立即回忆第一张表中的词汇)、词汇再认 （2）非言语测验：视觉再现（Rey-Osterrieth复杂图形记忆测验）、新面容再认 2.逆行性情节记忆　包括自传性记忆、著名事件及著名任务记忆
语义记忆	（1）有关常识和概念以及语言信息的记忆，与时间、地点无关 （2）常识测验：如说出国庆节的日期、水的沸点 （3）词汇测验：如解释冬天、疲劳 （4）分类测验 （5）物品命名与指物测验
程序性记忆	（1）潜意识学习有关行为技能、认知技能及运算法则等 （2）有时难以用语言描述 （3）要求被检者完成指定操作，如开启罐头、给图画填色等

（4）标准化的成套记忆测验。

1）韦氏记忆测验。采用韦氏记忆量表（Wech-sler memory scale，WMS）测试，测试内容包括经历、定向、数字顺序、再认、图片回忆、视觉提取、联想学习、触觉记忆、逻辑记忆和背诵数目，共10项，此表适用于7岁以上的儿童及成人。

2）临床记忆测验。可选用简明精神状态检查量表和认知功能筛查量表进行测试。

4.执行能力障碍的评定方法　执行能力是更高一级的脑功能，是注意力、记忆力和运动技能统和的结果，往往通过对其他能力的综合检查才能反映出来。

（1）启动能力的评定。额叶功能评定量表（FAB）。

（2）变换能力的评定。①检查者出示1个手指时，被检者出示2个手指，检查者出示2个手指时，被检者出示1个手指，共完成10遍。②检查者敲击桌子底面1下（避免视觉提示），被检者出示1个手指，检查者敲击2下，被检者不动，共完成10遍。上述两种检查如患者只是模仿检查者的动作，或反复重复某一个动作均为异常。③交替变化测验。④交替运动检查：检查者示范动作要求，即一只手握拳，另一只手同时五指伸开，然后左右手动作颠倒过来，要求被检者按要求完成。⑤动作连续性检查。

（3）解决问题能力的评定。①成语及谚语的解释：选择与被检者受教育水平和背景相应的成语或谚语，解释其引申含义。如"滴水之恩，当涌泉相报""条条大路通罗马""近朱者赤，近墨者黑""过河拆桥"等。如只是做字面解释为0分；能用通俗的话反映较为深刻道理者为1分；能正确解释其寓意者为2分，0分说明被检者的抽象概括能力存在障碍。②类比测验：分相似性测验和差异性测验两种，前者是要求被检者说出一对事物或物品的相同之处，后者是指出不同之处。③推理测验：通过推理寻找规律，并加以验证。

（4）ADL检查法。要求被检者演示一些日常生活活动动作，如喝水、写字、穿衣等，观察被检者是否存在反复进行片段动作的情况，处于持续状态和不能完成序列动作均为异常反应。

（5）成套智力评定方法。成套智力评定通常采用修订韦氏成人智力量表（WAIS-RC），适用于16岁以上成人，测试内容包括语言量表和操作量表两部分，共有11个分测验。

（6）成套认知功能评定。一般采用韦氏成人智力量表（Wechsler adult intelligence scale，WAIS）和洛文斯顿作业疗法认知评定量表（Loewenstein occupational therapy cognitive assessment，LOTCA）。LOTCA具有项目简化、费时少等优点。

二、老年心理评估

（一）老年人的心理变化

1. 心理功能随增龄而发生变化　老年期的心理变化与生理功能的衰老过程密切相关，生理功能的变化可使某些心理功能减退。

2. 情绪、性格变化明显　随着机体的老化，老年人在社会、家庭中的角色发生改变，以及疾病、经济、代际关系等诸多因素使老年人出现不同的心理变化，主要表现在情绪、性格、意志、认知等方面。

3. 心理发展具有潜能和可塑性　老年人的智力随增龄出现变化，如记忆能力、反应速度等减退，在限定的时间内学习新知识的能力下降。但是，老年人后天获得的与文化、知识及长期的经验积累有关的静态智力呈现稳定状态，有时会有所提高。

4. 心理问题是诱发心身疾病的潜在危险因素　心理健康和机体健康有着十分显著的联系，心理与生理平衡受神经系统多环路复杂的反馈性调节所控制。

（二）老年人情感状态的评估方法

情绪和情感直接反映人们的需求是否得到满足，是身心健康的重要标志。情绪和情感是个体对客观事物的体验，通过体验来反映客观事物与人的需求之间的关系，因此，"体验"是情绪和情感的基本特征。通常需求获得满足就会产生积极的情绪和情感；反之则会产生消极的情绪和情感。

1. 焦虑　焦虑是个体感受到威胁时的一种不愉快的情绪体验，是人们对环境中一些即将面临的、可能会造成危险的重大事件或者预示要做出重大努力的情况进行适应时，心理上出现的一种紧张和不愉快的期待情绪。

2. 抑郁　抑郁是个体在失去某种其重视或追求的东西时产生的情绪体验，是一种最常见的情绪反应。抑郁是一种负性、不愉快的情绪体验，以情感低落、哭泣、悲伤、失望、活动能力减退以及思维认知功能的迟缓为主要特征。表现为兴趣减退甚至消失，对前途悲观失望，感到精神疲惫，缺乏动力，常伴失眠、悲哀、自责等，严重者会产生自杀行为。

3. 常用评估量表

（1）汉密尔顿焦虑量表（Hamilton anxiety scale，HAMA）。该表强调老年人的主观体验，是广泛用于评估焦虑严重程度的他评量表（评定表格及评分标准详见附录Ⅲ）。

（2）汉密尔顿抑郁量表（Hamilton depression scale，HAMD）。该量表由经过培训的2名评定者对患者进行检查，一般采用交谈与观察的方式。检查结束后，2名评定者分别独立评分。在治疗前后进行评分，可以评价病情的严重程度及治疗效果（评定表格及评分标准详见附录Ⅲ）。

（3）焦虑自评量表（self-rating anxiety，SAS）。该量表含有20个反映焦虑主观感受的项目，每个项目按症状出现的频度分为四级评分，其中15个正向评分，5个反向（带*号）评分（评定表格及评分标准详见附录Ⅲ）。

（4）抑郁自评量表（SDS）。包括精神-情感症状2个项目、躯体性障碍8个项目、精神运动性障碍2个项目、抑郁性心理障碍8个项目。该量表使用简便，并可直观地反映抑郁患者的主观感受。适用于具有抑郁症状的成人（评定表格及评分标准详见附录Ⅲ）。

（5）状态-特质焦虑问卷。其特点是简便、效率高、易于分析，能直观地反映焦虑患者的主观感受，尤其是能将当前（状态焦虑）和一贯（特质焦虑）区分开来。状态焦虑是一种短暂、当前不愉快的情绪体验；特质焦虑是相对稳定的焦虑性特质。该量表是一种自评量表，由评定对象自行填写。适用于具有焦虑症状的成人，可广泛用于评定内科、外科、心身疾病及精神病患者的焦虑情绪，也可用来筛查各种特定人群的相关焦虑问题，以及评价心理治疗、药物治疗的效果。

（刘自双　代　敏）

第五节　老年吞咽言语功能评估

一、吞咽评估

（一）老年人吞咽功能的特点

在老年人群中，随着年龄的增长，全身包括头颈部区域的肌肉含量逐渐减少、结缔组织弹性逐渐下降，这会导致吞咽肌肉运动力量和速度的下降，进而影响老年人的吞咽功能。因此，在老年患者中摄食-吞咽障碍的发生率很高。老年人吞咽障碍的临床表现包括咽下困难、呛咳、呕吐、咽部异物感、吞咽时烧灼感和梗阻感、流涎、口臭、消瘦无力等。老年人发生吞咽障碍可导致以下严重问题：吸入性肺炎、窒息、营养不良、水和电解质紊乱、整体健康质量受损、生存质量下降等。因此，对于老年人的吞咽功能评估显得尤为重要。

（二）吞咽障碍临床评估

1. 主观评估

（1）非进食状态的评估。

1）与吞咽相关的临床情况评估。包括患者的主诉、病史、高级脑功能、姿势控制、气管状况等方面。

2）营养状况评估。主要包括营养摄入的方法、膳食调查、人体测量、临床检查、实验室检查、营养筛查等。

3）心理状态评估。包括老年患者是否出现与吞咽相关的心理压力、恐惧心理、疲劳、睡眠障碍等问题。

（2）进食状态的评估。是指在患者进食时，通过测量和观察直接评估患者的吞咽功能。包括精神意识状态、进食姿势、对食物的认知、放入口中的位置、一口量、进食吞咽时间、呼吸情况、食物的选择、咳嗽情况、进食前后声音变化、分泌物情况、口服药物评估、吞咽代偿方式等。

（3）才藤吞咽障碍评价法。由日本学者才藤于1999年提出，将吞咽功能分为7级。7级，正常；6级，轻度障碍；5级，口腔问题；4级，机会性误咽；3级，水误咽；2级，食物误咽；1级，唾液误咽。

2. 客观评估

（1）吞咽障碍筛查。

1）量表筛查法。临床吞咽障碍筛查是一种快速、有效且安全的检查方法，能够识别出存在可疑口咽吞咽障碍风险的患者，帮助临床医师分析吞咽过程中是否存在任何吞咽的风险，是否需要进一步评估。详见表2-5-1。

2）操作性筛查法。

A.反复唾液吞咽试验。反复唾液吞咽试验由日本学者才藤荣一于1996年提出，是一种评定吞咽反射能否诱导吞咽功能的方法。被检者原则上应采取坐位，卧床时采取放松体位。检查者将手指放在患者的喉结及舌骨处，嘱其尽量快速反复吞咽，观察在30秒内患者吞咽的次数和喉部活动度。如果患者口腔干燥无法吞咽时，可在舌面上注入约1ml水后再让其吞咽。高龄患者30秒内完成3次即可。

B.洼田饮水试验。由日本学者洼田俊夫于1982年提出。检查时要求患者意识清楚，头颈部姿势控制良好，无严重呼吸困难，痰量少且可以通过咳嗽排出，吞咽反射存在。筛查可以分为2个阶段：第一个阶段，先用茶匙让患者喝水（一茶匙5～10ml），如果患者在这个阶段即发生明显噎呛，立即停止检查；第二个阶段，如在第一阶段无明显呛咳，则让患者采取坐位，将30ml温水一口咽下，记录饮水情况。详见表2-5-2。

表 2-5-1 临床吞咽障碍筛查

吞咽障碍相关临床资料		筛查结果	
		是	否
1. 曾反复发生肺炎			
2. 可能并有误吸风险的疾病	部分喉切除		
	头颈部曾接受全程放射治疗		
	缺氧症		
	帕金森病 / 帕金森叠加综合征		
	运动神经疾病		
	重症肌无力		
	脊髓小儿麻痹		
	前颈椎融合术		
	脑卒中		
	吉兰 - 巴雷综合征		
	喉部创伤		
3. 长期或创伤性插管，或曾进行紧急气管切开			
4. 严重呼吸困难			
5. 浑浊的嗓音或有细湿啰音			
6. 主诉在吞咽前 / 中 / 后咳嗽			
7. 对口水的控制差			
8. 吞咽频率低（5分钟内没有吞口水）			
9. 肺部经常有大量分泌物			
10. 若患者正在进食，观察他的进食情况；若不在进食，观察吞口水的情况。特别应考虑这些状况在进食时或进食后不久是否有改变	呼吸困难		
	分泌物增多		
	单一食团需多次吞咽		
	喉部上抬不足		
	清嗓		
	易疲劳		

表 2-5-2　洼田饮水试验

级别	评定标准
Ⅰ级	坐位，5 秒之内能不呛地一次饮下 30ml 温水
Ⅱ级	分 2 次饮下，无呛咳
Ⅲ级	能一次饮下，但有呛咳
Ⅳ级	分 2 次以上饮下，有呛咳
Ⅴ级	屡屡呛咳，难以全部咽下

注：Ⅰ级，正常；Ⅰ级 5 秒以上或Ⅱ级，可疑吞咽功能异常；Ⅲ、Ⅳ、Ⅴ级，吞咽功能异常。

（2）吞咽相关功能评估。上述筛查后，可以大致确定患者有无吞咽障碍，为进一步明确吞咽障碍的原因及程度，需做与吞咽有关的器官检查，如检查口腔、咽、喉等结构的运动、感觉及反射功能。评估包括口颜面功能评估、吞咽反射功能评估、喉功能评估。

（三）吞咽障碍仪器评估

1.电视荧光吞咽造影检查（video fluoroscopic swallowing study，VFSS）　VFSS是在X线透视下，针对口、咽、喉、食管的吞咽运动所进行的造影检查，是目前公认最全面、可靠、有价值的吞咽功能检查方法。也被认为是吞咽障碍检查的"理想方法"和诊断的"金标准"。VFSS可对整个吞咽过程进行详细的评估和分析，通过观察侧位及正位成像可对吞咽不同阶段（包括口腔准备期、口腔期、咽期、食管期）的情况进行评估，同时还可对舌、软腭、咽喉的解剖结构和食团的运送过程进行观察。在检查过程中可以指导患者使用合适的进食姿势及代偿性吞咽手段完成吞咽。此项检查适用于所有可疑吞咽障碍的患者，但对无吞咽动作、不能经口进食、意识不清以及无法被搬运到放射科的患者，不考虑此项检查。

2.纤维内镜吞咽功能检查（VESS）　VESS是利用软性内镜进行检查，同时录制并摄影吞咽过程，以评定吞咽功能的一种方法。该检查通过纤维内镜能够直观地获得吞咽过程中咽部结构的活动性障碍和感觉性障碍等信息。让患者吞咽染色后的液体、浓汤或固体等不同黏稠度的食物，可更好地观察吞咽启动的速度、吞咽后咽腔残留，以及是否出现喉前庭、下气道染色，并由此评估吞咽能力及估计吸入的程度。联合应用纤维内镜可对吞咽解剖结构的运动功能和感觉功能进行较全面的评估。VESS可由专业人员在床边进行，常被作为临床多次和连续评估的选择。但该检查着重于对局部的观察，有关吞咽的全过程、解剖结构及环咽肌和食管功能等方面得到的信息不多，还需要VFSS及其他检查的补充。

3.超声吞咽检查　超声吞咽检查是通过放置在颏下的超声波探头（换能器）对口腔期、咽期时口腔软组织的结构和动力、舌的运动功能、舌骨与喉的提升、食团的转运情况及咽腔的食物残留情况进行定性分析。可在床边进行检查，并能为患者提供生物反馈治疗。与其他检查比较，超声检查对发现舌的异常运动有明显的优越性，尤其是在儿童患者中。但是，超声检查只能观察到吞咽过程的某一阶段，而且由于咽喉中气体的影响，对食管上括约肌的观察不理想。

除了上述常见的评估方式，其他仪器评估还包括咽腔测压检查、咽喉部肌电图检查、吞咽时脉冲血氧饱和度监测、食团放射性核素扫描检查、MRI检查及CT检查等。

二、言语评估

语言（language）是指人类社会中约定俗成的符号系统，言语（speech）是音声语言（口语）形成的机械过程。正常言语产生的机制包括大脑的控制和调节、发声、调音等过程。老年人的语言也会面临"衰老"，可因其认知能力衰退或其他生理变化而导致自身语言能力衰退或语言表达习惯发生变化。代表性语言障碍主要有失语症、儿童语言发育迟缓，代表性言语障碍有构音障碍和口吃。本节主要介绍老年人发生率较高的失语症及构音障碍的评估。

（一）失语症评估

1.失语症概述

（1）失语症的定义与病因。失语症是指在已经习得语言的情况下，由大脑损伤所导致的语言障碍。脑损伤部位与语言功能相关，通常位于左脑。患者可以存在多个方面的语言功能障碍，涉及听、说（言语）、读、写等方面。但失语症既不是听力受损，也不是智力受损，更不是人格障碍。除了言语、语言障碍以外，失语症患者还可能伴有其他障碍，如构音障碍、失用症或吞咽障碍。在学科归属方面，失语症被纳入交流科学及障碍学。失语症常见的病因有脑血管病、脑外伤、脑肿瘤、感染等，脑血管病是其最常见的病因。

（2）失语症的语言症状。常见的语言症状包括听觉理解障碍、口语表达障碍、阅读障碍、书写障碍、计算障碍等。听觉理解障碍主要包括语义理解障碍和语音辨识障碍。口语表达障碍主要包括发音障碍、说话费力、错语、杂乱语、找词困难和命名障碍、刻板语言、言语持续现象、模仿语言、语法障碍、复述障碍等。阅读障碍包括形音义失读、形音失读和形义失读。书写障碍包括书写不能、构字障碍、镜像书写、书写过多、惰性书写、象形书写、语法错误等。

（3）失语症的分类。失语症的分类主要包括Broca失语、Wernicke失语、完全性失语、经皮质运动性失语、经皮质感觉性失语、经皮质混合性失语、传导性失语、命名性失语；还有一种比较常见的失语类型为皮质下失语，包括基底节性失语和丘脑性失语。其他非典型失语症类型包括交叉性失语、儿童获得性失语、纯词聋、纯失读症、原发性进行性失语症。

2.失语症徒手评估技术

失语症评估总的目的是通过系统全面的语言评估来发现患者是否有失语症及其程度，鉴别各类失语，了解各种影响患者交流能力的因素，评估患者残存的交流能力，制订治疗计划。听觉理解和口语表达是语言最重要的方面，应视为评估的重点。

（1）国际常用的失语症评估方法。

1）波士顿诊断性失语症检查。此检查是目前英语国家普遍应用的标准失语症检查。此检查由27个分测验组成，分为5个大项目：会话和自发性言语、听觉理解、口语表达、书面语言理解、书写。该检查在1972年标准化，并于1983年修订后再版。此检查可对各种失语症进行鉴别和诊断，但检查需要的时间较长。河北省人民医院康复中心已将此检查翻译成中文，在我国已通过常模测定并应用。

2）日本标准失语症检查。此检查由日本失语症研究会设计完成，检查包括听、说、读、写、计算5个大项目，共26个分测验，采用6级评分标准。该检查为图册检查，在设计上采取多图选一的形式，避免患者熟悉检查内容，使检查更加客观。此方法易于操作，且对训练有明显指导作用。

3）西方失语症成套测验。此测验是简式波士顿诊断性失语症检查版本，检查时间大约1小时。该测验提供一个总分称失语商（AQ），可以分辨是否为正常语言；还可以测出操作商（PQ）和皮质商（CQ），前者可了解大脑的阅读、书写、运用、结构、计算、推理等功能，后者可了解大脑的认知功能。该测验还对完全性失语、感觉性失语、经皮质运动性失语、传导性失语等提供解释标准误差和图形描记。

4）Token测验。此测验由De Renzi和Vignolo于1962年编制而成，包括61个项目，即二词句10项、三词句10项、四词句10项、六词句10项，以及21项复杂指令。适用于检测轻度或潜在的失语症患者。目前使用较多的是简式Token测验，其优点是不但可以用于重度失语症患者，同时该测验还有量化指标，可测出听觉理解障碍的程度。

（2）国内常用的失语症评估方法。

1）汉语标准失语症检查。此检查是中国康复研究中心听力语言科以日本标准失语症检查为基础，同时借鉴国外有影响的失语评价量表的优点，按照汉语的语言特点和中国人的文化习惯所编制，亦称中国康复研究中心失语症检查法（China Rehabilitation Research Center aphasia examination，CRRCAE）。该检查方法适用于我国不同地区使用汉语的成人失语症患者。检查包括两部分内容：第一部分是通过患者回答12个问题了解其言语的一般情况；第二部分由30个分测验组成，分为9个大项目，包括听理解、复述、说、出声读、阅读理解、抄写、描写、听写和计算。为了使检查时间不会太长，身体部位辨别、空间结构等高级皮质功能检查没有包括在内，必要时另外进行检查。该检查只适合成人失语症患者。该检查的大多数项目采用了6级评分标准，对患者的反应时间和提示方法都有比较严格的要求。除此之外，检查还设定了中止标准。该检查通过语言的不同模式来观察反应的差异，为避免检查太烦琐，在某些不同的项目中使用了相同词语，而且为了避免和减少患者由此造成对内容的熟悉，在图的安排上有意设计了一些变化。使用该检查前要掌握正确的检查方法，应该由参加过培训或熟悉检查内容的检查者来进行检查。

2）汉语失语症成套测验。该测验是由北京医科大学神经心理研究室参考西方失语症成套测验并结合我国国情所编制，由会话、理解、复述、命名、阅读、书写、结构与视空间、运用、计算、失语症总结10个大项目组成，于1988年开始应用于临床。

3）失语症仪器评估技术。汉语失语症心理语言评价体系形式上使用量表与计算机结合的方式，理论上结合认知心理学对失语症患者进行评估，包括听觉分析测试、语音输入缓冲测试、语音输入词典测试、视觉辨别测试、概念语义测试、语音输出词典测试、言语运动计划测试、字形视觉识别测试、字形输入词典测试及词汇语义测试等。对测试结果进行评估判断，并确定失语症中不同性质的损害，从而实现对失语症的针对性治疗，提高治疗效率。

（二）构音障碍评估

1.构音障碍概述

（1）定义。构音障碍是指由构音器官先天性和后天性的结构异常，神经、肌肉功能障碍所致的发音障碍，以及虽不存在任何结构、神经、肌肉、听力障碍所致的言语障碍，主要表现可能为完全不能说话、发声异常、构音异常、音调和音量异常和吐字不清等发音异常。

（2）分类。

1）运动性构音障碍。是指由神经病变、与言语有关的肌肉的麻痹、收缩力减弱或运动不协调所致的言语障碍。常见病因包括脑血管意外、脑肿瘤、脑瘫、肌萎缩侧索硬化、重症肌无力、小脑损伤、帕金森病、多发性硬化等。根据神经解剖和言语声学特点分为6种类型：痉挛型构音障碍、迟缓型构音障碍、失调构音障碍、运动过强型构音障碍、运动过弱型构音障碍、混合型构音障碍。

2）器官结构异常所致的构音障碍。是指由先天性和后天性结构异常所致的构音障碍。临床上最常见的是由唇腭裂所致的构音障碍，其次为舌系带短缩所致的构音障碍。

3）功能性构音障碍。是指发音错误表现为固定状态，但找不到明显原因的构音障碍，临床多见于儿童，特别是学龄前的儿童。此种构音障碍预后较好。

2.构音障碍徒手评估技术

（1）主观评估。通过与患者面谈可以询问患者的姓名、年龄、职业，是否发生过可能会导致构音障碍的损伤，如脑卒中、脑外伤、神经系统感染、脱髓鞘性疾病、阿尔茨海默病、帕金森病、肌萎缩侧索硬化、重症肌无力等。评估者应注意观察患者主观描述时是否表现出言语障碍、吞咽异常等。此外，既往病史、相关临床观察记录也是重要的主观评估依据。

（2）客观评估。目前国内应用较广的两种成套评价方法分别是中国康复研究中心版构音障碍评价成套量表和Frenchay汉语版评价量表。中国康复研究中心版构音障碍评价成套量表由李胜利等依据日本构音障碍检查法和其他发达国家构音障碍评定方法的理论，按照汉语普通话语音的发音特点和我国的文化特点于1991年编制而成。量表包括两大项目，即构音器官检查和构音评定。

3.构音障碍仪器评估技术

（1）言语清晰度测试电脑软件。该软件由Beukelman（2007）等研发，易学易用，测量结果可靠。该软件将多个言语清晰度测验整合在一起，包括构音障碍清晰度计算机评估、音位清晰度测验Windows平台等，可广泛应用于运动性言语障碍、喉癌、口腔癌、腭裂等患者的言语清晰度测量。

（2）鼻流量计检查。鼻流量计是一种定量测试患者鼻腔共鸣能力的仪器，鼻流量计检查属于客观检测手段。检测原理是利用气流传感器同时测定患者发声时口腔、鼻腔的输出声压值，然后经放大分析器进行放大采集，最后将数据输入电子计算机后与计算机内存储的正常值进行比较，进而计算出鼻腔声压与口腔声压的比值，即鼻腔共鸣活动时的鼻流量。

（3）喉空气动力学检查。空气动力作用为音调和音量的产生提供了原动力，因此喉空气动力学检查可以对音调和音量的异常进行定量检测。检查内容主要包括口腔输出气流的测定、声门区压力及声门区气流速的测定、呼吸功能测定。常见检查项目有喉平均呼气速率、最大发声时间、声门下压、声门阻力等。

（4）纤维喉镜检查。该检查通过软性内镜可对咽喉部器官的结构及活动情况进行直观的观察。此外，在患者发音时观察声带运动，对于微小病变可直接钳除，对于可疑病变还可钳取活检。

（5）肌电图检查。肌电图检查是一种电生理检查技术，通过对局部肌肉肌电活动的记录，观察动作电位的波形、波的数量等指标来判断喉部肌肉和神经在发声时的功能状态。临床上主要用于鉴别声带运动障碍性质、判断喉返神经损伤的部位及程度、评估治疗和预后情况。

（6）电声门检查。电声门检查是指通过仪器监测声带振动时电阻抗的变化，从而将声带的运动描记成特殊的声门波谱，再通过观察声门波谱的图形来间接判断声带振动的特点和变化规律，是一种非侵入性的检查方法。检查时，把皮肤电极贴附在甲状软骨两侧的皮肤上，测试微电流通过不同声门状态时的电阻大小，然后把结果放大并由记录仪记录并转化成电声门图。

（刘自双　代　敏）

第六节　老年生活质量和社会功能评定

一、生活质量

（一）概述

1994年，经过中华医学会老年医学专业委员会流行病学学术小组全体专家讨论，给出如下定义：老年人生活质量是指60岁及以上老年人群对自己的身体、精神、家庭和社会生活的满意程度和对老年生活的全面评价。生活质量评定主要是围绕这些因素来选取特定的指标进行的。具体评定内容包括以下几个方面：①躯体功能的评定，包括睡眠、饮食、行走、大小便自我控制、自我料理、家务操持、休闲；②精神心理功能的评定，包括抑郁、焦虑、孤独感、自尊、记忆力、推理能力和应变能力；③社会功能评定，包括家庭关系、社会支持、与他人交往、就业情况、经济状况、社会整合、社会角色等；④疾病特征与治疗的评定，包括疾病病症、治疗副作用等。

临床实际应用中，要结合实际情况选择使用合适的生活质量评估量表。通常，普适性量表用于一般人群生存质量测定，如SF-36量表和QOL-100量表。普适性量表涉及的内容较为全面，涵盖的条目也较多，但也因此增加了很多的工作量，评定花费的时间也较长，这样有可能导致患者不能集中注意力而产生信息偏倚。所以，针对

各类疾病时，可选用疾病专用量表。如两个脑卒中专用量表，即脑卒中专用生活质量量表（stroke specific quality of life，SS-QOL）和脑卒中影响量表（stroke impact scale，SIS）。

（二）普适性量表

可以采用生活满意度指数量表、幸福满意度量表以及生活质量综合问卷等进行生活质量评估（表2-6-1）。

表 2-6-1 常用生活质量评估量表简介

项目	评估内容	评估工具	常用评估量表
生活满意度评估	生活兴趣、决心和毅力、知足感、自我概念及情绪	采用量表	生活满意度指数量表
主观幸福感评估	积极情感、消极情感、生活满意度	采用量表	老年人幸福满意度量表
生活质量的综合评估	躯体、心理社会功能、环境等	采用问卷量表	诺丁汉健康量表、QOL-100量表、SF-36量表

1.SF-36量表　由美国医学结局研究组编制并于1990年修订，用于评估生活质量的量表。该量表共36个条目，9个维度，包括生理功能（physical functioning，PF）、生理职能（role-physical，RP）、躯体疼痛（body pain，BP）、总体健康（general health，GH）、活力（vitality，VT）、社会功能（social functioning，SF）、情感职能（role-emotional，RE）、精神健康（metal health，MH）和健康变化（health transition，HT），其中HT反映健康自觉变化，不参与生命质量评分。以上8个维度又可概括为两个综合测量指标，即生理健康和心理健康，前者包括RF、RP、BP、GH，后者包括VT、SF、RE、MH。评定耗时5～10分钟。SF-36是目前世界上公认的具有较高信度和效度的普适性生活质量评估量表。Anderson等将SF-36应用于脑卒中后患者的生活质量研究，发现在身体和精神健康方面较敏感，而在社会功能方面表现较差。SF-36中国版已经由中山医科大学统计教研室方积乾教授等引进、编制并投入使用（评定表格及评分标准详见附录Ⅲ）。

2.QOL-100量表　由世界卫生组织领导15个国家和地区共同研制的跨国家、跨文化的普适性、国际性量表。目前在国际上使用的语言版本近30种，其内容包括6个领域，即生理、心理、独立性、社会关系、环境和精神支柱/宗教/个人信仰，共24个方面。该量表结构严谨、内容包括面广，适用于多个学科有关生活质量的研究。中国版QOL-100（由英文版翻译改良而成）制订于1998年。尽管QOL-100能够详细地评估与生活质量有关的各个方面，但在临床或研究工作当中有时显得特别冗长，大大增加了实际的工作量。鉴于此，WHO于1998年改良出了生活质量测定简式量表（QOL-BREF）。QOL-BREF包括4个领域，即生理、心理、社会关系和环境，共26个问题条目。QOL-BREF具有良好的内部一致性、区分效度和结构效度。

3.生活满意度指数量表　是老年研究中广泛应用的一个量表，主要反映老年人心理健康，包含许多反映正相健康的指标。生活满意度是指个体基于自身设定的标准对生活质量做出的主要评价。它包括生活兴趣、决心与毅力、知足感、自我概念及情绪等5个方面（表2-6-2）。生活满意

度指数量表有两种评分法，一种是同意（1分）与不同意（0分）的2分法；另一种是3分法，同意（2分）、不知道（1分）、不同意（0分）。

表 2-6-2　生活满意度指数量表
1. 当我老了的时候发现事情似乎比原先想象的要好
2. 与我认识的多数人相比，我更好地把握了生活的机遇
3. 现在是我一生最沉闷的时期
4. 我现在和年轻时一样幸福
5. 我的生活原本可以更好些
6. 现在是我一生最美好的时期
7. 我做的事多半是令别人厌烦和单调乏味的
8. 我估计最近能遇到一些有趣和令人愉快的事
9. 我现在做的事和以前做的事一样有趣
10. 我感到老了，有些累
11. 我感到自己其实上了年纪，但我并不为此烦恼
12. 回首往事，我相当满足
13. 即使能改变自己的想法，我也不愿有所改变
14. 与其他同龄人相比，我曾做出较多愚蠢的决定
15. 与其他同龄人相比，我的外表较年轻
16. 我已经为 1 个月甚至 1 年后该做的事制订了计划
17. 回首往事，我有许多想得到的东西没有得到
18. 与其他相比，我惨遭失败的次数实在是太多了
19. 我在生活中得到了相当多我所期待的东西
20. 不管怎么说，许多人是越过越糟，不是越过越好

4. 疾病影响调查表（sickness impact profile，SIP） 由Gilson等于1975年制订，1981 年由同一工作组的Bergner等完成了量表的修改和定稿，并形成目前使用的版本。该表共包括12个方面、136个条目，涉及步行、活动、自身照顾、社会交往、情绪行为、交流、行为动作的灵敏度、睡眠与休息、饮食、家居料理、娱乐与休闲和工作等内容。其中交流、行为动作的灵敏度、情绪行为和社会交往比较适合神经疾病患者的后期测量，其余各项更常表现在日常生活活动方面。完成全问卷需耗时20～30分钟。

5. EuroQOL调查表 由纽约大学的EuroQOL研发组于1990年制订的一种普适性生活质量测量量表。内容包括移动能力、自理能力、日常生活活动能力、疼痛/不适、焦虑/抑郁等5个部分。量表效度、收敛效度和重测信度好。该表的评测简单、直观，数据来源于类似温度计的目测表，刻度为0～100，表示被检者当天的健康状态。完成量表需耗时2～3分钟。EuroQOL 调查表更适用于轻、中度症状的各类疾病患者的自评和问卷式调查。

6.生活质量指数量表　由Spitzer等于1981年为癌症及其他慢性病患者设计的生活质量量表。内容包括活动能力、日常生活、健康的感觉、家庭及朋友的支持及对整个生活的认识等5个部分，同时还包括一个0～100的目测分级量表。

（三）疾病专用量表

1.脑卒中专用生活质量量表（stroke specific quality of life scale，SS-QOL）　由美国印第安纳大学医学院的Williams等研制，它是第一个以患者为中心建立起来的脑卒中专用生活质量量表，并已在美国进行了信度、效度和敏感度的测试，结果令人满意。SS-QOL不仅包括了躯体功能、社会参与、心理及主观感受等方面的健康概念，适应新的医学模式，还涵盖了对脑卒中人群有特异性影响的方面（如语言、认知、上肢功能、视力等）。该量表包括49个项目，共分为12个领域，即精力、家庭角色、语言、活动、情绪、个性、自理能力、社会角色、思维、上肢功能、视力、工作/劳力。SS -QOL采用等距等级条目形式，为自评表。由脑卒中患者在等距离的程度语词间选择，采用5级评分制（1～5分，得分越高说明健康状况越好）。

2.脑卒中影响量表（stroke impact scale，SIS）　由美国堪萨斯大学的Duncan等研制，与SS-QOL相同，同样是一个以患者为中心建立起来的专用生活质量量表。SIS包括自评表和照顾者代评表两个版本。

（1）自评版本。用来评估脑卒中对患者健康和生活的影响。由评估者向患者询问有关患者因脑卒中导致的功能障碍和能力丧失的问题，以及脑卒中是如何影响患者生活质量的。评估者要求患者自我评估脑卒中后的恢复情况。

（2）照顾者版本。该量表由评估者向患者的照顾者了解脑卒中对患者健康和生活的影响。由评估者向照顾者询问有关患者因脑卒中导致的功能障碍和能力丧失的问题，以及脑卒中是如何影响患者生活质量的，最后要求照顾者评估患者脑卒中后恢复的程度。

二、社会功能评定

社会功能通常是指个人能否在社会上发挥一个公民应有的功能及其在社会上发挥作用的大小。具体内容一般包括以下几个方面：社会生活能力（包括家庭关系、社会支持、社会角色和与他人交往等）、就业情况、社会整合功能等。

（一）社会生活能力评定

功能活动问卷（FAQ）是评定患者独立能力的量表，其信度、效度已经过验证，近年来广泛用于脑卒中患者的随访研究。

（二）社会支持评定

在心理学中，所谓的社会支持指的是一个人从自己的社会关系（家人、朋友、同事等）中获得的客观支持及个人对这种支持的主观感受。评估老年人社会支持可采用肖水源设计的社会支持评定量表（social support rate scale，SSRS）。

该量表包括3个维度，共10个条目：客观支持（患者所接受到的实际支持）、主观支持（患者所能体验到的或情感上的支持）和对支持的利用度（反映个体对各种社会的主动利用，包括倾诉方式、求助方式和参加活动的情况）。3个分量表的总得分和各分量表得分越高，说明社会支持程度越好。该量表具有较好的信度和效度，适合我国人群使用。评定表格及评分标准详见附录Ⅲ。

（刘自双　代　敏）

第七节　老年康复护理评估

康复护理评估是对患者功能状况和潜在能力的判断。收集康复护理对象的功能状态、能力和社会环境等资料，并与正常标准进行比较和分析，确定康复护理问题，为制订康复护理措施提供参考依据。

老年康复护理评估是针对老年人进行的康复护理评估。

世界卫生组织对老年人年龄划分有两个标准：发达国家将65岁以上的人群定义为老年人，而在发展中国家则将60岁以上的人群定义为老年人。随着我国人口老龄化进程的加剧，老年住院患者数量逐年增加，在老年患者住院期间给予及时、全面的康复护理综合评估有以下优点：在评估初期有利于尽早发现潜在危险因素，为康复护理措施的制订提供客观依据，有效降低护理风险及不良事件的发生；在评估中期为改善和重新制订护理计划提供依据；在评估后期为患者以后的社会生活提出康复护理的建议和方案。

一、老年躯体功能评估

（一）日常生活活动能力评估

老年人的日常生活活动能力受年龄、视力、运动功能、疾病因素、情绪因素等的影响，所以对老年人日常生活活动能力的评估应结合生理、心理和社会健康等全面进行。日常生活活动能力的评估内容包括基础性日常生活活动能力、工具性日常生活活动能力和高级日常生活活动能力，在本节主要介绍医疗机构中护理常用的基础性日常生活活动能力评估。基础性日常生活活动能力评估可使用Barthel指数评定量表（表2-7-1）。

表 2-7-1　Barthel 指数评定量表

序号	项目	完全独立	需部分帮助	需极大帮助	完全依赖
1	进食	10	5	0	-
2	洗澡	5	0	-	-
3	修饰	5	0	-	-
4	穿衣	10	5	0	-
5	控制大便	10	5	0	-
6	控制小便	10	5	0	-
7	如厕	10	5	0	-
8	床椅转移	15	10	5	0
9	平地行走	15	10	5	0
10	上下楼梯	10	5	0	-

Barthel 指数总分：_____分

注：根据患者的实际情况，在每个项目对应的得分上划"√"；"-"表示不存在该选项。

Barthel指数评定量表总分为100分，得分越高，独立性越好，依赖性越小。Barthel指数评分结果：最高分是100分，60分以上者为良，生活基本自理；40～60分者为中等依赖，有功能障碍，生活需要帮助；20～40分者为重度依赖，生活依赖明显；20分以下者为完全残疾，生活完全依赖。Barthel指数40分以上者康复治疗获益最大。

Barthel指数评定细则如下。

1.进食：用合适的餐具将食物由容器送到口中，包括用筷子（勺子或叉子）取食物、对碗（碟）的把持、咀嚼、吞咽等过程。

10分：可独立进食。

5分：需部分帮助。

0分：需极大帮助或完全依赖他人，或留置胃管。

2.洗澡

5分：准备好洗澡水后，可自己独立完成洗澡过程。

0分：在洗澡过程中需他人帮助。

3.修饰：包括洗脸、刷牙、梳头、刮脸等。

5分：可自己独立完成。

0分：需他人帮助。

4.穿衣：包括穿（脱）衣服、系扣子、拉拉链、穿（脱）鞋袜、系鞋带等。

10分：可独立完成。

5分：需部分帮助。

0分：需极大帮助或完全依赖他人。

5.控制大便。

10分：可控制大便。

5分：偶尔失控，或需他人提示。

0分：完全失控。

6.控制小便

10分：可控制小便。

5分：偶尔失控，或需要他人提示。

0分：完全失控，或留置导尿管。

7.如厕：包括去厕所、解开衣裤、擦净、整理衣裤、冲水等过程。

10分：可独立完成。

5分：需部分帮助。

0分：需极大帮助或完全依赖他人。

8.床椅转移

15分：可独立完成。

10分：需部分帮助。

5分：需极大帮助。

0分：完全依赖他人。

9.平地行走

15分：可独立在平地上行走45m。

10分：需部分帮助。

5分：需极大帮助。

0分：完全依赖他人。

10.上下楼梯

10分：可独立上下楼梯。

5分：需部分帮助。

0分：需极大帮助或完全依赖他人。

（二）吞咽功能评估

吞咽是指人体从外界经口摄入食物并经食管传输到达胃的过程。根据食物通过的部位一般可分为口腔期、咽期、食管期。也有学者在口腔期前加入先行期和口腔准备期而将吞咽分为5期。

吞咽障碍是指由于下颌、双唇、舌、软腭、咽喉、食管等器官结构和（或）功能受损，不能安全有效地把食物输送到胃内的过程。吞咽障碍是临床上多学科常见的症状，世界卫生组织已将其列入国际疾病分类第10版（international classification of diseases 10，ICD-10）及国际功能、残疾和健康分类（international classification of functioning，disability and health，ICF）。

主要应用评估量表对患者的吞咽困难程度进行定性分析，常用评估量表包括洼田饮水试验、EAT-10：吞咽筛查量表、Gugging吞咽功能评估表，详见表2-7-2～2-7-4。

表 2-7-2 洼田饮水试验

级别	评定标准
Ⅰ级	坐位，5 秒之内能不呛地一次饮下 30ml 温水
Ⅱ级	分 2 次饮下，无呛咳
Ⅲ级	能一次饮下，但有呛咳
Ⅳ级	分 2 次以上饮下，有呛咳
Ⅴ级	屡屡呛咳，难以全部咽下

注：Ⅰ级，正常；Ⅰ级 5 秒以上或Ⅱ级，可疑吞咽功能异常；Ⅲ、Ⅳ、Ⅴ级，吞咽功能异常。

表 2-7-3 EAT-10：吞咽筛查量表

姓名	年龄	性别	记录日期	科室	病床	住院号

A. 说明：将每一题的数字选项写在后面的方框，回答您所经历的下列问题处于什么程度？

0 没有，1 轻度，2 中度，3 重度，4 严重

1. 我的吞咽问题已经使我体重减轻	0	1	2	3	4 ☐
2. 我的吞咽问题影响到我在外就餐	0	1	2	3	4 ☐
3. 吞咽液体费力	0	1	2	3	4 ☐
4. 吞咽固体食物费力	0	1	2	3	4 ☐
5. 吞咽药片（丸）费力	0	1	2	3	4 ☐
6. 吞咽时有疼痛	0	1	2	3	4 ☐
7. 我的吞咽问题影响到我享用食物时的快感	0	1	2	3	4 ☐
8. 我吞咽时有食物卡在喉咙里的感觉	0	1	2	3	4 ☐
9. 我吃东西时会咳嗽	0	1	2	3	4 ☐
10. 我吞咽时感到紧张	0	1	2	3	4 ☐

B. 得分：将各题的分数相加，将结果写在下面的空横线上。

总分（最高 40 分）＿＿＿＿

C. 结果与建议：如果 EAT-10 的每项评分超过 3 分，您可能在吞咽的效率和安全方面存在问题。建议您带着 EAT-10 的评分结果就诊，做进一步的吞咽检查和（或）治疗。

表 2-7-4　Gugging 吞咽功能评估表

1. 初步检查 / 间接吞咽测试（患者取坐位，至少 60°）

项目		是	否
警惕（患者是否有能力保持 15 分钟注意力）		1	0
主动咳嗽或清嗓（患者应该咳嗽或清嗓 2 次）		1	0
吞咽口水	成功吞咽	1	0
	流口水	0	1
	声音改变（嘶哑，过水声，含糊，微弱）	0	1

总分：

评价：1～4 分，行进一步检查，如内镜检查等；5 分，进行第二步

2. 直接吞咽测试（材料：水、茶匙、食品添加剂、干面包）

项目		按下面的顺序		
		1. 糊状物	2. 液体食物	3. 固体食物
吞咽	不能	0	0	0
	延迟（糊状物或液体食物吞咽时间＞2 秒，固体食物吞咽时间＞10 秒）	1	1	1
	成功吞咽	2	2	2
咳嗽（不由自主），在吞咽前、吞咽时、吞咽后、3 分钟后	是	0	0	0
	否	1	1	1
流口水	是	0	0	0
	否	1	1	1
声音改变（听患者吞咽之前和吞咽之后的声音，他应该说"O"）	是	0	0	0
	否	1	1	1

总分：

评价	1～4 分，行进一步检查；5 分，继续用液体	1～4 分，行进一步检查；5 分，继续用固体	1～4 分，行进一步检查；5 分，正常

总合计得分（直接吞咽测试和间接吞咽测试）：　　　　分（20 分）

备注：

1. 糊状物：先给予患者 1/3～1/2 勺半固体（类似布丁的食物），如果给予 3～5 勺没有任何症状，则进行下面的评估。

2. 液体食物：先给予 3ml、5ml、10ml、20ml 水，如果没有症状继续给予 50ml 水；50ml 水应以最快速度喝完。

3. 固体食物：临床使用一小片干面包，重复 5 次，10 秒钟时间限制（包括口腔准备期）。

4. 进一步检查：透视下或内镜下做吞咽检查。

评价		
得分	严重危害	建议
20分 成功吞咽糊状、液体和固体食物	轻微的或没有吞咽困难，吸入性肺炎的可能小	正常饮食 定时给予液体食物（第一次应在言语治疗师或有经验的神经科护士的监督下进食）
15～19分 成功吞咽糊状和液体食物，但不能成功吞咽固体食物	轻微吞咽困难，有很小的吸入性肺炎风险	给予浓而软的食物 比较慢地摄入液体食物，一次一口 透视下或内镜下做吞咽检查 听从言语治疗师的指导
10～14分 吞咽糊状食物成功，但不能成功吞咽液体和固体食物	吞咽困难明显，有吸入性肺炎的可能	给予静脉营养 给予浓稠的液体食物 药丸必须研碎混入浆液 禁用液体药物 进一步评估吞咽功能（透视下、内镜下） 听从言语治疗师的指导 经鼻胃管或静脉补充营养
0～9分 初步调查不成功或不能吞咽糊状食物	严重吞咽困难，有较高的吸入性肺炎风险	禁止经口进食 进一步评估吞咽功能（透视下、内镜下） 听从言语治疗师的指导 经鼻胃管或静脉补充营养

（三）平衡与步态评估

平衡功能受损和步态稳定性下降是引发老年人跌倒的主要原因，对老年人进行平衡和步态的测评可以有效预防老年人跌倒，防患于未然，提高老年人生活质量。Tinetti平衡与步态量表是常用于平衡和步态的测评量表之一，详见表2-7-5。

表 2-7-5 Tinetti 平衡与步态量表

开始状态：被检者坐在一把硬的没有扶手的椅子上，进行下面的测试

需完成的任务	评分项目	分数
1. 坐位平衡	0分，斜靠或从椅子上滑下	
	1分，稳定	
2. 起身	0分，没有帮助就无法完成	
	1分，用胳膊帮助才能完成	
	2分，不用胳膊就能完成	
3. 试图起身	0分，没有帮助就无法完成	
	1分，需要尝试1次以上才能完成	
	2分，1次尝试就能完成	

需完成的任务	评分项目	分数
4.立即站起来时平衡功能（站起的头5秒）	0分，不稳（摇晃，移动脚步，明显躯干摆动）	
	1分，稳定，但是需要助行器或手杖，或抓住其他物体支撑	
	2分，稳定，不需要助行器或手杖，也不需要抓住其他物体支撑	
5.坐下时平衡	0分，不稳	
	1分，稳定，但是双脚距离较宽（足跟中点间距离大于10cm），或需要使用手杖、助行器或其他支撑	
	2分，稳定，双脚距离较窄，且不需要支撑	
6.轻推（患者双脚尽可能靠拢站立，用手轻推3次）	0分，开始就会摔倒	
	1分，摇晃并要抓东西，但是只抓自己	
	2分，稳定	
7.闭眼（同第6姿势）	0分，不稳	
	1分，稳定	
8.转身360°	0分，不连续的步骤	
	1分，不稳定（手臂及身体摇晃）	
	2分，稳定	
9.坐下	0分，不安全	
	1分，用胳膊或动作不连贯	
	2分，安全且动作连贯	

开始状态：被检者和检查者站在一起，在大厅行走和穿过房间

需完成的任务	评分项目	分数
1.起步	0分，没有迟疑，或需要尝试多次才能启动	
	1分，正常启动	
2.抬脚高度	a.左脚跨步	
	0分，脚拖地或太高（超过2.5cm）	
	1分，脚完全离地，但不超过2.5cm	
	b.右脚跨步	
	0分，脚拖地或太高（超过2.5cm）	
	1分，脚完全离地，但不超过2.5cm	

需完成的任务	评分项目	分数
3. 步长	a. 左脚跨步	
	0分，跨步脚未超过站立的对侧脚	
	1分，有超过站立的对侧脚	
	b. 右脚跨步	
	0分，跨步脚未超过站立的对侧脚	
	1分，有超过站立的对侧脚	
4. 步态对称性	0分，两脚步长不等	
	1分，两脚步长相等	
5. 步伐的连续性	0分，步伐之间不连续或中断	
	1分，步伐连续	
6. 走路路径	0分，明显偏移到某一方	
	1分，轻度/中度偏移或使用步行辅具	
	2分，走直线，且不需要步行辅具	
7. 躯干稳定性	0分，身体明显摇晃或需要使用步行辅具	
	1分，身体不摇晃，但需要屈膝或有背痛地张开双臂以维持平衡	
	2分，身体不摇晃，无须屈膝、张开双臂以维持平衡或使用步行辅具	
8. 步宽（脚跟距离）	0分，脚跟分开	
	1分，走路时两脚几乎靠在一起	

注：Tinetti量表包括平衡和步态测试两部分，满分28分。其中平衡测试有9个项目，满分16分；步态测试共有8个项目，满分12分。Tinetti量表测试一般需要15分钟，如果得分少于24分，表示有平衡功能障碍；如果少于15分，表示有跌倒的危险性。

二、老年精神心理评估

（一）认知功能评估

老年人的认知功能很大程度上受年龄的影响，自然衰老的过程伴随着认知功能的下降。老年人认知功能下降的过程有很大的变异性，与年龄相关的认知下降往往进展很慢，不影响老年人的日常生活活动能力。但对于痴呆老人，这些功能的下降足以影响其正常的日常生活。认知功能评估是早期发现与诊断痴呆的重要手段之一，除了早期发现痴呆，正规全面的认知评估还有助于痴呆的鉴别。常用的筛查工具是简明精神状态检查量表（mini-mental state examination，MMSE），详见表2-7-6。

表 2-7-6　简明精神状态检查量表（MMSE）

检查功能项目	评估项目		评分	得分
定向力 （10分）	1. 现在是（5分）	星期几？	1分	
		几号？	1分	
		几月？	1分	
		什么季节？	1分	
		哪一年？	1分	
	2. 我们现在在哪里（5分）	省市？	1分	
		区或县？	1分	
		街道或乡？	1分	
		什么地方？	1分	
		第几层楼？	1分	
即刻记忆力 （3分）	3. 现在我要说3种东西，在我说完后，请你重复说一遍，请你记住这3种东西，因为几分钟后要再问你（3分）	皮球	1分	
		国旗	1分	
		树木	1分	
注意力和计算力 （5分）	4. 请您算一算 100-7=？连续减5次（若错了，但下一个答案正确，只记一次错误）（5分）	93	1分	
		86	1分	
		79	1分	
		72	1分	
		65	1分	
回忆能力 （3分）	5. 请你说出我刚才让你记住的那些东西？（3分）	皮球	1分	
		国旗	1分	
		树木	1分	
语言能力 （9分）	6. 命名能力（2分）	出示手表，问这个是什么东西？	1分	
		出示钢笔，问这个是什么东西	1分	
	7. 复述能力（1分）	我现在说一句话，请跟我清楚地重复一遍（四十四只石狮子）	1分	
	8. 阅读能力（1分）	（闭上你的眼睛）请你念念这句话，并按上面意思去做！	1分	
	9. 三步命令（3分） 我给你一张纸请你按我说的去做，现在开始	用右手拿着这张纸	1分	
		用两只手将它对折起来	1分	
		放在你的左腿上	1分	
	10. 书写能力（1分）	要求被检者写一句完整的句子（句子必须有主语，动词必须有意义）	1分	
	11. 结构能力（1分）	（出示图案）请你照上面图案画下来！	1分	

评估总分

注：总分30分，根据患者的文化程度划分认知障碍标准，文盲≤17分，小学文化程度≤20分，中学或以上文化程度≤24分，被认为有认知障碍。

（二）抑郁的评估

抑郁是个体失去某种自己重视或追求的东西时产生的情绪状态，其特征是情绪低落，甚至出现失眠、悲哀、自责等表现。老年人中抑郁症状常见，经常伴有身体疾病，与年轻人相比，老年人较少以抑郁作为主诉，患者可能不承认有悲伤、情绪低落或抑郁。常用的评估量表包括老年抑郁量表（geriatric depression scale，GDS-15）、汉密尔顿抑郁量表（Hamilton depression scale，HAMD），详见表2-7-7、2-7-8。

表 2-7-7　老年抑郁量表（GDS-15）

项目	是（1分）	否（0分）
1. 您对生活基本上满意吗？		
2. 您是否已放弃了许多活动与兴趣？		
3. 您是否觉得生活空虚？		
4. 您是否常感到厌烦？		
5. 您是否大部分时间精力充沛？		
6. 您是否害怕会有不幸的事落到您头上？		
7. 您是否大部分时间感到幸福？		
8. 您是否常感到孤立无援？		
9. 您是否希望待在家里而不愿去做些新鲜事？		
10. 您是否觉得记忆力比以前差？		
11. 您是否觉得像现在这样活着毫无意义？		
12. 您觉得生活充满活力吗？		
13. 您是否觉得您的处境已毫无希望？		
14. 您是否觉得大多数人比您强得多？		
15. 您是否感到自己没什么价值？		

评分标准：小于 5 分为正常，5 ~ 9 分为有抑郁倾向，大于 10 分为抑郁

表 2-7-8　汉密尔顿抑郁量表（HAMD）

项目	评分标准
1. 抑郁情绪	0分，未出现 1分，只在问到时才诉说 2分，在访谈中自发地描述 3分，不用言语也可以从表情、姿势、声音中流露出这种情绪 4分，患者的自发语言和非语言表达（表情、动作）几乎完全表现为这种情绪
2. 有罪感	0分，未出现 1分，责备自己，感到自己已连累他人 2分，认为自己犯了罪，或反复思考以往的过失和错误 3分，认为疾病是对自己错误的惩罚，或有罪恶妄想 4分，罪恶妄想伴有指责或威胁性幻想

续表

项目	评分标准
3. 自杀	0分，未出现 1分，觉得活着没有意义 2分，希望自己已经死去，或常想与死亡有关的事 3分，消极观念（自杀念头） 4分，有严重自杀行为
4. 入睡困难（初段失眠）	0分，入睡无困难 1分，主诉入睡困难，上床半小时后仍不能入睡（要注意平时患者入睡的时间） 2分，主诉每晚均有入睡困难
5. 睡眠不深（中段失眠）	0分，未出现 1分，睡眠浅多噩梦 2分，半夜（晚上12点钟以前）曾醒来（不包括上厕所）
6. 早醒（末段失眠）	0分，未出现 1分，有早醒，比平时早醒1小时，但能重新入睡 2分，早醒后无法重新入睡
7. 工作和兴趣	0分，未出现 1分，提问时才诉说 2分，自发地直接或间接表达对活动、工作或学习失去兴趣，如感到无精打采、犹豫不决，不能坚持或需要强迫自己去工作或劳动 3分，病室劳动或娱乐不满3小时 4分，因疾病而停止工作，住院患者不参加任何活动或者没有他人帮助便不能完成病室日常事务
8. 迟缓	指思维和言语缓慢，注意力难以集中，主动性减退 0分，思维和语言正常 1分，精神检查中发现轻度迟缓 2分，精神检查中发现明显迟缓 3分，精神检查进行困难 4分，完全不能回答问题（木僵）
9. 激越	0分，未出现异常 1分，检查时有些心神不定 2分，明显心神不定或小动作多 3分，不能静坐，检查中曾起立 4分，搓手、咬手指、扯头发、咬嘴唇
10. 精神焦虑	0分，无异常 1分，问及时诉说 2分，自发地表达 3分，表情和言谈流露出明显忧虑 4分，明显惊恐

项目	评分标准
11. 躯体性焦虑	指焦虑的生理症状，包括口干、腹胀、腹泻、腹绞痛、心悸、头痛、过度换气和叹息，以及尿频和出汗等 0分，未出现 1分，轻度 2分，中度，有肯定的上述症状 3分，重度，上述症状严重，影响生活或需要处理 4分，严重影响生活和活动
12. 胃肠道症状	0分，未出现 1分，食欲减退，但不需要他人鼓励便自行进食 2分，进食需要他人催促或请求，需要应用泻药或助消化药
13. 全身症状	0分，未出现 1分，四肢、背部或颈部沉重感，背痛、头痛、肌肉疼痛、全身乏力或疲倦 2分，症状明显
14. 性症状	指性欲减退、月经紊乱等 0分，无异常 1分，轻度 2分，重度 不能肯定，或该项对被评者不适合（不计入总分）
15. 疑病	0分，未出现 1分，对身体过分关注 2分，反复考虑健康问题 3分，有疑病妄想，并常因疑病而去就诊 4分，伴幻觉的疑病妄想
16. 体重减轻	按 A 或 B 评定 　A. 按病史评定 　　0分，不减轻 　　1分，患者主述可能有体重减轻 　　2分，肯定体重减轻 　B. 按体重记录评定 　　0分，一周内体重减轻 0.5kg 以内 　　1分，一周内体重减轻超过 0.5kg 　　2分，一周内体重减轻超过 1kg
17. 自知力	0分，知道自己有病，表现为忧郁 1分，知道自己有病，但归咎伙食太差、环境问题、工作过忙、病毒感染或需要休息 2分，完全否认有病
18. 日夜变化	如果症状在早晨或傍晚加重，先指出哪一种，然后按其变化程度评分 0分，早晚情绪无区别 1分，早晨或傍晚轻度加重 2分，早晨或傍晚严重

续表

项目	评分标准
19. 人格解体或现实解体	指非真实感或虚无妄想 0分，没有 1分，问及时才诉说 2分，自然诉说 3分，有虚无妄想 4分，伴幻觉的虚无妄想
20. 偏执症状	0分，没有 1分，有猜疑 2分，有牵连观念 3分，有关系妄想或被害妄想 4分，伴有幻觉的关系妄想或被害妄想
21. 强迫症状	指强迫思维和强迫行为 0分，没有 1分，问及时才诉说 2分，自发诉说
22. 能力减退感	0分，没有 1分，仅于提问时方引出主观体验 2分，患者主动表示能力减退感 3分，需要鼓励、指导和安慰才能完成病室日常事务或个人卫生 4分，穿衣、梳洗、进食、铺床或个人卫生均需要他人协助
23. 绝望感	0分，没有 1分，有时怀疑"情况是否会好转"，但解释后能接受 2分，持续感到"没有希望"，但解释后能接受 3分，对未来感到灰心、悲观和绝望，解释后不能排除 4分，自动反复诉说"我的病不会好了"或诸如此类的情况
24. 自卑感	0分，没有 1分，仅在询问时诉说有自卑感不如他人 2分，自动诉说有自卑感 3分，患者主动诉说自己一无是处或低人一等 4分，自卑感达到妄想的程度，如"我是废物"
总分	

注：＜8分，正常；8～20分，轻度抑郁；21～35分，中度至重度抑郁；＞35分，严重抑郁。

（三）焦虑的评估

焦虑是个体感受到威胁时一种紧张的、不愉快的情绪状态，表现为紧张、不安、烦躁、失眠等，但无法明确地说出焦虑对象。虽然焦虑是老年人最常见的情感障碍，患病率甚至超过抑郁，但相比痴呆和抑郁，关于老年人焦虑的研究较少。常用的比较经典的评定量表是汉密尔顿焦虑量表（Hamilton anxiety scale，HAMA），详见表2-7-9。

表 2-7-9 汉密尔顿焦虑量表（HAMA）

请圈出符合您近 1 周来身心症状的分数：0 分，无症状；1 分，轻微；2 分，中等；3 分，较重；4 分，严重

项目	内容	圈出最适合的分数				
（1）焦虑心境	担心、担忧，感到有最坏的事情将要发生，容易激惹	0	1	2	3	4
（2）紧张	紧张感、易疲劳、不能放松、情绪反应、易哭、颤抖、感到不安	0	1	2	3	4
（3）害怕	害怕黑暗、害怕陌生人、害怕独处、害怕动物、害怕乘车、害怕旅行或害怕人多的场合	0	1	2	3	4
（4）失眠	难以入睡、易醒、睡得不深、多梦、梦魇、夜惊、醒后感到疲倦	0	1	2	3	4
（5）认知功能	注意力不能集中，记忆力差	0	1	2	3	4
（6）抑郁心境	丧失兴趣、对以往爱好的事务缺乏快感、抑郁、早醒、昼重夜轻	0	1	2	3	4
（7）躯体性焦虑：肌肉系统症状	肌肉酸痛、活动不灵活、肌肉抽动、肢体抽动、牙齿打战、声音发抖	0	1	2	3	4
（8）躯体性焦虑：感觉系统症状	视物模糊、发冷发热、软弱无力感、浑身刺痛	0	1	2	3	4
（9）心血管系统症状	心动过速、心悸、胸痛、血管跳动感、昏倒感、心搏脱漏	0	1	2	3	4
（10）呼吸系统症状	胸闷、窒息感、叹息、呼吸困难	0	1	2	3	4
（11）胃肠道症状	吞咽困难、嗳气、消化不良（进食后腹痛、胃部烧灼痛、腹胀、恶心、胃部饱胀感）、肠动感、肠鸣、腹泻、体重减轻、便秘	0	1	2	3	4
（12）生殖泌尿系统症状	尿频、尿急、停经、性冷淡、过早射精、阳痿	0	1	2	3	4
（13）自主神经系统症状	口干、潮红、苍白、易出汗、易起"鸡皮疙瘩"、紧张性头痛、毛发竖起	0	1	2	3	4
（14）会谈时行为表现	①一般表现：紧张、不能松弛、忐忑不安、咬手指、紧握拳、摸弄手帕、面肌抽动、不停顿足、手发抖、皱眉、表情僵硬、肌张力高、叹息样呼吸、面色苍白 ②生理表现：吞咽、打嗝、安静时心率快、呼吸快（20 次 / 分以上）、腱反射亢进、震颤、瞳孔扩大、眼睑跳动、易出汗、眼球突出	0	1	2	3	4
总分						

注：< 7 分为没有焦虑症状；7 ~ 14 分为可能有焦虑；15 ~ 21 分为肯定有焦虑；22 ~ 30 分为肯定有明显焦虑；> 30 分为可能为严重焦虑。

（四）谵妄的评估

谵妄是一种常见的老年综合征，是急性发作的精神和认知功能紊乱，也是住院老年患者常见的潜在致残或死亡的根源。具有认知功能障碍的患者（如痴呆）伴疾病或发生意外时容易引起谵妄，尤其对急性意识混乱、意识模糊或间断意识障碍的高龄患者需要高度警惕。对可疑谵妄的老年患者，可采用评估量表或问卷进行评估。常用的评估量表包括意识模糊评估法（confusion assessment method，CAM）、谵妄评定方法中文修订版（CAM Chinese reversion，CAM-CR），详见表2-7-10、2-7-11。

表 2-7-10　意识模糊评估法

特征	表现
1. 急性发病和病情波动性变化	与患者基础水平相比，是否有证据表明存在精神状态的急性变化
	在 1 天中，患者的（异常）行为是否存在波动性（症状时有时无或时轻时重）
2. 注意力不集中	患者注意力是否难以集中，如注意力容易被分散或不能跟上正在谈论的话题
3. 思维混乱	患者的思维是否混乱或者不连贯，如谈话主题分散或与谈话内容无关，思维不清晰或不合逻辑，或毫无征兆地从一个话题突然转到另一个话题
4. 意识水平的改变	患者当前的意识水平是否存在异常，如过度警觉（对环境刺激过度敏感、易惊吓）、嗜睡（瞌睡，但易叫醒）或昏迷（不易叫醒）

谵妄诊断标准：特征 1+ 特征 2+ 特征 3（或特征 4）阳性 =CAM 阳性

表 2-7-11　谵妄评定方法中文修订版

项目	评估内容	选项	得分
1. 急性起病	（判断从前驱期到疾病发展期的时间）患者的精神状况有急性变化的证据吗？	1 分，不存在；2 分，轻度：4 ～ 7 天；3 分，中度：1 ～ 3 天；4 分，严重：一天之内	
2. 注意障碍	（请患者按顺序说出 21 到 1 之间的所有单数）患者的注意力难以集中吗？例如，容易注意涣散或难以交流吗？	1 分，不存在；2 分，轻度：1 ～ 2 个错误；3 分，中度：3 ～ 4 个错误；4 分，严重：5 个或 5 个以上的错误	
3. 思维混乱	患者的思维是凌乱或不连贯的吗？例如，谈话主题散漫或不中肯，思维不清晰或不合逻辑，或从一个话题突然转到另一话题？	1 分，不存在；2 分，轻度：偶尔出现短暂的言语模糊或不可理解，但尚能顺利交谈；3 分，中度：经常出现短暂的言语不可理解，对交谈有明显的影响；4 分，严重：大多数时间会出现言语不可理解，难以进行有效的交谈	
4. 意识水平的改变	总体上看，您是如何评估该患者的意识水平？	1 分，不存在：机敏（正常）；2 分，轻度：警觉（对环境刺激高度警惕、过度敏感）；3 分，中度：嗜睡（瞌睡，但易于唤醒）或昏睡（难以唤醒）；4 分，严重：昏迷（不能唤醒）	
5. 定向障碍	在面谈时患者有定向障碍吗？例如，他认为自己是在其他地方而不是在医院，使用错的床位，错误地判断一天的时间或错误地判断以 MMSE 为基础的空间定向？	1 分，不存在；2 分，轻度：偶尔短暂地出现时间或地点的定向错误（接近正确），但可自行纠正；3 分，中度：经常出现时间或地点的定向错误，但自我定向好；4 分，严重：时间、地点及自我定向均差	
6. 记忆力减退	在面谈时患者表现出记忆方面的问题了吗？例如，不能回忆医院里发生的事情，或难以回忆指令（包括回忆 MMSE 中的 3 个词）？	1 分，不存在；2 分，轻度：有 1 个词不能回忆或回忆错误；3 分，中度：有 2 个词不能回忆或回忆错误；4 分，严重：有 3 个词不能回忆或回忆错误	
7. 知觉障碍	患者有知觉障碍的证据吗？例如，幻觉、错觉或对事物的曲解（例如，当某一东西未移动，而患者认为它在移动）？	1 分，不存在；2 分，轻度：只存在幻听；3 分，中度：存在幻视，有或没有幻听；4 分，严重：存在幻触、幻嗅或幻味，有或没有幻听	

续表

项目	评估内容	选项	得分
8. 精神运动性兴奋	面谈时，患者有行为活动不正常的增加吗？例如坐立不安、轻敲手指或突然变换位置？	1分，不存在；2分，轻度：偶有坐立不安、焦虑、轻敲手指及抖动；3分，中度：反复无目的地走动，激越明显；4分，严重：行为杂乱无章，需要约束	
9. 精神运动性迟缓	面谈时，患者有运动行为水平的异常减少吗？例如，常懒散、缓慢地进入某一空间，停留某一位置时间过长或移动很慢？	1分，不存在；2分，轻度：偶尔比先前的活动、行为及动作缓慢；3分，中度：经常保持一种姿势；4分，严重：木僵状态	
10. 波动性	患者的精神状况（注意力、思维、定向、记忆力）在面谈前或面谈中有波动吗？	1分，不存在；2分，轻度：一天之中偶尔波动；3分，中度：症状在夜间加重；4分，严重：症状在一天中剧烈波动	
11. 睡眠—觉醒周期的改变	患者有睡眠—觉醒周期紊乱的证据吗？例如日间过度睡眠而夜间失眠？	1分，不存在；2分，轻度：日间偶有瞌睡，且夜间时睡时醒；3分，中度：日间经常瞌睡，且夜间时睡时醒或不能入睡；4分，严重：日间经常昏睡而影响交谈，且夜间不能入睡	
总分			

注：19分及以下提示该患者没有谵妄；20～22分提示该患者可能有谵妄；22分以上提示该患者有谵妄。

三、常见老年综合征或问题的评估

（一）跌倒的评估

跌倒是指患者突发的、不自主的、非故意的体位改变，倒在地上或者更低的平面上。老年人跌倒不仅是一种突发事件，而且是一种健康问题的并发症或疾病，被认为是最常见的意外事故，

与跌倒有关的死亡率随年龄增长而增加。

跌倒风险评估工具可用于评定老年人有无跌倒风险，须由专业人员完成，既可用于社区老年人的跌倒筛查，也可用于医疗机构中老年患者跌倒风险的评估。常用的跌倒风险评估工具包括老年人跌倒风险评估表、Morse跌倒风险评估量表，详见表2-7-12、2-7-13。

表 2-7-12 老年人跌倒风险评估表

项目	权重	得分	项目	权重	得分
运动			睡眠情况		
步态异常／假肢	3		多醒	1	
行走需要辅助设施	3		失眠	1	
行走需要旁人帮助	3		夜游症	1	
跌倒史			用药史		
有跌倒史	2		新药	1	
因跌倒住院	3		心血管药物	1	
精神不稳定状态			降压药	1	
谵妄	3		镇静、催眠药	1	
痴呆	3		戒断治疗	1	
兴奋／行为异常	2		糖尿病用药	1	

续表

项目	权重	得分	项目	权重	得分
意识恍惚	3		抗癫痫药	1	
自控能力			麻醉药	1	
大便 / 小便失禁	1		其他	1	
频率增加	1		**相关病史**		
保留导尿	1		精神科疾病	1	
感觉障碍			骨质疏松症	1	
视觉受损	1		骨折史	1	
听觉受损	1		低血压	1	
感觉性失语	1		药物 / 乙醇戒断	1	
其他情况	1		缺氧症	1	
			年龄 80 岁及以上	3	

评分标准：低危，1～2分；中危，3～9分；高危，≥10分

表 2-7-13　Morse 跌倒风险评估量表

项目	评价标准	分数	得分
1. 跌倒史	近 3 个月内无跌倒史	0	
	近 3 个月内有跌倒史	25	
2. 超过 1 个医学诊断	没有	0	
	有	15	
3. 行走辅助	不需要 / 完全卧床 / 有专人扶持	0	
	拐杖 / 助行器	15	
	依扶家居行走	30	
4. 静脉输液 / 置管 / 使用特殊药物	没有	0	
	有	20	
5. 步态	正常 / 卧床休息 / 轮椅代步	0	
	虚弱乏力	10	
	平衡失调 / 不平衡	20	
6. 认知状态	了解自己能力，量力而行	0	
	高估自己能力 / 忘记自己受限制 / 意识障碍 / 躁动不安 / 沟通障碍 / 睡眠障碍	15	

注：跌倒低危人群，< 25 分；跌倒中危人群，25～45 分；跌倒高危人群，> 45 分

（二）压力性损伤评估

压力性损伤是指位于骨隆突处、医疗或其他器械下的皮肤和（或）软组织的局部损伤。可表现为完整皮肤或开放性溃疡，可能会伴疼痛感。损伤是由强烈和（或）长期存在的压力或压力联合剪切力导致。软组织对压力和剪切力的耐受性可能会受到微环境、营养、灌注、并发症及软组织情况的影响。

　　压力性损伤好发于老年患者，尤其是病情危重、长期卧床、营养失调或代谢障碍、大小便失禁的老年患者，可在数小时内发生。

　　常用的压力性损伤评估量表包括Braden压疮评估量表、Waterlow 评估量表、Norton压疮评估量表，详见表2-7-14～2-7-16。

表 2-7-14　Braden 压疮评估量表

项目	评分标准			
感觉（对压力导致的不适感觉的反应能力）	完全受损（1分） 由于知觉减退或使用镇静剂而对疼痛刺激无反应；或大部分体表对疼痛的感觉能力受损	非常受损（2分） 仅对疼痛有反应，除了呻吟或烦躁外不能表达不适；或身体的1/2由于感觉障碍而限制了感觉疼痛或不适的能力	轻微受损（3分） 对言语指令有反应，但不是总能表达不适；需要翻身或1～2个肢体有感觉障碍，感觉疼痛或不适的能力受限	无受损（4分） 对言语指令反应良好，无感觉障碍，感觉或表达疼痛不适的能力不受限
湿度（皮肤潮湿的程度）	持续潮湿（1分） 皮肤持续暴露在汗液或尿液等引起的潮湿状态中；每次翻身或移动时都能发现潮湿	经常潮湿（2分） 皮肤经常但不是始终潮湿；需要定时更换床单	偶尔潮湿（3分） 皮肤偶尔潮湿，每天需要更换一次床单	很少潮湿（4分） 皮肤一般是干爽的，只需常规更换床单
活动（身体的活动程度）	卧床（1分） 限制卧床	坐位（2分） 不能行走或行走严重受限，不能负荷自身重量，必须借助椅子或轮椅	偶尔行走（3分） 白天可短距离行走，伴或不伴辅助；大部分时间需要卧床或坐轮椅活动	经常行走（4分） 每天至少可在室外行走2次，在室内2小时活动一次
移动（改变和控制体位的能力）	完全不自主（1分） 没有辅助时身体或肢体不能改变位置	非常受限（2分） 可偶尔轻微改变身体或肢体位置，但不能独立、经常或大幅度改变	轻微受限（3分） 可独立、经常或轻微改变身体或肢体位置	不受限（4分） 没有辅助，可以经常进行大幅度的身体或肢体位置改变
营养（日常进食方式）	非常缺乏（1分） 从未吃过完整的一餐；每餐很少吃完1/3的食物；每天吃两餐，且缺少蛋白质（肉或奶制品）摄入；缺少液体摄入；不能进食水或食物；禁食或进食全流质或静脉输液5天以上	可能缺乏（2分） 很少吃完一餐，通常每餐只能吃完1/2的食物；蛋白质摄入仅是每日三餐中的肉或奶制品；偶尔进食；或进食少于需要量的流食或管饲	充足（3分） 每餐能吃完大多数食物；每日吃四餐，含肉或奶制品食物；偶尔会拒吃一餐，但通常会进食；行管饲或肠外营养，能够提供大部分的营养需要	营养丰富（4分） 吃完每餐食物；从不拒吃任何一餐；通常每日吃四餐或更多次含肉或奶制品的食物；偶尔在两餐之间加餐；不需要额外补充营养
摩擦力和剪切力	有问题1分	有潜在问题2分	无明显问题3分	

注：≤9分为严重危险；10～12分为高度危险；13～14分为中度危险；15～18分为轻度危险。

表 2-7-15 Waterlow 评估量表

项目	分值	项目	分值
体形		**性别**	
正常	0	男	1
偏胖	1	女	2
肥胖	2		
消瘦	3	**饮食与食欲**	
		正常	0
控便能力		差	1
正常 / 留置尿管	0	鼻饲	2
偶失禁	1	流质	3
小便 / 大便失禁	2	禁食	3
大小便失禁	3	厌食	3
危险部位皮肤类型		**其他危险因素**	
正常	0	组织营养不良	
菲薄	1	恶病质	8
干燥	1	心力衰竭	5
水肿	1	外周血管病	5
潮湿	1	贫血	2
颜色异常	2	抽烟	1
活动情况		**神经性障碍**	
正常	0	糖尿病	4～6
躁动	1	多发性硬化	4～6
懒动	2	脑血管意外	4～6
活动受限	3		
活动迟缓 / 牵引	4	**大手术 / 创伤**	
固定体位	5	腰以下 / 脊椎	5
		手术时间＞2 小时	5
年龄（岁）			
14～49	1	**药物治疗**	
50～64	2	大剂量类固醇	4
65～74	3	细胞毒性药物	4
75～80	4		
81 以上	5		

注：＜10 分为无危险；10～14 分为轻度危险；15～19 分为高度危险；＞20 分为极高度危险。

表 2-7-16 Norton 压疮评估量表

项目	1分	2分	3分	4分
一般身体状况	病情严重	病情不稳	病情稳定，营养中等	病情稳定，营养良好
神志	完全无反应	偶尔定向障碍	运动减少，呼叫有应	定向力好
活动度	不能下床	能坐	协助行走	活动自如、无须辅助
移动度	无法移动	协助移动	稍需辅助	移动自如
失禁	二便均失禁	3～6次/天	1～2次/天	二便自控

评分标准：总分介于5～20分，总分越低，发生压疮的危险性越大

（三）疼痛评估

疼痛是一种与组织损伤或潜在的损伤相关的不愉快的主观感觉和情感体验，老年人的疼痛多表现为持续性的疼痛，发病率高于普通人。评估老年人的疼痛以患者主诉为评估的第一步，疼痛的全面评估包括对疼痛强度、频率、性质、部位和使其加重或缓解因素的详细描述。美国老年病协会倡导使用标准疼痛量表为老年患者疼痛做定量评估，研究表明，词语等级量表（verbal rating scale，VRS）和数字评定量表（numerical rating scale，NRS）对于老年人是最好的选择，详见表2-7-17、图2-7-1。而修改版面部表情疼痛量表（FPS-R）对语言和表达能力受损的患者可能特别有用，详见图2-7-2。

表 2-7-17 词语等级量表（VRS）

0	1	2	3	4	5
无痛	轻度不适	不适	比较疼痛/难受	非常疼痛	痛到极点

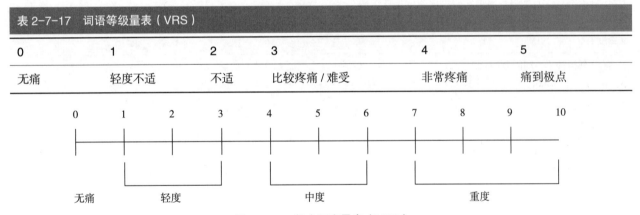

图 2-7-1 数字评定量表（NRS）

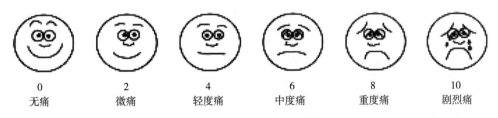

图 2-7-2 修改版面部表情疼痛量表（FPS-R）

（四）老年人营养不良风险评估

营养对维持健康有着重要作用，合理的营养有助于改善老年人的营养状况、临床情况以及功能指标，降低疾病的并发症和死亡率，合理的营

养有助于延缓老年进程、促进健康和预防慢性退行性疾病，提高生命质量。老年人营养不良发生率高，所以对老年人来说营养监测和评估是非常重要的。合理的营养支持基于对患者的营养评估，常见营养评估量表包括简易微型营养评定量表、老年人营养不良风险评估表，详见表2-7-18、2-7-19。

表 2-7-18　简易微型营养评定量表

A. 在过去的 3 个月内有没有因为食欲不振、消化问题、咀嚼问题或吞咽困难而减少食量?

0 = 食量严重减少

1 = 食量中度减少

2 = 食量没有改变

B. 近 3 个月体重下降的情况

0 = 体重下降＞ 3kg

1 = 不清楚

2 = 体重下降 1 ～ 3kg

3 = 体重没有下降

C. 活动能力

0 = 需长期卧床或坐轮椅

1 = 可以下床或离开轮椅，但不能外出

2 = 可以外出

D. 在过去的 3 个月内有没有遭受心理应激或急性疾病?

0 = 有

2 = 没有

E. 有没有精神 / 心理问题

0 = 严重痴呆或抑郁

1 = 轻度痴呆

2 = 没有精神 / 心理问题

F1. 体重指数（BMI）（kg/m²）

0 = BMI ＜ 19

1 = 19 ≤ BMI ＜ 21

2 = 21 ≤ BMI ＜ 23

3 = BMI ≥ 23

F2. 如不能取得体重指数（BMI），请以问题 F2 代替 F1。如已完成问题 F1，请不要回答问题 F2。

小腿围（CC）（cm）

0 = CC ＜ 31

3 = CC ≥ 31

筛查分数（最高 14 分）

正常营养状况（12 ～ 14 分）

有营养不良的风险（8 ～ 11 分）

营养不良（0 ～ 7 分）

表 2-7-19 老年人营养不良风险评估表

基本情况

姓名		年龄（岁）		性别	
身高（m）		体重（kg）		体重指数 （BMI, kg/m^2）	
联系电话					

初筛

		0分	1分	2分	3分
l.BMI		BMI＜19 或 BMI＞28	19≤BMI＜21 或 26＜BMI≤28	21≤BMI＜23 或 24＜BMI≤26	23≤BMI≤24
2. 近 3 个月体重变化		减少或增加＞3kg	不知道	1kg≤减少≤3kg 或 1kg≤增加≤3kg	0＜减少＜1kg 或 0＜增加＜1kg
3. 活动能力		卧床	需要依赖工具活动	独立户外活动	—
4. 牙齿状况		全口或半口缺	用义齿	正常	—
5. 神经精神疾病		严重认知障碍或抑郁	轻度认知障碍或抑郁	无认知障碍或抑郁	—
6. 近 3 个月有无饮食量 变化		严重增加或减少	增加或减少	无变化	—

总分 14 分，＜12 分提示有营养不良风险，继续以下评估；≥12 分提示无营养不良风险，无须进行以下评估

评估

	0分	0.5分	1分	2分
7. 患慢性病数＞3 种	是	—	否	—
8. 服药时间在一个月以 上的药物种类＞3 种	是	—	否	—
9. 是否独居	是	—	否	—
10. 睡眠时间	＜5 小时/天	—	＞5 小时/天	—
11. 户外独立活动时间	＜1 小时/天	—	1 小时/天	—
12. 文化程度	小学及以下	—	中学及以上	—
13. 自我感觉经济状况	差	一般	良好	—
14. 进食能力	依靠别人	—	自行进食稍有困难	自行进食
15. 一天餐次	1 次	—	2 次	3 次及以上
16. 每天摄入奶类；每天 摄入豆制品；每天摄 入鱼/肉/蛋类食品	0～1 项	2 项	3 项	—
17. 每天烹调油摄入量	＞25g	—	≤25g	—

续表

18. 是否每天吃蔬菜水果 500g 及以上		否	—	是	—
19. 小腿围		＜ 31cm	—	≥ 31cm	—
20. 腰围	男	＞ 90cm	—	≤ 90cm	—
	女	＞ 80cm	—	≤ 80cm	—

年龄超过 70 岁总分加 1 分

初筛分数（小计满分 14 分）
评估分数（小计满分 16 分）
量表总分（满分 30 分）

评分标准：

若初筛总分 ≥ 12 分提示无营养不良风险，无须进一步评估

若营养不良风险评估总分（初筛＋评估）＞ 24 分，表示营养状况良好

若营养不良风险评估总分（初筛＋评估）＜ 24 分，当 BMI ≥ 24（或男性腰围 ≥ 90cm，女性腰围 ≥ 80cm）时，提示可能是肥胖/超重型营养不良或有营养不良风险

若营养不良风险评估总分（初筛＋评估）17～24 分，表示有营养不良风险

若营养不良风险评估总分（初筛＋评估）≤ 17 分，表示有营养不良

（五）睡眠质量评估

睡眠是人类活动所必需的生理现象，睡眠障碍是一类影响入睡或保持睡眠的疾病，包括睡眠太多、睡眠相关呼吸疾病以及与睡眠相关的行为异常，睡眠障碍是老年人常见的症状之一，长期反复睡眠障碍会影响老年人原发病的治疗和康复、加重或诱发某些躯体疾病，是威胁老年人身心健康的重要因素。常用的睡眠障碍评估量表包括匹兹堡睡眠质量指数量表（Pittsburgh sleep quality index，PSQI）、睡眠卫生知识和睡眠卫生习惯量表，详见表2-7-20、2-7-21。

表 2-7-20　匹兹堡睡眠质量指数量表（PSQI）

下面一些问题是关于您最近 1 个月的睡眠情况，请选择或填写最符合您近 1 个月实际情况的答案。请回答下列问题

1. 近 1 个月，晚上上床睡觉通常在＿＿＿点钟

2. 近 1 个月，从上床到入睡通常需要＿＿＿分钟

3. 近 1 个月，通常早上＿＿＿点起床

4. 近 1 个月，每夜通常实际睡眠＿＿＿小时（不等于卧床时间）

5. 近 1 个月，因下列情况影响睡眠而烦恼（10 个条目）

A. 入睡困难（30 分钟内不能入睡）

（1）无；（2）＜ 1 次/周；（3）1～2 次/周；（4）≥ 3 次/周

B. 夜间易醒或早醒

（1）无；（2）＜ 1 次/周；（3）1～2 次/周；（4）≥ 3 次/周

C. 夜间去厕所

（1）无；（2）＜1次/周；（3）1～2次/周；（4）≥3次/周

D. 呼吸不畅

（1）无；（2）＜1次/周；（3）1～2次/周；（4）≥3次/周

E. 咳嗽或鼾声高

（1）无；（2）＜1次/周；（3）1～2次/周；（4）≥3次/周

F. 感觉冷

（1）无；（2）＜1次/周；（3）1～2次/周；（4）≥3次/周

G. 感觉热

（1）无；（2）＜1次/周；（3）1～2次/周；（4）≥3次/周

H. 做噩梦

（1）无；（2）＜1次/周；（3）1～2次/周；（4）≥3次/周

I. 疼痛不适

（1）无；（2）＜1次/周；（3）1～2次/周；（4）≥3次/周

J. 其他影响睡眠的事情

（1）无；（2）＜1次/周；（3）1～2次/周；（4）≥3次/周

如有，请说明＿＿＿＿＿＿＿＿＿＿＿＿＿＿＿＿＿＿＿＿＿

6. 近1个月，总的来说，您认为自己的睡眠质量

（1）很好；（2）较好；（3）较差；（4）很差

7. 近1个月，您用药物催眠的情况

（1）无；（2）＜1次/周；（3）1～2次/周；（4）≥3次/周

8. 近1个月，您常感到困倦吗

（1）无；（2）＜1次/周；（3）1～2次/周；（4）≥3次/周

9. 近1个月，您做事情的精力不足吗

（1）没有；（2）偶尔有；（3）有时有；（4）经常有

评价等级

0～5分，睡眠质量很好

6～10分，睡眠质量还行

11～15分，睡眠质量一般

16～21分，睡眠质量很差

注：PSQI总分＝成分A+成分B+成分C+成分D+成分E+成分F+成分G；总分范围0～21分。

A. 睡眠质量：

根据条目 6 的应答计分：很好，计 0 分，较好，计 1 分，较差，计 2 分，很差，计 3 分

B. 入睡时间：

1. 根据条目 2 的应答计分：≤ 15 分计 0 分；16 ～ 30 分计 1 分；31 ～ 60 分计 2 分；≥ 60 分计 3 分

2. 根据条目 5A 的应答计分：无，计 0 分；＜ 1 次 / 周计 1 分；1 ～ 2 次 / 周计 2 分；≥ 3 次 / 周计 3 分

3. 以上 1+2：0 分，计 0 分；1 ～ 2 分，计 1 分；3 ～ 4 分，计 2 分；5 ～ 6 分，计 3 分

C. 睡眠时间：

根据条目 4 的应答计分：＞ 7 小时计 0 分；6 ～ 7 小时计 1 分；4 ～ 5 小时计 2 分；＜ 4 小时计 3 分

D. 睡眠效率：

1. 床上时间 = 条目 3（起床时间）－ 条目 1（上床时间）

2. 睡眠效率 = 条目 4（睡眠时间）/ 床上时间 ×100%

3. 睡眠效率≥ 85% 计 0 分；75% ～ 84% 计 1 分；65% ～ 74% 计 2 分；＜ 65% 计 3 分

E. 睡眠障碍：

1. 根据条目 5B 至 5J 的应答计分：无，计 0 分；＜ 1 次 / 周计 1 分；1 ～ 2 次 / 周计 2 分；≥ 3 次 / 周计 3 分

2. 累加条目 5B 至 5J 的计分：0 分，计 0 分；1 ～ 9 分，计 1 分；10 ～ 18 分，计 2 分；19 ～ 27 分，计 3 分

F. 催眠药物：

根据条目 7 的应答计分：无，计 0 分；＜ 1 次 / 周计 1 分；1 ～ 2 次 / 周计 2 分；≥ 3 次 / 周计 3 分

G. 日间功能障碍：

1. 根据条目 8 的应答计分：无，计 0 分；＜ 1 次 / 周计 1 分；1 ～ 2 次 / 周计 2 分；≥ 3 次 / 周计 3 分

2. 根据条目 9 的应答计分：无，计 0 分；＜ 1 次 / 周计 1 分；1 ～ 2 次 / 周计 2 分；≥ 3 次 / 周计 3 分

3. 累加条目 8 和 9 得分：0 分，计 0 分；1 ～ 2 分，计 1 分；3 ～ 4 分，计 2 分；5 ～ 6 分，计 3 分

表 2-7-21　睡眠卫生知识和睡眠卫生习惯量表

介绍： 睡眠卫生知识和睡眠卫生习惯量表能够客观评价环境因素对于睡眠的破坏程度；帮助了解患者对于睡眠卫生知识的掌握的情况和所存在的不良睡眠卫生习惯，有助于分析与判断患者的日常行为对于睡眠的影响及其程度，对于选择和制订个体化治疗方案具有重要意义

睡眠知识量表

	对睡眠有帮助			对睡眠 无影响	干扰睡眠		
	非常	中等	轻微		非常	中等	轻微
白天睡午觉或打盹	☐	☐	☐	☐	☐	☐	☐
上床睡觉时感到饥饿	☐	☐	☐	☐	☐	☐	☐
上床睡觉时感到口渴	☐	☐	☐	☐	☐	☐	☐
每天抽烟超过一包	☐	☐	☐	☐	☐	☐	☐
定期服用催眠药物	☐	☐	☐	☐	☐	☐	☐
睡前 2 小时内剧烈运动或活动	☐	☐	☐	☐	☐	☐	☐
每晚要睡同样长的时间	☐	☐	☐	☐	☐	☐	☐
睡前设法使自己放松	☐	☐	☐	☐	☐	☐	☐
晚上吃有咖啡因的食物饮料或药物	☐	☐	☐	☐	☐	☐	☐
下午或傍晚锻炼身体	☐	☐	☐	☐	☐	☐	☐

续表

每天在同一时间醒来	☐	☐	☐	☐	☐	☐	☐
每天在同一时间上床睡觉	☐	☐	☐	☐	☐	☐	☐
晚上喝酒（3杯啤酒或其他种类的酒）	☐	☐	☐	☐	☐	☐	☐

睡眠卫生习惯量表

对下列每个行为，根据你自己的情况，在每项后面的括号内填上你每周参与活动或经历的平均天数（0～7）

午睡或打盹	（　）
上床睡觉时感到口渴	（　）
上床睡觉时感到饥饿	（　）
每天抽烟超过1包	（　）
定期服用催眠药物	（　）
睡前4小时内喝含咖啡因的饮料（咖啡或茶）	（　）
睡前2小时内喝3杯啤酒或其他种类的酒	（　）
睡前4小时内服含有咖啡因的药物	（　）
准备上床睡觉前担心睡觉的能力	（　）
白天担心晚上睡觉的能力	（　）
喝酒帮助睡觉	（　）
睡前2小时内剧烈运动或活动	（　）
睡觉受光线干扰	（　）
睡觉受噪声干扰	（　）
睡觉受同床人干扰（如一人睡则填无）	（　）
每晚要睡同样长的时间	（　）
睡觉前设法让自己放松	（　）
下午或傍晚锻炼身体	（　）
晚上睡觉时卧室或床温暖舒适	（　）

（六）尿失禁评估

尿失禁是指由于膀胱括约肌的损伤或神经精神功能障碍而丧失排尿自控能力，使尿液不受主观控制而自尿道口溢出或流出的状态。尿失禁常见于老年人。尿失禁的评估对老年人来说也是尤为重要，常用的评估量表有国际尿失禁咨询委员会尿失禁问卷表简表（International Consultation on Incontinence questionnaire short form，ICI-Q-SF），详见表2-7-22。

表 2-7-22　国际尿失禁咨询委员会尿失禁问卷表简表（ICI-Q-SF）

序号	评估项目	评估内容	评分	得分
1	您的出生日期	年　月　日		
2	性别	男　　女		
3	您遗尿的次数？	从来不遗尿	0	
		一星期大约遗尿 1 次或经常不到 1 次	1	
		一星期遗尿 2 次或 3 次	2	
		每天大约遗尿 1 次	3	
		一天遗尿数次	4	
		一直遗尿	5	
4	在通常情况下，您的遗尿量是多少（不管您是否使用了防护用品）	不遗尿	0	
		少量遗尿	2	
		中等量遗尿	4	
		大量遗尿	6	
5	总体上看，遗尿对您日常生活的影响程度如何？	请在 0（表示没有影响）～ 10（表示有很大影响）之间选择某个数字	0 ～ 10	
6	什么时候发生遗尿？（请在与您情况相符合的方框内画√）	从不遗尿	☐	
		在睡着时遗尿	☐	
		在活动或体育运动时遗尿	☐	
		在没有明显理由的情况下遗尿	☐	
		未能到达厕所就会有尿液漏出	☐	
		在咳嗽或打喷嚏时遗尿	☐	
		在排尿完和穿好衣服时遗尿	☐	
		在所有时间内遗尿	☐	

注：把第 3 ～ 5 个问题的分数相加即为总分。0 分，无症状，不需要任何处理；1 ～ 7 分，轻度尿失禁，不需要佩戴尿垫，到尿失禁咨询门诊就诊或电话咨询康复师进行自控训练；8 ～ 14 分，中度尿失禁，需要佩戴尿垫，到尿失禁门诊就诊进行物理治疗或住院手术治疗；15 ～ 21 分，重度尿失禁，严重影响正常生活和社交活动，到专科医院或老年医院治疗

（刘自双　刘颖姝）

第八节　居家安全及环境评估

老年人的生理功能减退、反应协调能力下降，增加了意外伤害的可能，如跌倒、坠床、烫伤、误服等，这些成为老年人最常见的安全问题。70% 以上的老年人意外伤害发生的地点是在家中，因此老年人的居家安全值得重视。老年人居家伤害类型排在前3位的分别为跌倒、烧烫伤、锐器伤，而跌倒所致的骨折、卧床、手术、坠积性肺炎、营养不良等会严重降低老年人的生存质

量，甚至于是致命的。因此，评估、改善居家环境危险因素，保障居家环境安全对预防老年人跌倒有显著意义。目前常用的评估量表是由央视新闻与中国人口福利基金会联合提出的居家环境危险因素评估表。该评估表的设置主要由我国本土老年人的居住建筑与室内环境发展而来，内容较符合我国老年人的现实状况。目前，应用较广泛的为2020版。该评估表主要针对地面和通道、客厅、卧室、厨房、卫生间5个维度进行评估，勾选"否"的数量越多，说明患者居家环境越危险（表2-8-1）。

表 2-8-1　居家环境危险因素评估表（2020 版）

序号	评估内容	评估方法	选项 是	否
地面和通道				
1	地毯或地垫平坦，没有皱褶或边缘卷曲	观察	☐	☐
2	过道上无杂物堆放	观察（室内过道无物品摆放，或摆放物品不影响通行）	☐	☐
3	室内使用防滑地砖	观察	☐	☐
4	未养猫或狗	询问（家庭内未饲养猫、狗等动物）	☐	☐
客厅				
1	室内照明充足	测试、询问（以室内所有老年人根据能否看清物品的表述为主，有眼疾者除外）	☐	☐
2	取物不需要使用梯子或凳子	询问（老年人近1年内未使用过梯子或凳子攀高取物）	☐	☐
3	沙发高度和软硬度适合起身	测试、询问（以室内所有老年人容易坐下和起身作为参考）	☐	☐
4	常用椅子有扶手	观察（观察老年人用椅情况）	☐	☐
卧室				
1	使用双控照明开关	观察	☐	☐
2	躺在床上不用下床也能开关灯	观察	☐	☐
3	床边没有杂物影响上下床	观察	☐	☐
4	床头装有电话	观察（老年人躺在床上也能接打电话）	☐	☐
厨房				
1	排风扇和窗户通风良好	观察、测试	☐	☐
2	不用攀高或不用改变体位便可取用常用的厨房用具	观察	☐	☐
3	厨房内有电话	观察	☐	☐
卫生间				
1	地面平整，排水通畅	观察、询问（地面排水通畅，不会存有积水）	☐	☐
2	不设门槛，内外地面在同一水平	观察	☐	☐
3	马桶旁有扶手	观察	☐	☐
4	浴缸／淋浴房使用防滑垫	观察	☐	☐
5	浴缸／淋浴房旁有扶手	观察	☐	☐
6	洗漱用品可轻易取用	观察（不用改变体位，直接取用）	☐	☐

从居家环境危险因素评估表得到的信息中，分析居家环境中老年人跌倒的原因和存在的危险因素，根据经济条件、家庭成员认知水平等特点，制订优先干预措施和改造计划。此外，还有一种较常用的评估工具——居家危险因素评估工具（HFHA）。HFHA较居家环境危险因素评估表更包含了户外的安全因素评估及改造建议。具体见表2-8-2~2-8-10。

表 2-8-2　对室内灯光的评估与建议

序号	评估内容	评估结果	建议
1	居家灯光是否合适	□是 □否	灯光不宜过亮或过暗
2	楼道与楼梯处的灯光是否明亮	□是 □否	在楼道和楼梯处安装感应灯
3	电灯开关是否容易打开	□是 □否	应轻松开关电灯
4	在床上是否容易开灯	□是 □否	在床上应很容易开灯
5	存放物品的地方是否明亮	□是 □否	在黑暗处应安装白炽灯；从亮处到暗处，应稍候片刻

表 8-2-3　对地面（板）的评估与建议

序号	评估内容	评估结果	建议
1	地面是否平整	□是 □否	地面不宜高低不平，如有应以斜坡代替；室内不应有门槛
2	地毯（垫）是否平整，有没有皱褶或边缘卷曲	□是 □否	确保地毯（垫）平整
3	地板的光滑度和软硬度是否合适	□是 □否	地面（板）不宜光滑，可以刷防滑的油漆或铺地毯
4	地垫是否无滑动	□是 □否	将它们牢牢地固定在地面
5	一有溢出的液体是否立即擦干净	□是 □否	一有溢出的液体立即将其擦干净
6	地面上是否放置杂乱的东西	□是 □否	地面应整洁，尽可能不放或少放东西，应清除走廊障碍物
7	通道上是否没有电线	□是 □否	通道上不应有任何电线

表 2-8-4　对卫生间的评估与建议

序号	评估内容	评估结果	建议
1	在浴缸或浴室内是否使用防滑垫	□是 □否	浴室内应使用防滑垫，浴缸内也应使用防滑材料
2	洗漱用品是否放在容易拿到的地方	□是 □否	洗漱用品应放在容易拿到的地方，以免弯腰或手伸得太远
3	浴室内是否有扶手	□是 □否	应装合适的扶手
4	是否容易在马桶上坐下和站起来	□是 □否	如马桶过低，或老人不易坐下和站起来，应加用马桶增高垫，并在周围装上合适的扶手
5	浴缸是否过高	□是 □否	浴缸不宜过高

表 2-8-5 对厨房的评估与建议

序号	评估内容	评估结果	建议
1	是否不用攀爬、弯腰或影响自己的平衡就可容易地取到常用的厨房用品	□是 □否	整理好厨房，以便能容易地拿取厨房用品
2	厨房内灯光是否明亮	□是 □否	灯光应明亮
3	是否将溢出的液体立刻擦干净	□是 □否	应随时将溢出的液体擦干净
4	是否有良好的通风设备以减少眼睛变模糊的危险性	□是 □否	留置通风口，安装厨房抽油烟机或排气扇，做饭时更应通风
5	是否有烟雾报警装置	□是 □否	应装烟雾报警装置
6	是否有家用灭火器	□是 □否	应配备家用灭火器

表 2-8-6 对客厅的评估与建议

序号	评估内容	评估结果	建议
1	是否可以容易地从椅子上站起来	□是 □否	宜用高度适宜又有坚固扶手的椅子
2	过道上是否放置凌乱的东西	□是 □否	不可在过道上放置凌乱的东西
3	家具是否放置在合适的位置，使您开窗或取物时不用把手伸得太远或弯腰	□是 □否	家具应放置在合适的位置，地面应平整、防滑和安全
4	窗帘等物品的颜色是否与周围环境太相近	□是 □否	窗帘等物品的颜色应尽可能鲜艳，不要与周围环境太相近

表 2-8-7 对楼梯、台阶、梯子的评估与建议

序号	评估内容	评估结果	建议
1	是否能清楚地看见楼梯的边缘	□是 □否	楼梯边缘需要额外的照明，并应明亮
2	楼梯与台阶的灯光是否明亮	□是 □否	楼梯与台阶的灯光应明亮
3	楼梯上下是否有电灯开关	□是 □否	楼梯上下应有电灯开关
4	每一级楼梯的边缘是否安装防滑踏脚	□是 □否	楼梯必须至少一边有扶手，每一级楼梯的边缘应安装防滑踏脚
5	楼梯的扶手是否坚固	□是 □否	扶手必须坚固
6	折梯和梯凳是否短而稳固，且梯脚装上防滑胶套	□是 □否	尽量避免使用梯子，如需用时最好有人在旁。折梯应保持良好状态，最好用有扶手的梯子，保证安全

表 2-8-8　对老人衣服和鞋子的评估与建议

序号	评估内容	评估结果	建议
1	是否穿带防滑鞋底的鞋子	□是 □否	鞋子或拖鞋应为防滑鞋底
2	鞋子是否有宽大的鞋跟	□是 □否	鞋子应有宽大的鞋跟
3	在室外是否穿的是上街的鞋子而不是拖鞋	□是 □否	避免穿宽松的拖鞋或其他滑溜鞋底的鞋子
4	穿的衣服是否合身	□是 □否	衣服不宜太长，以免绊倒（尤其是睡衣）
5	是否坐着穿衣	□是 □否	穿衣应坐下，而不要一条腿站立

表 2-8-9　对住房外面的评估与建议

序号	评估内容	评估结果	建议
1	阶梯的边缘是否已清楚标明	□是 □否	应在阶梯的边缘刷上不同的颜色，确保阶梯边缘极易被看到
2	阶梯的边缘是否贴上防滑踏脚	□是 □否	阶梯边缘应贴上防滑踏脚
3	阶梯是否有牢固且容易抓的扶手	□是 □否	阶梯应有牢固且容易抓的扶手
4	房子周围的小路情况是否良好	□是 □否	应保持小路平坦无凹凸。清除小路上的青苔与树叶，路面潮湿时要特别小心
5	夜晚时小路与入口处灯光是否明亮	□是 □否	小路与入口处晚上应有明亮的灯光
6	车库的地板是否没有油脂和汽油	□是 □否	车库的地板应没有油脂和汽油
7	房子周围的公共场所是否修缮良好	□是 □否	公共场所应修缮良好

表 2-8-10　对卧室的评估与建议

序号	评估内容	评估结果	建议
1	室内是否有安全隐患，如地板上堆放杂乱的家居物品等	□是 □否	卧室的地板上不要堆放杂乱物品
2	室内有无夜间照明设施，是否可以在下床前开灯	□是 □否	床边安一盏灯，最好在床边放一把手电筒
3	室内有无紧急呼叫设施	□是 □否	安装紧急呼叫器
4	是否容易上、下床	□是 □否	床的高度应适中，较硬的床垫可方便上下床。下床应慢，先坐起再缓慢站立
5	卧室内是否有电话	□是 □否	床边装部电话
6	电热毯线是否已安全地系好，按钮是否可以在床上够得着	□是 □否	应将线系好，按钮应放在床边
7	床罩是否没有绳圈做的穗	□是 □否	床罩不应有穗或绳等
8	如果您使用拐杖或助行器，它们是否放在您下床前就容易够得着的地方	□是 □否	将拐杖或助行器放在合适的地方

注：上述表格各项评估结果，勾选"是"得 1 分，"否"不得分，将各项分值相加，得分总值越大，说明居家环境越安全，反之要根据"建议"进行居家环境改进。

老年人跌倒控制工作是一项社会系统工程，政府应成立由多部门组成的工作组，制定预防老年人跌倒的工作规范，明确各部门职责和任务。对一个社区来说，它需要社区管理部门制定支持性政策、加强社区管理，需要物业部门加强社区物理环境的管理和修缮，需要公共卫生部门的技术指导，需要社区卫生服务机构的个性化卫生服务，需要家庭子女的密切配合，需要老年人的具体参与等，并全面落实所制订的干预措施。

总之，社会和家庭均应重视老年人的居家安全和环境评估，实施健康教育和环境干预，这样才能真正实现理想的居家老年人的安全家庭环境，提高老年人的安全和健康水平。

（刘自双 周 静）

参考文献

[1] 宋岳涛. 老年综合评估 [M]. 北京：中国协和医科大学出版社，2012.

[2] 郑彩娥，李秀云. 实用康复护理学 [M].2 版. 北京：人民卫生出版社，2018.

[3] 南登崑. 康复医学 [M].3 版. 北京：人民卫生出版社，2004.

[4] 中国吞咽障碍康复评估与治疗专家共识组. 中国吞咽障碍康复评估与治疗专家共识（2013 年版）[J]. 中华物理医学与康复杂志，2013，35（12）：916-929.

[5] 陈丽娟，孙林利，刘丽红，等.2019 版《压疮／压力性损伤的预防和治疗：临床实践指南》解读 [J]. 护理学杂志，2020，35（13）：41-43，51.

[6] 高静，吴晨曦，柏丁兮，等.Tinetti 平衡与步态量表用于老年人跌倒风险评估的信效度研究 [J]. 中国实用护理杂志，2014，30（5）：61-63.

[7] 刘彦麟，丁亚萍，刘世晴，等. 不同筛查工具对脑卒中后误吸筛查准确性的网状 Meta 分析 [J]. 护理学杂志，2021，36（2）：93-97.

[8] 孔婵，王玫，徐嘉琦，等."老年人谵妄、痴呆和抑郁的评估和护理"临床实践指南（2016 版）谵妄部分解读 [J]. 护理研究，2021，35（15）：2633-2636.

[9] 张晓红，赵爱平，杨艳，等. 老年患者入院护理评估现状调查 [J]. 中国实用护理杂志，2016，32（18）：1422-1425.

[10] 黄宝延，沈宁，李胜利，等. 临床护理用吞咽功能评估工具的信效度研究 [J]. 中华护理杂志，2007，42（2）：127-130.

[11] 李燕，黄丽华. 老年人平衡能力评估及干预的研究进展 [J]. 中华护理杂志，2019，54（4）：603-608.

[12] 中国老年保健医学研究会老龄健康服务与标准化分会，《中国老年保健医学》杂志编辑委员会. 中国老年人跌倒风险评估专家共识（草案）[J]. 中国老年保健医学，2019，17（4）：47-48，50.

[13] 徐城，杨晓秋，刘丹彦. 常用的疼痛评估方法在临床疼痛评估中的作用 [J]. 中国疼痛医学杂志，2015，21（3）：210-212.

[14] 万丽，赵晴，陈军，等. 疼痛评估量表应用的中国专家共识（2020 版）[J]. 中华疼痛学杂志，2020，16（3）：177-187.

[15] 张建. 中国老年卫生服务指南. 北京：华夏出版社，2004.

[16] Carmon TG, Martinez JL, Garcia BV, et al. Guidelines for specialized nutritional and metabolic support in the critically-ill patien[J].Nutr Hosp, 2011, 26（2）: 37-40.

[17] Koren-Hakim T, Weiss A, Hershkovitz A, et al. Comparing the adequacy of the MNA-SF, NRS-2002 and MUST nutritional tools in assessing malnutrition in hip fracture operated elderly patients[J].Clin, 2016, 35（5）: 1053-1058.

第三章
老年康复的适宜技术

第一节　老年运动功能康复

一、肌力增强训练

肌力是指肌肉收缩时所能产生的最大力量。根据ACSM（2010）的建议，老年人从事抗阻训练应先从固定器械训练着手，建立良好的身体稳定性、关节活动度和动作准确性之后，再进行自由力量训练；做动作时应控制速度，力求稳定，勿求快速，关节活动控制在无疼痛感觉的范围内，同时注意呼吸与力量的配合，切忌屏气。

抗阻训练包括等长收缩训练和等张收缩训练。等长收缩属于静力收缩，是指肌肉持续收缩，但肌肉外观与关节角度无明显变化。等张收缩属于动力收缩，包括肌肉缩短（向心）和肌肉拉长（离心）两种方式。抗阻运动大多包括向心收缩与离心收缩两个阶段，如肱二头肌弯举、坐姿划船、仰卧推举等。

（一）肌力增强训练的原则

1.阻力原则　施加阻力是增强肌力的重要方式。阻力主要来自肌肉本身的重量、肌肉在移动过程中所受到的障碍、纯粹的外加阻力等。若在无阻力的情况下训练，则达不到增强肌力的目的。

2.个体化原则　每个人都是独立的个体，身体素质和身体状况存在差异，设计抗阻训练方案时必须考虑个人的运动背景与体能水平，进而设定目标。

3.渐进超负荷原则　渐进超负荷原则是指有规划地增加负荷或在评估后逐渐增加负荷，肌肉经过数周的训练产生适应之后，即可再次增加运动强度或运动量。老年人在应用此原则时应特别谨慎并注意安全，应先评估其适应的情况再调整运动强度或运动量，以避免因过度负荷而导致受伤。若老年人想增加训练负荷，应优先增加反复次数，再增加重量。重量的增加建议以5%以内为限，让老年人在心理上逐渐适应负荷的变化，同时也提升运动的安全性。

4.可逆性原则　一旦停止训练、中断训练或日渐减少参与抗阻运动后，先前从事抗阻训练的获益将会逆转，导致肌肉量流失与肌力减退。此原则同"不进则退"的道理一样。因此，运动者应保持规律从事抗阻运动的习惯，让肌肉适能维持在理想状态。

5.特殊性原则　不同的训练方式会产生不同的适应性。抗阻训练的特殊性，指抗阻训练所产生的身体适应将体现在肌群内部的能量系统、肌神经传导速度、肌群做功的移动速度与动作范围等的变化上。

6.变化性原则　在抗阻训练计划里，变化训练强度与训练量是系统性改变的一种策略，此方法经常应用于长期或大周期的训练课程，是多数运动员遵循的训练原则之一。建议老年人将变化性原则应用于运动计划以增加趣味性。

（二）训练计划安排

规划肌力增强训练前，应先由专业人员协助检测或评估，了解老年人从事肌力增强训练的危险因素与可行的运动处方，针对具体目标和需求选择训练器材并制订训练计划。然后，将老年人的训练动作和训练计划与日常生活中的功能性动作相结合，如起立坐下、上下楼梯、行走、提重物等，尽可能根据功能性动作的需求制订训练计划，以提高老年人从事肌力增强训练的实用性。

1.训练动作 老年人参与肌力增强训练，应针对具体肌群进行训练，明确训练动作。

2.组数 举起某一重量持续反复练习，直至无法再举起即为一组，因此一组可包括反复次数。若老年人进行一组抗阻训练，在反复过程中发生中断或停下休息，该组即结束。组数的多寡和设定的目标有关，老年人的体能水平也会影响完成的组数。例如，初学者、中级者和高级者，会依据训练目标而设定不同的组数进行训练。

对初学的老年人而言，每次进行抗阻训练应选择不同的训练动作，每个训练动作至少完成一组，这样比较容易产生运动依从性并获得训练效果。有趣的是，研究发现，连续14周进行膝伸肌与膝屈肌的下肢肌力训练，完成一组与完成三组的肌力进步值相当。值得注意的是，完成一组肌力训练和完成多组在前4个月无明显差别，经过5～9个月训练，多组肌力训练才可显著提升肌力。在针对男性老年人与女性老年人的研究中也得出了同样的结论。

因此，开始抗阻训练的前4个月，一组抗阻训练后肌力进步的效果不亚于多组抗阻训练，建议初学的老年人可先从一组训练计划着手，当肌耐力与肌力具备基本水平或已达到设定目标之后再增加组数。

3.反复次数 反复次数是指一块或多块肌肉完成既定次数的向心收缩与离心收缩。若目前的重量只能完成一次，即为一次最大反复次数（1 repetition maximum，1RM）。

依据ACSM（2010）对成人抗阻训练的建议，一组的反复次数通常为8～12次，负荷相当于1RM的70%～80%，以此反复次数完成一组训练也适合老年人，因此无须特别针对老年人进行1RM测验。反复次数超过12次通常是在较低负荷（重量较轻）的情况下完成，因此14～16次反复次数适合身体虚弱或初学抗阻训练技巧的老年人，此强度相当于1RM的55%～65%，可避免受伤的风险；4～6次反复次数适合熟悉抗阻训练技巧和参加高级训练的老年人，强度相当于1RM的85%～90%。实施过程中应有运动教练在一旁辅助。

4.训练强度 常用最大肌力的比例（%）或相对1RM的比例为老年人选择适度的训练强度。1RM（一次抗阻力运动的最大值）指被检者仅能完成一次全关节活动的最大抗阻力重量。

研究显示，成人或老年人以1RM的60%～90%为训练负荷可获得显著的肌力增强，此训练负荷也可应用于基于渐进超负荷原则的课程安排。然而，以1RM的90%为训练负荷虽然可获得更高的肌力，但也会增加受伤的风险。总体而言，1RM的65%～90%适用于一般或高级训练的老年人作为肌力增强训练的负荷；若为体能较差或初学的老年人，建议以1RM的50%～65%训练负荷着手。

5.训练频率 在设计抗阻训练时需注意：单次的训练课程结束后会有肌肉酸痛的感觉，部分原因是肌肉组织出现轻微拉伤。在训练后的恢复期，肌肉为了修补轻微拉伤会进行重塑，进而刺激肌肉组织出现肌肉肥大或肌纤维增生。为了让肌肉组织有时间恢复与重塑，相同的肌肉群训练应间隔2～3天再进行。

依照ACSM（2010）的建议，成人的抗阻训练应每周安排2～3天。然而，有关研究指出，每周2次的抗阻训练与每周3次相比，肌力增加的幅度无显著差异。因此，建议老年人每周从事2次抗阻训练即可。

6.训练间期 训练间期长短对训练效果有明显的影响。老年人从事单次肌力增强训练之后，建议同一肌群休息2～3天，让肌肉有时间修补轻微撕裂的肌纤维。在抗阻训练时，老年人完成一组训练后应休息2～3分钟再进行下一组训练。

7.呼吸 老年人在进行抗阻训练时，呼吸的控制相当重要，控制得宜可以让肌肉产生力量。建议老年人以2秒完成肌肉向心收缩阶段，此时以吐气为宜；在肌肉离心收缩阶段的速度可稍微放慢，3～4秒完成即可，此时以吸气为宜。

8.肌肉收缩的方式　肌肉收缩方式各不相同，有离心性、向心性、等长性等收缩方式，因此选择的训练方法也不同。

（三）肌力增强训练的类型

1.固定式器材抗阻训练　固定式器材抗阻训练是指通过装载杠片与滑轮装置的固定式器材进行抗阻训练。固定式器材的设计构造大多可供双侧肢体进行训练，让操作者可自由选择单侧训练或双侧训练。该类器材的优点是操作简便且安全性高，对初学者而言可帮助维持身体的姿势并加强稳定作用，强化操作技巧；缺点是费用昂贵且所占空间较大，动作缺乏变化。见图3-1-1。

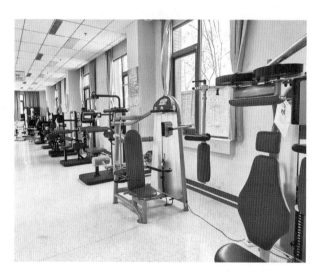

图 3-1-1　固定式抗阻训练器材

2.可移动式器材抗阻训练　常见的可移动式抗阻训练器材包括哑铃、杠铃、杠片和固定环夹，其中杠铃又可分为长杠、短杠、菱形杠、"Z"形杠。搭配的设备有固定式与调整式的长板凳、短板凳，以及斜背式座椅、支撑重物用的铁架等，让老年人可躺或坐在板凳上进行移动式抗阻训练。此类器材的优点是移动方便，费用较低，可提供许多不同动作的选择，变化多，同时也有助于平衡与协调的发展；缺点是安全性较低，对于初学者而言难度较大。见图3-1-2。

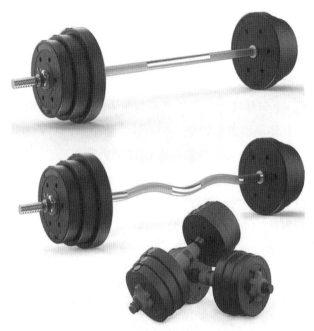

图 3-1-2　可移动式抗阻训练器材（哑铃及杠铃）

3.其他可移动式器材抗阻训练　除了上述两种常见于健身房的抗阻训练器材之外，近几十年来还研发出了许多其他类型的抗阻训练器材，包括弹力带、抗力球、药球和壶铃等。

（1）弹力带。橡胶材质的弹力带有不同阻力的设计，不同公司生产的弹力带大多会利用不同颜色区分弹力带的阻力。见图3-1-3。

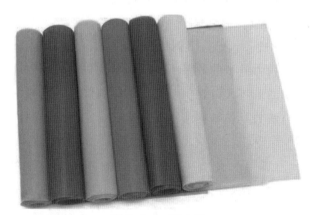

图 3-1-3　弹力带

（2）抗力球。抗力球通过增加身体不稳定性，进而诱发核心肌群深层肌肉参与运动。另有波速球，功能与抗力球相似。建议老年人运用抗力球进行训练时，应有运动教练在一旁指导。见图3-1-4，3-1-5。

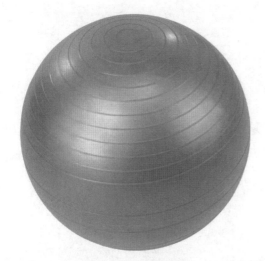

图 3-1-4　抗力球

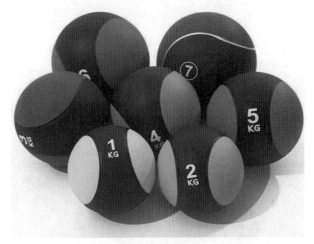

图 3-1-6　药球

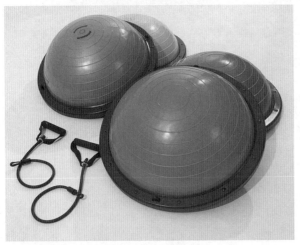

图 3-1-5　波速球

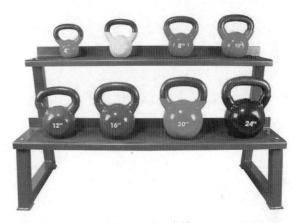

图 3-1-7　壶铃

（3）药球。球的表皮由橡胶或皮革制成，可有多种重量和尺寸。此器材深受团队运动员和教练的喜爱，可带到运动场上进行肌力、肌耐力与爆发力的训练。重量较轻的药球非常适合老年人，有助于训练功能性动作与技巧。见图3-1-6。

（4）壶铃。壶铃外观和药球相似，材质与哑铃相同，是由铁制成的实心体。球体外观多了一个握把利于抓握，可供老年人进行弯举或推拉动作的肌力训练，也可应用于老年人的功能性训练。见图3-1-7。

4.徒手训练的类型　老年人居家也可利用自己的体重作为阻力进行训练，如撑墙式俯卧撑（图3-1-8）、修正式俯卧撑（图3-1-9）、屈膝仰卧起坐（图3-1-10）、屈膝卷曲（图3-1-11）、1/4半蹲（图3-1-12）、双手正（反）握引体向上，或通过普拉提系列动作进行以体重作为负荷的训练。提醒老年人注意：徒手训练时若要在地板上进行仰卧、俯卧、侧卧等姿势的训练动作，最好在地板上放置一块瑜伽垫再进行训练，勿在硬地板上直接运动，以免关节碰撞地板而受伤。

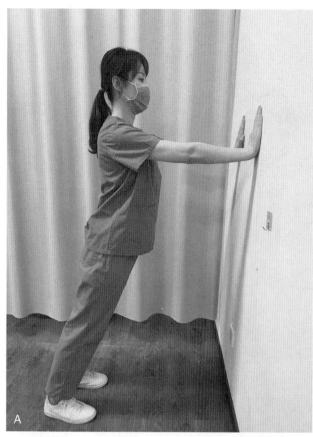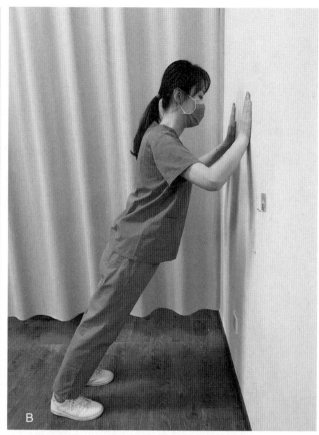

图 3-1-8 撑墙式俯卧撑

A. 预备动作；B. 完成动作

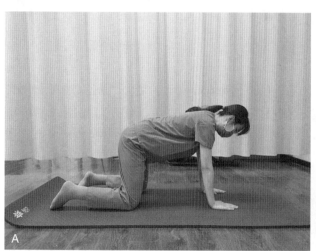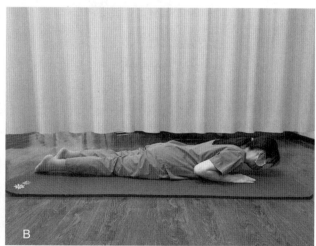

图 3-1-9 修正式俯卧撑

A. 预备动作；B. 完成动作

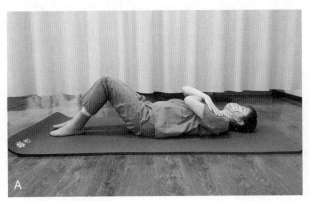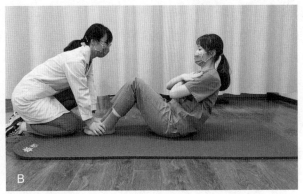

图 3-1-10　屈膝仰卧起坐
A.预备动作；B.完成动作

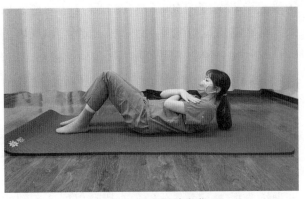

图 3-1-11　屈膝卷曲

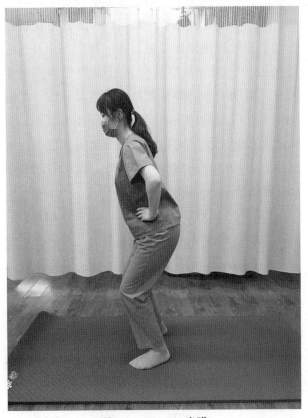

图 3-1-12　1/4 半蹲

二、耐力训练

（一）耐力训练概述

耐力训练是指在一定强度下，在相当时间内（不少于15分钟）重复同一运动周期的运动，是一种增强呼吸、心血管功能和改善新陈代谢的锻炼方法。耐力训练一般是大肌群中等强度的运动，具有节律性、动力性、周期性，并需要持续一定的时间，目的是提高机体氧化代谢能力。耐力训练的方式有步行、慢跑、游泳、蹬自行车、登山等，也可因地制宜采用原地跑、跳绳、爬楼梯等。

（二）适应证、禁忌证及注意事项

1.适应证　①心血管疾病，如陈旧性心肌梗死、稳定型心绞痛、轻-中度原发性高血压、隐性冠心病、轻度慢性充血性心力衰竭、冠状动脉腔内扩张成形术后、心脏移植术后、冠状动脉分流术后等；②代谢性疾病，如糖尿病、单纯性肥胖症；③慢性呼吸系统疾病，如慢性阻塞性肺疾病、慢性支气管炎、哮喘（非发作状态）、肺气肿、肺结核恢复期、胸腔手术后恢复期；④其他慢性疾病，如慢性肾衰竭稳定期、慢性疲劳综合征、慢性疼痛综合征；⑤中老年人的健身锻炼。

2.禁忌证　①各种疾病急性发作期或进展期；②心血管功能不稳定，包括未控制的心力衰竭、严重的左心功能障碍、不稳定型心绞痛、血流动力学不稳的严重心律失常（室性或室上性心动过速）、多源性室性期前收缩、快速型房颤、Ⅲ度房室传导阻滞、近期心肌梗死后非稳定期、心内膜炎、急性心包炎、心肌炎、严重而未控制的高血压、严重主动脉瓣狭窄、急性肺动脉栓塞、确诊或怀疑主动脉瘤、血栓性静脉炎或心脏血栓；③肢体功能障碍而不能完成预定运动强度和运动量；④严重骨质疏松，活动时有骨折的危险；⑤主观不合作或不能理解运动，精神疾病发作期间；⑥认知功能障碍。

3.注意事项

（1）保证充分的准备和放松活动，防止发生运动损伤和心血管意外。每次运动前应先做静态式的伸展操，以改善柔软度及关节活动范围，预防运动损伤。

（2）选择适当的运动方式。由于不专业的跑步姿势易导致膝关节和踝足部的劳损，近年来选择慢跑的人逐渐减少。为减少运动损伤和锻炼意外，采用快走方式的人群逐渐增加，采用游泳、登山、骑车等方式的人群也在增多。平常不运动的老年人应从低强度、低冲击的运动开始。其中，慢走或快走是最适合老年人的运动形式。运动强度以运动时还能交谈为原则。

（3）注意心血管反应。锻炼者应该首先确定自己的心血管状态，40岁以上者特别需要进行心电图运动试验等检查，以保证运动时不超过心血管系统的承受能力。

（4）注意心血管用药与运动反应之间的关系。使用血管活性药物时要注意对靶心率的影响。

（5）肌力训练与耐力运动可交互间隔实施。例如，周一、周三、周五进行肌力训练，周二、周四、周六进行耐力训练。

（三）有氧运动的实施

有氧运动的根本目的是以安全、有效的运动来改善身体功能并提高活动能力。运动不足本身就是心血管疾病发病的危险因素，其也加速了其他慢性疾病的发展，而经常从事中等强度的锻炼，可以有效地改善健康状况。选择中等强度运动的生活方式比改善某种素质，譬如提高耐力水平、增强肌力更易达到健身锻炼的目的。

1.制订运动处方　运动处方是指对从事体育锻炼者或患者，根据医学检查资料，按照其健康、体力及心血管功能状况，结合生活环境和运动爱好等个体特点，用处方的方式规定适当的运动种类、运动时间、运动强度和运动频率，并指出运动中的注意事项。

首先收集个人病史及资料，对患者进行全面体格检查，然后按照个人的不同情况制订个体化的运动康复处方。如果有心电图运动试验条件，最好在训练前先进行症状限制性心电图运动试验，以确定患者的最大运动强度、靶运动强度（最大运动强度的50%～85%）及总运动量。如果没有心电图运动试验条件，推荐老年人1周内进行150～300分钟的中等强度有氧运动，或75～150分钟的高强度有氧运动，或进行中等强度和高强度活动的等效组合。推荐每周3～7天，每节20～60分钟的有氧训练。耐力训练可从训练的前几周以持续5～10分钟开始，逐步延长至15～30分钟。不建议在训练后休息1天，但可以在1天中把训练分成若干个几分钟的小段，以保证运动的获益。也有研究提出，高强度间歇训练（HIIT，85%～95%的峰值心率，间隔1～4分钟）促进心肺健康和健康代谢作用更显著。每3～6个月进行一次运动试验和医学评定，根据需要调整运动处方。运动处方的要素包括：①运动强度；②运动频率；③运动持续时间；④运动类型。运动量指运动过程中所做的功或消耗的能量，包括运动强度、运动频率和运动持续时间，运动目的和运动注意事项也需要向患者说明。

2.有氧训练的方式　老年人在选择运动种类时应尽可能考虑个人的身体素质水平、兴趣爱好及锻炼的客观目标等因素。必须记住，预防慢性病（运动不足性疾病）的发生、改善慢性病患者的健康状况是健身锻炼的最基本目标。改善健康状况的核心是提高锻炼者的心肺功能水平，而心肺功能的改善主要反映在个体最大摄氧量水平的提高上。提高心肺功能的有效途径是大肌肉群规律地进行较长时间的有氧锻炼。在这一原则的指导下，可按照锻炼者的年龄、性别、主观愿望、过去锻炼经历及客观条件，选择步行、慢跑、有氧体操、交谊舞、骑车（最好采用可加阻力的固定自行车）、游泳等耐力项目，也可选用球类运动及我国传统康复手段（如导引养生功、太极拳、武术套路、扭秧歌等）进行锻炼。此外，还可选用爬山及力量训练等形式进行锻炼。每周至少做2次力量训练，以维持肌肉的质量与骨骼密度。

（1）步行和慢跑。步行和慢跑是最常用的训练方式，优点是容易控制运动强度和运动量，不需要特殊器械，简便易学；缺点是训练过程相对单调和枯燥。体弱者或心肺功能减退者慢走可获得良好的效果。快走的运动强度较高，行走速度超过8km/h的能量消耗可超过跑步。步行中增加坡度有助于增加训练强度。

（2）骑车。骑车可以分为室内和室外两类。室内主要是采用功率自行车，运动负荷可以通过电刹车或机械刹车调节。室内功率自行车的优点是不受气候和环境影响，可以监测心率和血压，安全性好，运动负荷容易控制；缺点是比较单调和枯燥。室外骑车的优点是容易使人产生兴趣；缺点是负荷强度不易准确控制，容易受外界环境的影响或干扰，运动中难以进行监测。室外骑车的运动强度较低，所以往往需要增加速度，以增加运动强度。训练时踏板转速40～60r/min时肌肉的机械效率最高。

（3）游泳。优点：①运动时水的浮力对皮肤、肌肉和关节有很好的安抚作用；②关节和脊柱的承重较小，有利于骨关节疾病和脊柱疾病患者的锻炼，运动损伤很少；③由于水对胸腔的压力，有助于增强心肺功能；④游泳时水的浮力对全身有按摩作用；⑤水温一般低于体温，游泳时体温的散发高于陆上运动，有助于肥胖患者消耗额外的能量；⑥温水游泳池的水温及水压对肢体痉挛者有良好的解痉作用，肢体痉挛的患者有时在陆地上不便训练，但在水中仍然有可能进行耐力训练。缺点：①需要游泳场地，运动强度变化较大，所以运动时要特别注意观察患者反应；②运动前应在陆地上进行充分的准备活动，以使肌肉、骨关节及心血管系统有充分的应激适应。

（4）有氧舞蹈。采用中-快节奏的交谊舞（中-快三步或四步等）、迪斯科、韵律健身操等，运动强度可以达到3～5MET。优点是容易使人产生兴趣，患者容易接受并坚持；缺点是受情绪因素影响较明显，运动强度有时难以控制，对于心血管病患者必须加强监护。

（四）耐力训练的影响

耐力训练后患者应感到轻微的心率加快和轻微的呼吸加快。在进行如游泳、骑车等运动后，患者不应感到精疲力竭。休息30分钟后，患者应感到完全恢复而不应感到疲倦。

三、移动能力训练

移动即人体姿势转换和位置改变的过程。在日常生活及工作中，人每天要完成的各种体位转移活动达上千次之多，并可在潜意识状况下轻而易举地完成。但对老年人而言，可能会面临各方面的问题，为了使老年人能够自理，减轻家人和社会的负担，必须早日开展移动能力训练。本章移动能力训练的内容主要包括轮椅操作训练、助行器和拐杖的使用训练。

（一）轮椅操作训练

1.乘坐轮椅开关门的动作

（1）将轮椅停在门把手的斜前方（图3-1-13A）。

（2）一只手开门，另一只手驱动轮椅进门（图3-1-13B）。

（3）轮椅出门后，反手将门关上（图3-1-13C）。

2.上下斜坡动作

（1）上斜坡时，躯干前倾，双手握住手动轮后方用力前推（图3-1-14）。

（2）下斜坡时，上身后仰，靠在轮椅靠背上，双手轻握手动轮控制下行速度。

3.抬前轮训练

（1）双手握手动轮，将手动轮向后轻拉，然后快速用力前推，将脚轮抬起。

（2）家属或监护人员站于轮椅后方用双手或

绳索保护老年人的安全（图3-1-15A）。

（3）待能够掌握平衡后，可独立上抬脚轮，并练习前行、后退、转弯等动作（图3-1-15B）。

4.上、下宽台阶训练

（1）将脚轮抬起。

（2）躯干前倾向前驱动后轮，将前轮放在台阶上。

（3）用力推动手动轮，将后轮推上台阶。

（4）抬起前轮。

（5）驱动手动轮将轮椅后轮推下台阶。

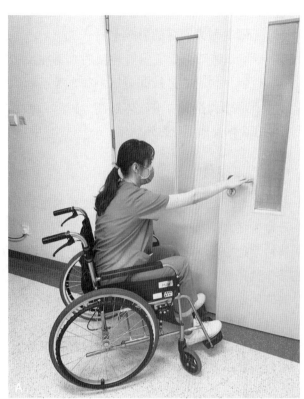
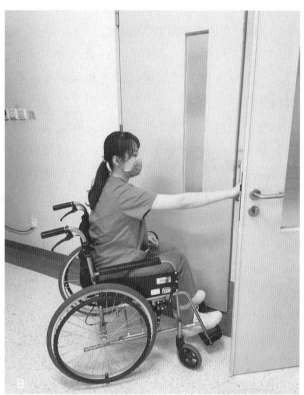
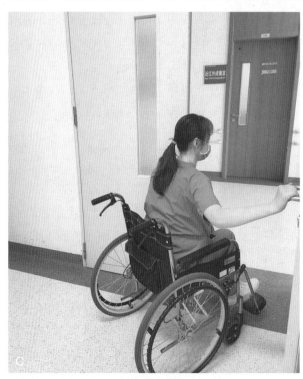

图 3-1-13　乘坐轮椅开关门的动作

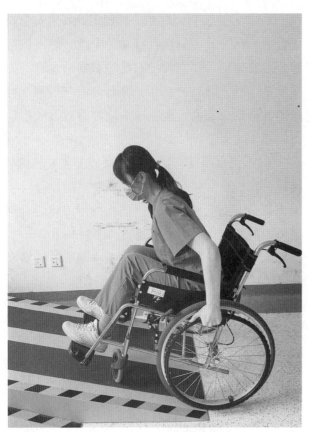

图 3-1-14 上下斜坡动作

（二）助行器和拐杖的使用训练

1.助行器的使用训练 对于行动迟缓或有平衡问题的老年人，助行器可作为永久性的依靠。助行器最适宜在光滑平地使用，缺点是灵活性差，腕关节力量不足者不适用，不平坦的地面稳定性欠佳。

助行器的使用训练：双手分别握住助行器两侧的扶手，提起助行器使之向前移动20～30cm后，迈出一侧下肢，再移动另一侧下肢跟进，如此反复前进（图3-1-16）。

2.腋拐的使用训练 使用腋拐的目的是支撑体重，增加步行稳定性。适用对象是双下肢支撑力为50%～80%体重，或一侧下肢力量正常，另一侧没有支撑力。优点：稳定性较好，可用于不平坦路面。缺点：灵活性差，腕关节力量不足者无法使用；特别光滑的地面稳定性欠佳。使用腋拐步行的方式主要包括拖地步行（又称蹭步或触地式步行）、摆至步行、摆过步行、四点步行、两点步行、三点步行。

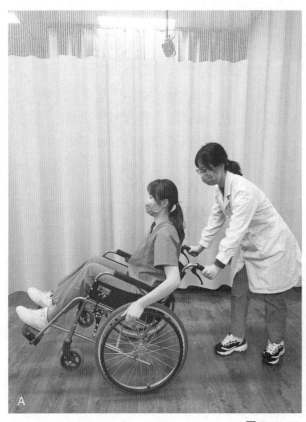

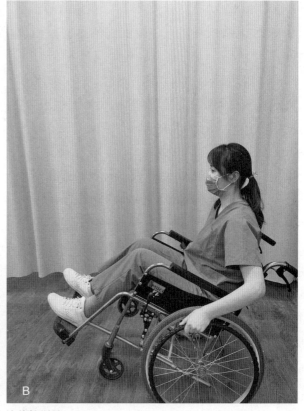

图 3-1-15 抬前轮训练

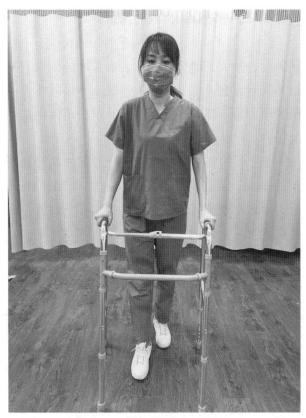

图 3-1-16　助行器的使用训练

（1）拖地步行。将左拐向前方伸出，再伸出右拐，或双拐同时向前方伸出，身体前倾，重量由腋拐支撑，双足同时向前拖移至拐杖支脚附近。

（2）摆至步行。移动速度较快，采用此种步行方式可减少腰部及髋部肌群用力。双侧拐杖同时向前方伸出，身体重心前移，利用上肢支撑力使双足离地，下肢同时摆动，双足在拐杖支脚附近着地（图3-1-17）。此种步行方式适用于双下肢完全无力而使下肢无法交替移动的患者。

（3）摆过步行。挂拐步行中最快速的移动方式。双侧拐同时向前方伸出，使用者用手支撑，使身体重心前移，利用上肢支撑力使双足离地，下肢向前摆动，双足落在拐杖着地点连线的前方位置（图3-1-18）。开始训练时容易出现膝关节屈曲、躯干前屈而跌倒，应加强保护。适用于路面宽阔、行人较少的场合，也适用于双下肢完全无力、上肢肌力强的患者。

（4）四点步行。这是一种稳定性好、安全而缓慢的步行方式。每次仅移动一个点，始终保持四个点在地面，即左拐—右足—右拐—左足，如此反复进行（图3-1-19）。步行环境与摆至步行相同，适用于骨盆上提肌肌力较好的双下肢运动障碍者，以及老年人或下肢无力者。

（5）两点步行。此步行方式与正常步态基本接近，步行速度较快。一侧拐杖与对侧足同时伸出为第一着地点，然后另一侧拐杖与该侧的对侧足再向前伸出作为第二着地点（图3-1-20）。步行环境与摆过步行相同，适用于一侧下肢疼痛需要借助拐杖减轻负重，以减少疼痛刺激的患者。

（6）三点步行。这是一种快速移动、稳定性良好的步态。力量较弱侧下肢和双拐同时伸出，双拐先落地，健侧待3个点支撑后再向前迈出。适用于一侧下肢功能正常、能够负重，而另一侧不能负重的患者，如一侧下肢骨折等。

3.手杖的使用训练　目的主要是增加步行的稳定性和安全性。适用对象为下肢支撑力超过95%体重，可独立步行，但稳定度不够者。优点是轻便；缺点是拐杖远端接地面较小，稳定性较差。因此，为了增加稳定性，可以选用四脚拐（或三脚拐），其适用于下肢支撑力超过80%体重，但稳定性差，不用拐无法步行者。缺点是灵活性差，在不平坦的路面或上下楼梯时使用困难。使用手杖步行的方式包括三点步行和两点步行。

（1）三点步行。先伸出手杖，再迈力量较差侧足，最后迈健侧足（图3-1-21）。此步行方式因迈健侧足时有手杖和患足两点起支撑作用，因此稳定性较好。

（2）两点步行。手杖和力量较差侧足同时伸出并支撑体重，再迈出健侧足。手杖与力量较差侧足作为一点，健侧足作为一点，交替支撑体重，称为两点步行（图3-1-22）。此步行方式速度快，有较强的实用性，当具有一定的平衡功能或是较好地掌握三点步行后，可进行两点步行练习。

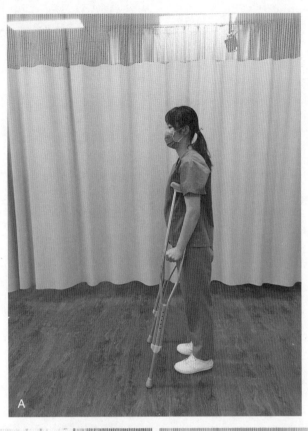

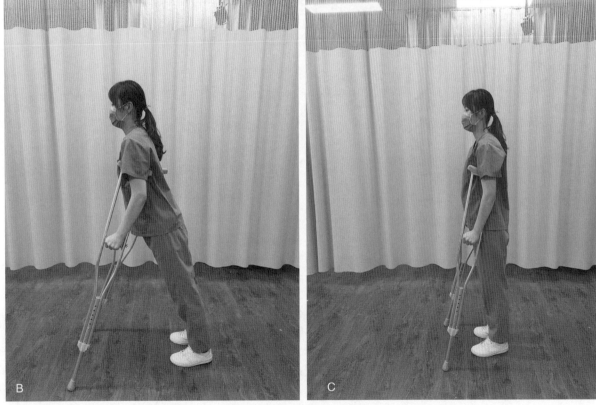

图 3-1-17 拄腋拐的摆至步行

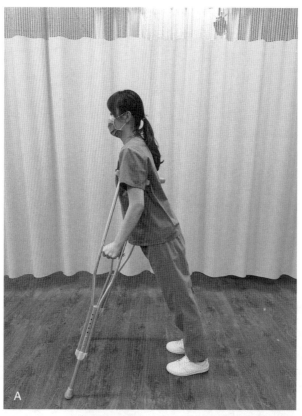

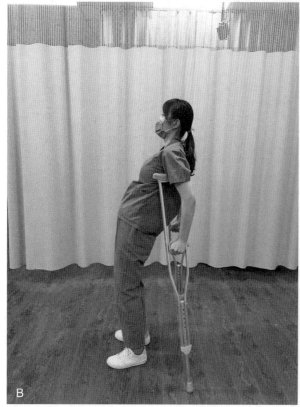

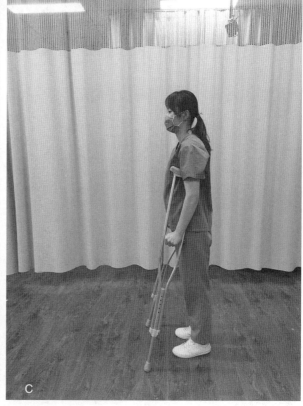

图 3-1-18　拄腋拐的摆过步行

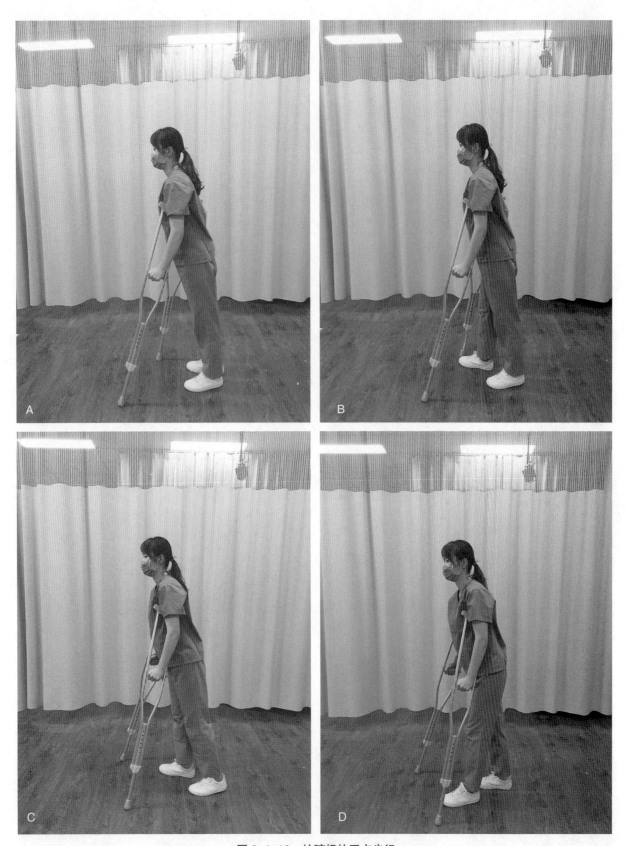

图 3-1-19　拄腋拐的四点步行

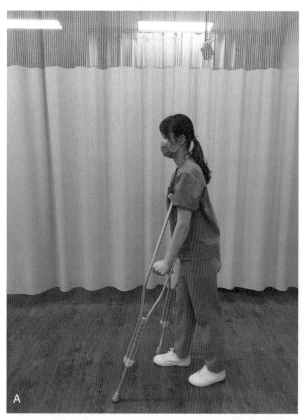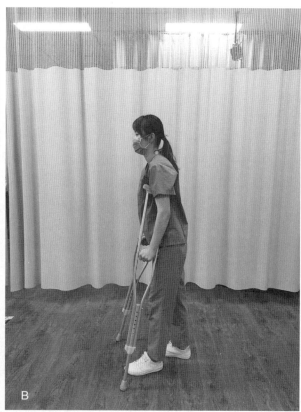

图 3-1-20　拄腋拐的两点步行

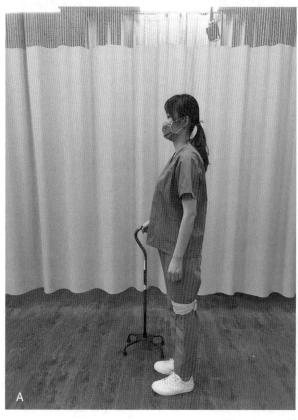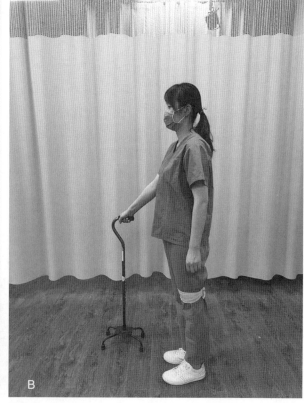

图 3-1-21　拄手杖的三点步行

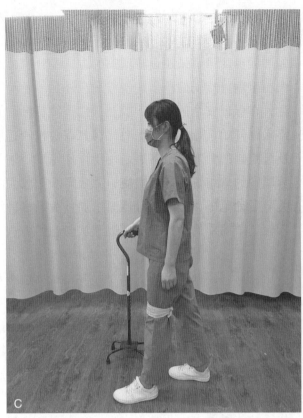
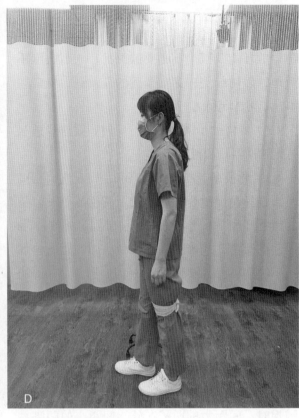

图 3-1-21（续）　拄手杖的三点步行

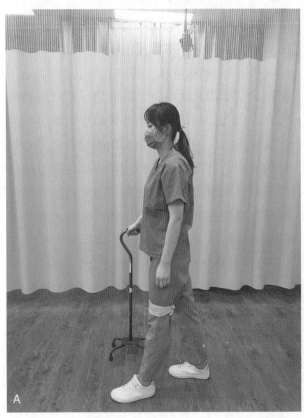
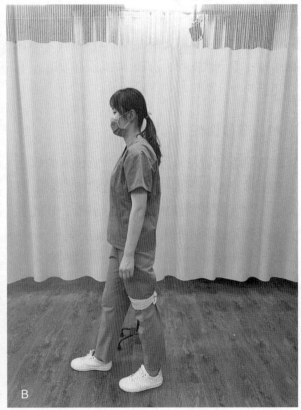

图 3-1-22　拄手杖的两点步行

4.注意事项

（1）注意安全。行走训练时，要提供安全、无障碍的环境及减少不必要的困扰；衣着长度不可及地，以防绊倒；穿着合适的鞋及袜，鞋带须系牢，不可赤足练习行走。

（2）要借助于辅助器具行走时，要选择适当的行走辅助器具和行走步态。

（3）要根据老年人的身高和手臂长度，帮助老年人选择高度适合的助行架、腋拐或手杖。腋拐的腋托高度是从老年人的腋前襞到足外侧15cm处地面的距离，或腋前襞垂直到地面的距离再加5cm；手柄高度为伸腕握住手柄时，肘部呈30°屈曲，或手柄与股骨大转子持平。手杖的手柄高度与腋拐的手柄高度相同，与股骨大转子持平。

（4）如使用腋拐，嘱老年人通过把手负重而不是靠腋托，以防伤及臂丛神经，腋托应抵在侧胸壁上。使用手杖时，把手的开口应向后。使用四脚拐时，间距大的两脚在外，间距小的两脚靠近身体，以利于稳定支撑。

（5）当患侧下肢支撑力<50%体重时，不宜使用单腋拐；患侧下肢支撑力<90%体重时，不宜使用手杖；双下肢支撑力总和<100%体重时，不宜使用助行架。

四、牵伸训练

牵伸训练是运用外力拉长短缩或挛缩的软组织，做关节活动范围内的轻微超过软组织阻力的运动，以恢复关节周围软组织的伸展性、降低肌张力、改善关节活动范围的一种训练方法。

在儿童和青少年时期，多数人都能够毫无困难地完成身体所有关节的动作；然而，随着年龄的增长，伴随某些生理功能的退化，老年人的柔韧度变差，如关节僵硬程度增加、结缔组织改变等，进而降低日常生活中自由行动的能力。因此，若想要维持良好的日常生活质量及身体活动能力，身体各主要关节必须维持一定的关节活动范围。

（一）牵伸训练的原则

1.循序渐进原则　循序渐进原则是指训练所施加的负荷量宜采用逐步增加的方式，让身体组织在生理可接受的范围内慢慢适应外加的负荷刺激，在保证安全的前提下顺利达成训练目标。老年人刚开始进行牵伸训练时，需要以缓慢的速度及可控制的力度进行伸展。待动作熟练后，该关节周围的软组织会产生适应，并获得一个较大的关节活动范围，此时便可逐渐增加负荷，也可加入较复杂的伸展动作，或是逐渐从静态伸展进入动态伸展，以及减少需要保持平衡的辅助物。

2.个体化原则　对个体健康、功能性体适能及身体生理反应的认知与评估，常是实施运动训练计划时的重要考虑。在选择牵伸动作类型时，最好也能考虑老年人的特殊需求和目标，以利于增强其参与运动的动力。此外，当老年人身体有运动损伤或其他损伤时，可能会造成身体两侧的关节活动范围不一，此时应依照每个人两侧关节不同的活动范围极限来调整伸展运动课程的内容，包括动作类型、动作角度、动作范围和时间等。

（二）牵伸训练课程的安排

1.结缔组织的特性　结缔组织是影响关节活动范围的重要因素之一，它具有弹性和可塑性两种特性。弹性是指组织被动伸展以后，恢复到原来位置的能力，而可塑性是指组织被伸展后可以增长的能力。有效且反复的牵伸训练可提升结缔组织的弹性和可塑性，因此有些研究指出，肩伸要缓慢且每次持续60～90秒才能有效改善弹性和可塑性。

2.常用训练方法

（1）上肢牵伸训练。

1）长轴牵伸。侧坐在高靠背椅上，牵伸侧上肢放在椅背外，手提一重物或利用对侧手向下牵伸上肢，见图3-1-23。

2）分离牵伸。牵伸侧腋下夹一毛巾卷，屈肘；对侧手可握住牵伸侧前臂远端，向身体内侧用力牵伸肩部，见图3-1-24。

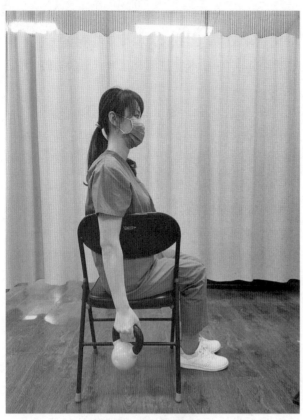

图 3-1-23　长轴牵伸

3）靠墙而立，牵伸侧上肢外展同时屈肘，肘部接触墙壁，手放在头后，头部转向非牵伸侧并稍前屈；牵伸时身体稍向下蹲，使肩胛骨上旋。也可以坐在治疗床边，牵伸侧手抓住床沿，头转向非牵伸侧并前屈，非牵伸侧手放在头的对侧，牵伸时双手同时反方向用力，使肩胛骨向下运动。

4）置一毛巾卷于牵伸侧肘窝处，非牵伸侧手握住前臂远端，屈肘至最大范围，以牵伸肱三头肌。

5）双手手掌/手背相贴放在胸前，手指向上/向下，肘关节向上/向下运动，而腕关节向下/向上运动，以牵伸屈腕/伸腕肌群，见图3-1-25。

（2）下肢牵伸训练。

1）俯卧位，双手放在肩前，上身向上抬至最大范围，见图3-1-26。或取站立位，双足分开，双手放在腰后，上身尽量后伸，以牵伸髂腰肌，见图3-1-27。

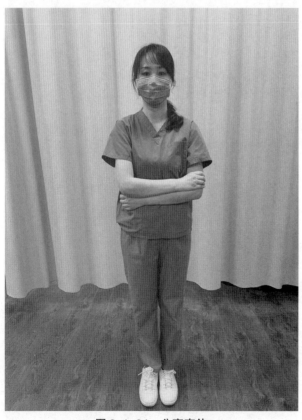

图 3-1-24　分离牵伸

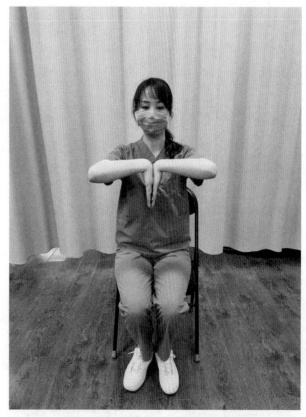

图 3-1-25　增加屈腕关节活动范围

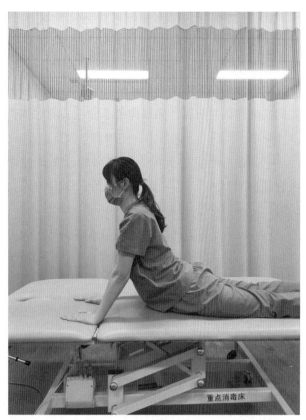

图 3-1-26　增加伸髋活动范围（俯卧位）

2）取弓箭步，牵伸侧屈髋屈膝90°，非牵伸侧下肢向后伸直，挺胸，身体下压，此方法可同时牵伸屈曲侧的伸髋肌群和后伸侧的屈髋肌群，见图3-1-28。

3）坐于床沿，牵伸侧下肢伸膝于床上，上身向前屈曲至最大范围，以牵伸屈膝肌群，见图3-1-29。

4）取站立位，牵伸侧下肢放在一小矮凳上，双手重叠放在髌骨上方向下压，同时小腿向前运动，牵伸伸膝肌群，见图3-1-30。

5）双下肢站在楔形木块上，根据自身状况选择不同的坡度。

（3）脊柱牵伸训练。

1）坐在靠背椅子上，双上肢自然放松于躯干两侧，前屈/后伸/侧屈/旋转颈椎，牵伸颈部相应肌群，增加颈椎活动范围，见图3-1-31。

2）站立位，双手置于前方墙壁上，做腰椎前屈运动至最大活动范围，牵伸腰部后伸肌群，见图3-1-32。

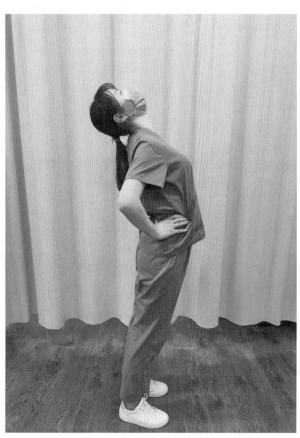

图 3-1-27　增加伸髋活动范围（站立位）

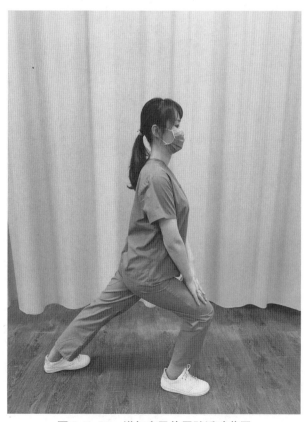

图 3-1-28　增加交叉伸屈髋活动范围

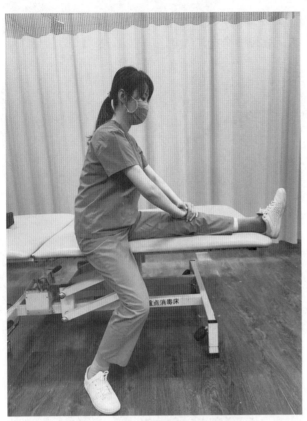

图 3-1-29　增加伸膝活动范围

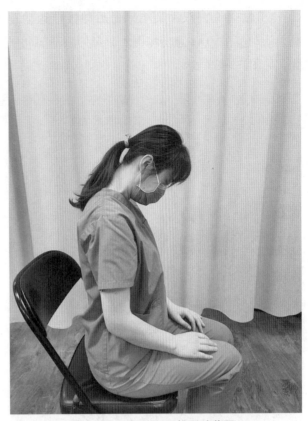

图 3-1-31　增加颈椎活动范围

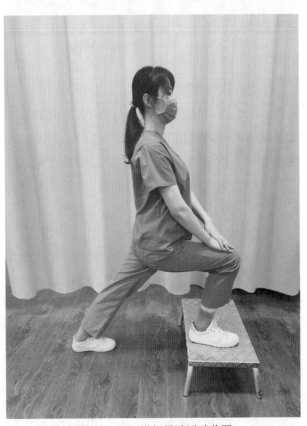

图 3-1-30　增加屈膝活动范围

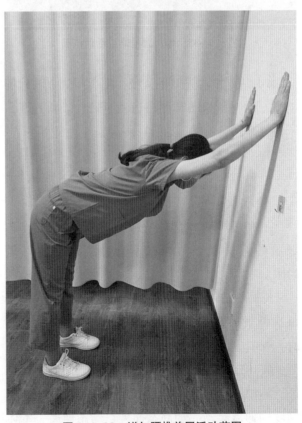

图 3-1-32　增加腰椎前屈活动范围

3）站立位，双手叉腰，做后伸腰椎运动至最大活动范围（注意勿摔倒），牵伸腰部前屈肌群，见图3-1-33。

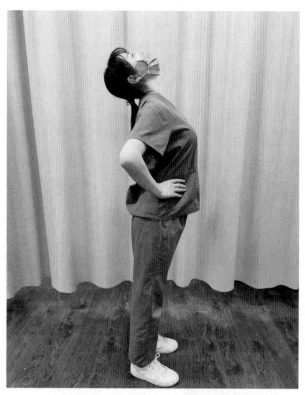

图3-1-33　增加腰椎伸展活动范围

4）站立位，先双手叉腰，随后一侧上肢外展上举，向对侧做腰部侧屈运动至最大活动范围，牵伸腰部侧屈肌群，见图3-1-34。

3.运动处方建议

（1）频率。每周至少进行2次，若能每周7天、每天1次更好。

（2）强度。动作伸展到达有点紧或有点不舒服的位置点停留，以不会感到疼痛的程度为限。

（3）时间。每个伸展动作反复做4次以上，每次伸展时间最少10秒，当达到最大伸展范围时，保持这个姿势30～60秒。每天的总伸展时间至少要10分钟以上。

（4）运动项目。包括任何可以维持或增加柔韧度的伸展运动，如静态伸展、动态伸展、本体感觉神经肌肉促进技术（PNF），并以静态伸展取代快速动态伸展，缓慢地伸展全身主要肌肉群。

由于静态伸展对骨骼肌负荷较小，不易产生酸痛，故较适合老年人群。

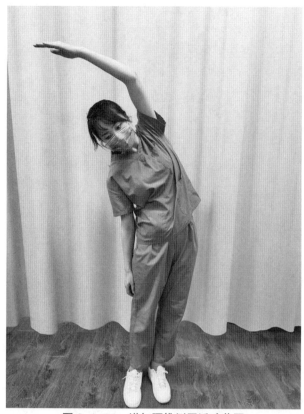

图3-1-34　增加腰椎侧屈活动范围

在进行牵伸训练之前，应先进行适当的热身活动，以获得最佳效果。当身体的温度升高后，可促进肌肉和结缔组织的可塑性伸展。因此，牵伸训练应该在5～10分钟的热身运动或放松运动后再进行，也可通过一些被动方式来提高肌肉温度，如热水浴，也会得到较好的训练效果。

4.适应证和禁忌证

（1）适应证。①各种原因导致的软组织挛缩、粘连或瘢痕形成；②继发性关节活动范围降低和日常生活活动能力受限；③预防由制动、内外固定和失用等造成的肌力减弱以及相应组织的短缩。另外，老年人锻炼前后进行有效牵伸，有利于预防肌肉骨骼系统受损。

（2）禁忌证。①关节内外组织有感染、结核和肿瘤等，特别是各种炎症急性期；②新发生的骨折和软组织损伤；③严重的骨质疏松；④神经损伤或神经吻合术后1个月内；⑤关节活动或肌肉被拉长时出现剧烈疼痛；⑥骨性因素造成的关节活动受限；⑦挛缩或软组织短缩已经造成关节僵硬，形成了不可逆性挛缩。

5.安全注意事项

（1）某些牵伸动作要求具备特殊柔韧度或技巧，不宜让柔韧度不佳或没经验的老年人进行。

（2）有髋关节手术者，千万不要实施需要让髋关节横跨身体中线的伸展动作，不要让髋关节屈曲超过直角。

（3）避免牵伸过程中产生疼痛。

（4）提醒老年人在牵伸过程中要保持正常呼吸，千万不要屏气。

（5）施予被动力量时，不可超出关节正常的活动范围。

（6）对有肌肉关节失能者，宜实施替代或改良式牵伸动作。

（7）如果关节或肌肉在牵伸后的24小时感到酸痛，可能是牵伸力量太大导致发炎，也可能是牵伸后暂时的不适症状。

（8）避免对已肿胀的组织进行牵伸，以免造成进一步的肿胀和疼痛。

（9）避免过度牵伸已经无力的肌肉，尤其是颈部或背部等维持姿势的肌肉。

（10）明确牵伸和限制的肌肉及关节，充分固定好近端，牵伸动作宜缓慢、可控制。

（11）避免过度牵伸已长时间制动或不活动的组织，特别是大强度、短时间的牵伸比小强度、长时间的牵伸更容易损伤软组织，从而造成关节不稳定。而关节不稳定又会加剧疼痛，增加骨骼肌再次损伤的风险。

（三）牵伸训练的效果

牵伸训练确实可以改善老年人的关节活动范围及僵硬程度，并同时具有下列其他获益。

1.提升肌力　牵伸训练也可刺激关节周围的肌肉组织，从而提升肌力。

2.骨骼肌的使用效能提高　增加关节活动范围的同时肌肉也会跟着放松、延展，进而提升骨骼肌的使用效能。

3.改善姿势稳定性及平衡　在日常生活功能性方面，牵伸训练能够改善身体姿势的稳定性、减少疼痛、改善平衡能力和预防跌倒。

4.扩大呼吸作用空间　当脊椎柔韧度获得改善后，可扩大胸部空间以利于呼吸作用进行。

5.提升心理功效　牵伸运动可排解压力、减少焦虑，并提高舒适感与自我效能。

6.防止组织发生不可逆性挛缩　创伤后固定关节4天，软组织就可见挛缩现象。挛缩存在的时间越长，正常肌肉组织被粘连组织、瘢痕组织取代的就越多，改善和恢复也就更困难。

7.调整肌张力，提高肌肉的兴奋性　通过牵伸刺激肌肉内的感受器——肌梭，来调节肌张力和改善肌力。

8.预防粘连、缓解疼痛　牵伸可使结缔组织在牵伸应力作用下逐渐延长，应力作用能促进胶原纤维的合成并能使胶原纤维沿其纵轴重新排列。故牵伸可防治粘连、缓解疼痛、防止肌力失衡。

9.预防软组织损伤　在活动前，应预先对关节和软组织进行相应的牵伸活动，以增加关节的灵活性和柔韧性，降低肌肉和肌腱等软组织损伤的发生率。

五、居家轻负荷运动康复

随着我国老龄化社会进程的不断发展，老年人的体力活动问题也日益突出，如因肢体不协调、反应变慢经常导致摔倒，严重者还会发生骨折而久卧不动，这些将严重影响老年人的日常生活，降低其生活质量。

老年人的肌力和柔韧性下降后，若不能有效地保持关节稳定性，就容易发生运动损伤，而且肌肉的柔韧性和功能也会被运动方式、强度、外界环境、温度等因素影响。轻负荷训练可以改善老年人的核心力量和稳定性状态，增强核心力量运动链的传导，确保躯干和肢体在运动中体位正常，减少肢体的运动损伤。

"轻负荷训练"通俗来讲就是微微出汗或不出汗的运动，有轻度疲劳感但不气喘吁吁，以周身微热为宜。其特点是运动量小，注重训练过程，既可以增进身体健康、调节身体多器官功能，又不需要特别安排时间。每周运动3次，每次锻炼15～30分钟即可，以免产生疲劳。

1. 轻负荷训练——居家科学健身18法

（1）懒猫弓背，训练方法如图3-1-35所示。

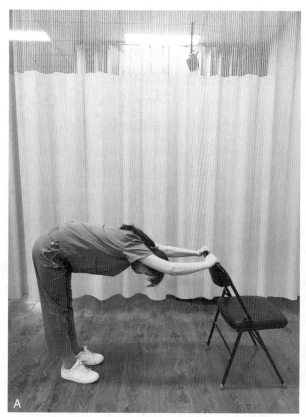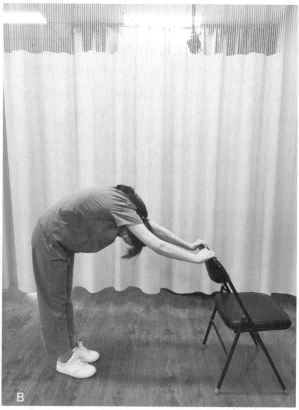

图3-1-35　懒猫弓背
A. 预备动作；B.完成动作

体位：站立位。

方法：面朝椅子背，双手搭在椅子上，先背部拱起然后再俯身向下，每组6～10次，重复2～4组。整个练习过程中会有轻度酸痛和牵拉感，但不应该有明显的疼痛。

（2）"四向点头"，训练方法如图3-1-36所示。

体位：坐位或站立位

方法：前后左右四个方向点头，动作流畅缓慢，每组5次，重复3～5组。练习过程中可有轻度疼痛和牵拉感。

（3）"靠墙天使"，训练方法如图3-1-37所示。

体位：站立位。

方法：背部紧靠墙壁，外展打开双肩，肘屈

曲90°，掌心朝前，手臂完全贴墙缓缓向上伸展，然后再缓慢回到起始位，重复进行6～10次，重复2～4组。

（4）"蝴蝶展翅"，训练方法如图3-1-38所示。

体位：站立位。

方法：可徒手，也可双手各握一瓶矿泉水，双臂成"W"形并保持2秒，每组10～15次，重复2～4组。练习过程中不应该有疼痛。

（5）"招财猫咪"，训练方法如图3-1-39所示。

体位：站立位。

方法：保持上臂始终与地面平行，一侧手臂向上旋转，到最大位置处保持2秒，然后回到起始位置。每组进行10～15次，重复2～4组。

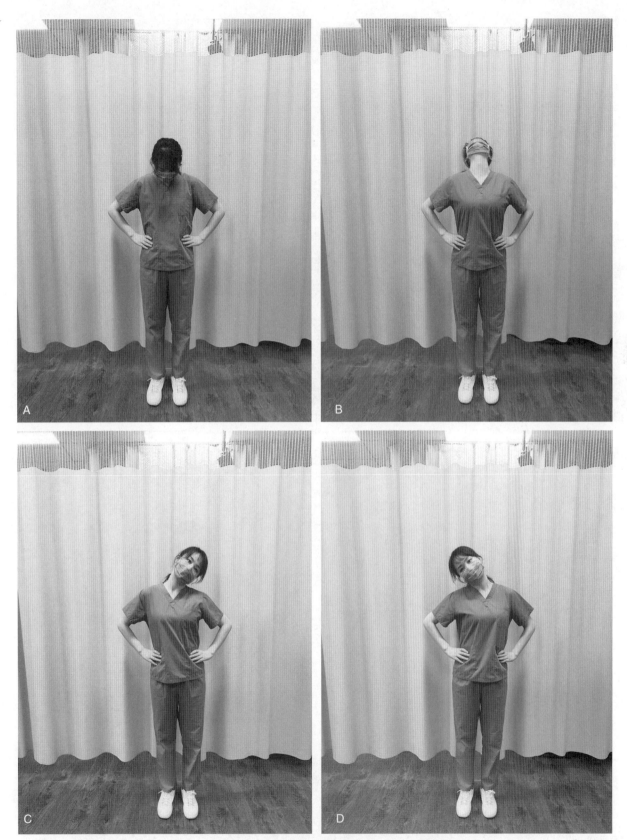

图 3-1-36 四向点头

A.向前点头；B.向后点头；C.向左侧点头；D.向右侧点头

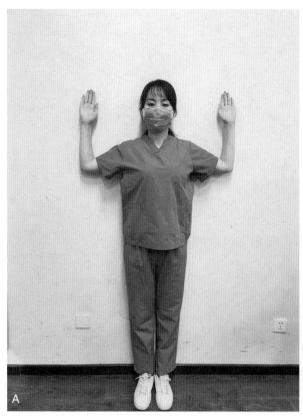
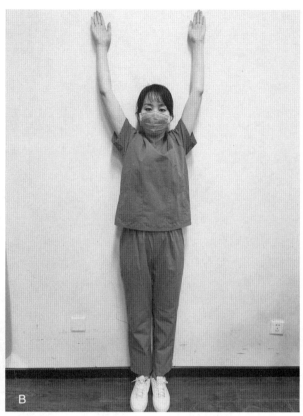

图 3-1-37　靠墙天使

A. 预备动作；B. 完成动作

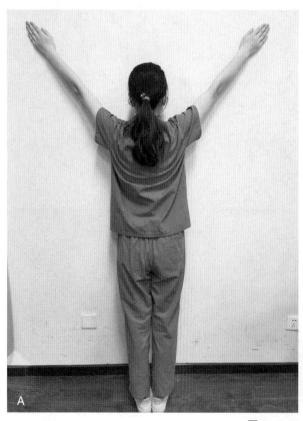
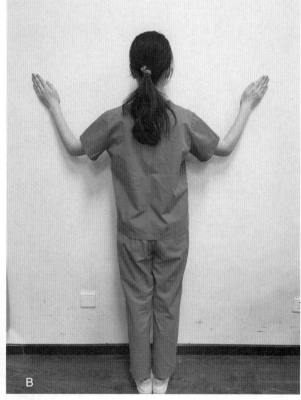

图 3-1-38　蝴蝶展翅

A. 预备动作；B. 完成动作

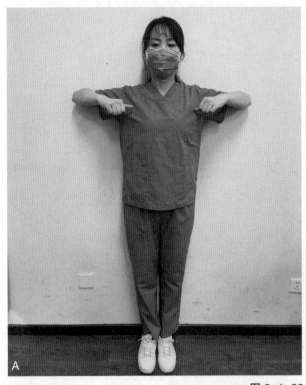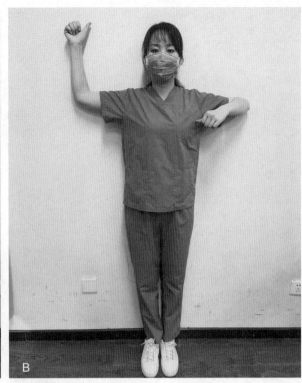

图 3-1-39　招财猫咪
A. 预备动作；B. 完成动作

（6）"壁虎爬行"，训练方法如图3-1-40所示。

体位：站立位。

方法：面向墙壁，身体稳定向前压，双手扶墙往上爬，上下重复多次，配合呼吸。

（7）"'4'字拉伸"，训练方法如图3-1-41所示。

体位：坐位。

方法：骨盆和脊柱保持中立位，一条腿呈"4"字放于另一条腿膝关节处，不要弓背，身体前倾配合呼吸，在臀部明显有牵拉感的位置保持20~30秒，完成3~5次。

（8）"侧向伸展"，训练方法如图3-1-42所示。

体位：站立位。

方法：双手上举并交叉，掌心向外，身体侧屈，左右交替做伸展运动，侧屈到最大幅度并保持2秒，完成6~10次，重复2~4组。

（9）"站姿拉伸"，训练方法如图3-1-43所示。

体位：站立位。

方法：站立时一只手握住同侧脚踝向上拉，站立不稳者可扶椅子或墙增加稳定性，保持拉伸姿势20~30秒，重复2~4组。

（10）"左右互搏"，训练方法如图3-1-44所示。

体位：坐位。

方法：坐在稳定的椅子上，双手交叉抵住对侧膝关节内侧，身体前倾用力回正放松，每次保持3~5秒，放松2~3秒，完成6~10次，重复2~4组。

（11）"靠椅顶髋"，训练方法如图3-1-45所示。

体位：站立位。

方法：双脚与肩同宽，身体前倾，屈髋屈膝臀部顶椅子，双手上举时紧贴耳朵，完成6~10次，重复2~4组。

（12）"坐姿收腿"，训练方法如图3-1-46所示。

体位：坐位。

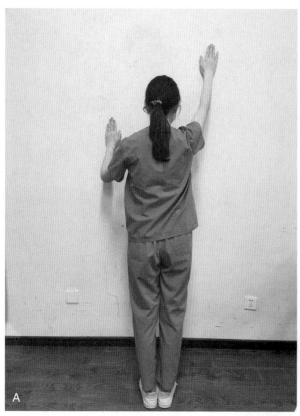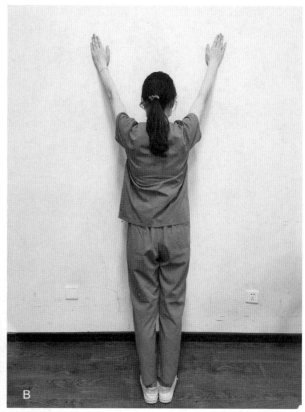

图 3-1-40　壁虎爬行

A. 预备动作；B. 完成动作

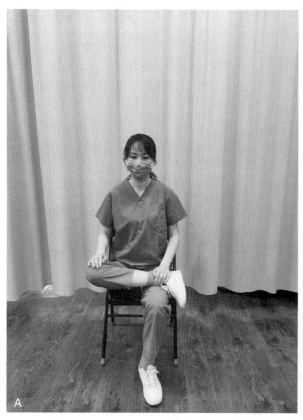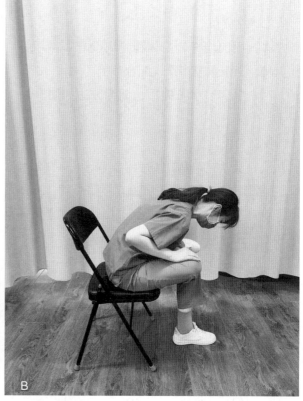

图 3-1-41　"4"字拉伸

A. 预备动作；B. 完成动作

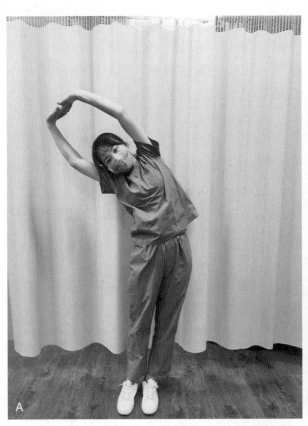
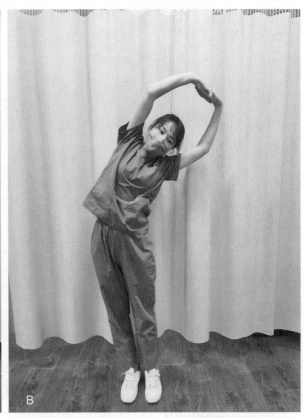

图 3-1-42 侧向伸展

A. 右侧伸展；B. 左侧伸展

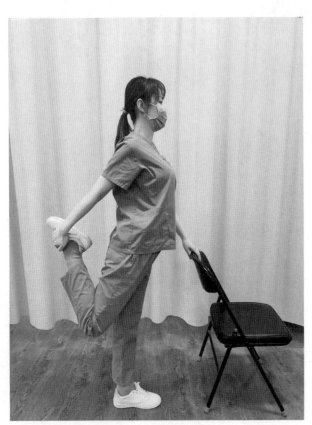

图 3-1-43 站姿拉伸

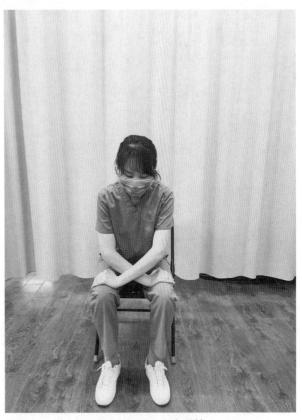

图 3-1-44 左右互搏

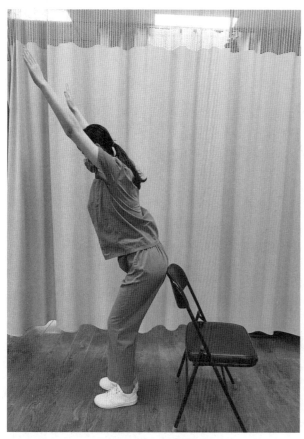

图 3-1-45　靠椅顶髋

方法：坐在稳定的椅子上，屈髋屈膝，膝关节贴近胸部，完成6～10次，重复2～4组。

（13）"足底滚压"，训练方法如图3-1-47所示。

体位：站立位。

方法：单腿站立，一脚踩在圆球上，站立不稳者可手扶墙或椅子，顺时针、逆时针各转3圈，每组进行8～10次，重复2～4组。

（14）"对墙顶膝"，训练方法如图3-1-48所示。

体位：站立位。

方法：弓步，前脚距离墙20cm左右，双手扶墙，双脚不动缓慢将膝顶向墙，可重复多次。

（15）"单腿拾物"，训练方法如图3-1-49所示。

体位：站立位。

方法：手扶椅背单腿站立，膝关节微屈，身体前倾控制身体缓缓捡起地上物品，每组进行8～10次，重复2～4组。

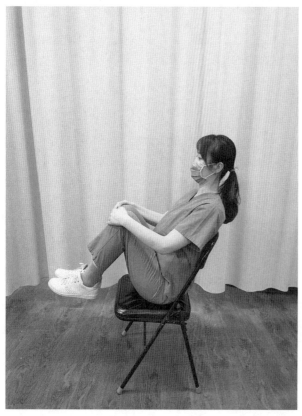

图 3-1-46　坐姿收腿

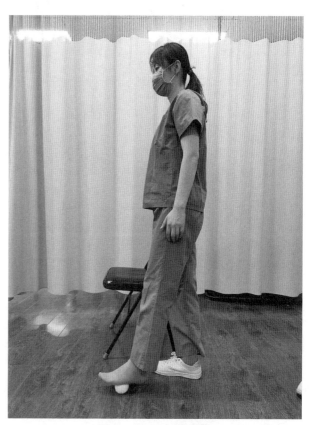

图 3-1-47　足底滚压

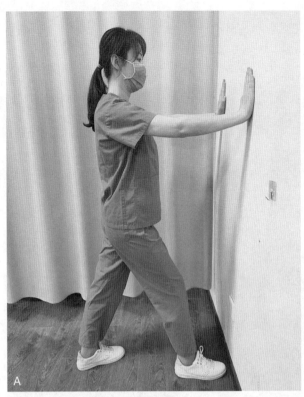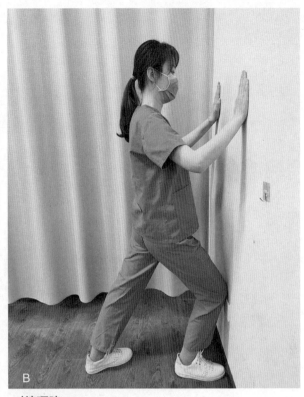

图 3-1-48　对墙顶膝

A. 预备动作；B. 完成动作

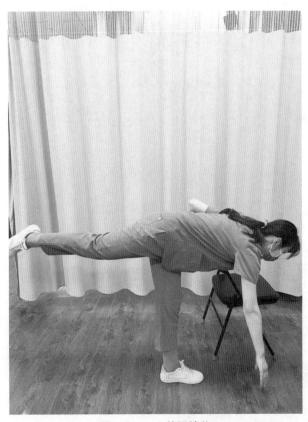

图 3-1-49　单腿拾物

（16）"足踝环绕"，训练方法如图 3-1-50 所示。

体位：站立位。

方法：扶墙或椅子站立，抬起一只脚，向内侧缓慢转动脚踝 10 次，再向外侧缓慢转动 10 次，重复 2～4 组。

（17）"单腿提踵"，训练方法如图 3-1-51 所示。

体位：站立位。

方法：手扶墙或椅子单腿站立，缓缓提踵然后慢慢落下，每组 10～15 次，重复 2～4 组。

（18）"触椅下蹲"，训练方法如图 3-1-52 所示。

体位：站立位。

方法：双脚与肩同宽，屈髋屈膝缓缓向下蹲，双臂与肩同宽向前伸，臀部触碰椅子后缓慢站起，每组 10～15 次，重复 2～4 组。

2. 注意事项

（1）在站立时要保持脊柱中立位，脊柱切勿过多地扭转、屈曲、后伸。

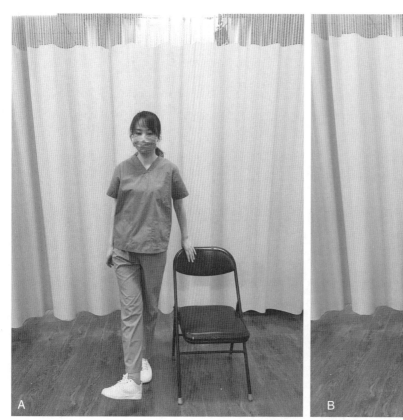
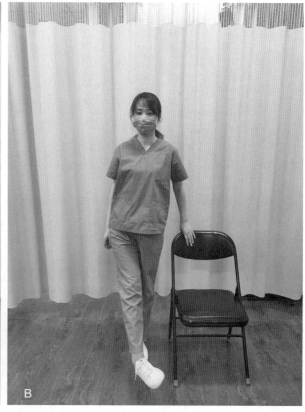

图 3-1-50　足踝环绕

A. 右侧环绕；B. 左侧环绕

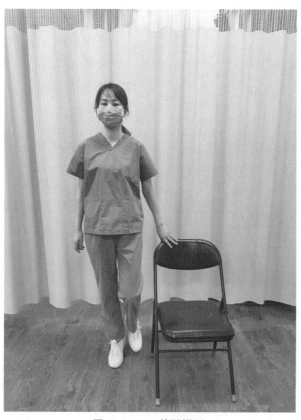

图 3-1-51　单腿提踵

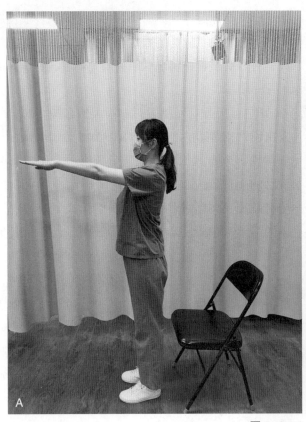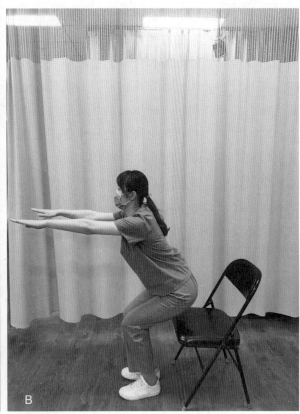

图 3-1-52 触椅下蹲
A. 预备动作；B. 完成动作

（2）锻炼过程中尽可能自然呼吸，不要屏气。

（3）特殊老年人须有人看护，防止跌倒，训练前后检测血压、心率变化。

（4）严重高血压、眩晕症、低血压、未控制的心脏病患者须谨慎选择运动方式。

六、老年康复体操

有关预防和防治老年性疾病的研究表明，保持长时间科学、有效的运动，使人体机体承受一定的运动负荷，能够帮助机体促进全身血液循环，提高心肺功能，为全身的组织细胞提供更多的氧气和营养物质，增进人体各器官、系统功能对运动负荷的适应能力，从而减轻机体的老年性退变并延缓其发展进程。对于常见的慢性老年疾病，可采用医疗体操或康复体操进行干预，也可以鼓励老年人积极参加运动模式比较成熟的健身操、广场舞等娱乐性健身运动及中低强度的有氧运动，这些均能改善老年人的心肺功能、平衡、协调能力，并可缓解疼痛。

（一）老年康复体操概述

1.康复体操的概念　康复体操是指根据伤病的情况，为达到预防、治疗及康复的目的而专门编排的体操运动及功能练习。康复体操属于医疗体育的一部分，按照任务和目的划分为医疗性康复体操、矫正性康复体操和保健性康复体操三类。

2.康复体操的特点　选择性强，容易控制和掌握运动量，适应性广，可以疏解患者的不良情绪。

3.康复体操的作用

（1）良好的身体姿态是提高身体健康的基础，对老年人来说，长期不良的身体姿态会对身体的各个组织器官，包括骨骼、肌肉、内脏、神经系统及消化系统都会有间接或直接的不良影响；正确的身体姿态是机体处于稳定状态的力学条件，从而表现出人体的美感和良好的精神面貌。对老年人来说，随着年龄的增长，骨骼结构发生退行性变化，骨骼的弹性和韧性减弱，脆性增加，容易骨折，因此老年人容易因骨质疏松而引起老年性腰痛。由于疼痛引起的骨关节和肌肉受力不均衡所产生的疼痛更容易让身体姿态发生异常，因此会出现侧弯和龟背的病态姿势。

想要纠正不良的身体姿态，可以对肌肉的柔韧性和可动性进行反复训练。除针对弱侧肌肉的力量训练外，还需要通过伸展练习，将因代偿功能而缩短的肌肉韧带拉长，以纠正身体姿势肌和相位肌的耐力和速度；严重的骨骼变形，需要用手术进行矫正，再通过康复体操进行干预，以维持现状、防止发展或促进术后康复。对于健康或亚健康的老年人，可以选择重复次数较多的体育舞蹈，如广场舞，通过反复的冲力负荷促进骨密度的增加。全身性的协调运动可以提高骨骼与关节的强度和柔韧性，增强抗骨折能力和应变能力，保持身体的灵活性和应激性。

（2）肌肉具有独特的收缩特性，也是人体最先开始衰老的器官，根据肌肉结构不同，可分为平滑肌、心肌和骨骼肌。骨骼肌含量是身体成分中作为评价骨骼肌肉系统疾病的参考依据之一。从50岁开始，人体肌肉力量的下降总幅度达到30%，且四肢力量的下降较为突出，但是老年人肌肉力量的下降常被忽略，直到肌肉无力导致无法正常活动或摔倒。缺少运动或一定时间的骨骼肌废用，会导致骨骼肌在一定程度上出现萎缩，并伴有肌肉功能衰退的现象发生。老年人肌肉功能的衰退常伴随肌纤维数量与运动单位的减少，这是人体肌肉力量随年龄增长而发生变化的趋势。

老年人可以进行一些针对性的肌肉功能训练。对于有特殊疾病的老年人，如偏瘫患者，可针对其患侧相对应的肌群、关节以及做不同动作的肌肉进行康复体操练习，以达到保持肌肉量、预防肌肉力量减退的目的。针对健康或亚健康老年人可以选择有氧运动，如健美操、广播体操、棍操、弹力绳操、球操等保健操。肌力训练可增强肌肉合成蛋白质的能力，使肌原纤维数量增加、肌肉横截面积增大，对增龄过程中出现的肌肉流失现象具有全面的干预作用。

（3）疲劳对人体健康有很大的影响。对老年人来说，疲劳感的产生更容易导致头晕、胸闷、局部疼痛、全身无力、睡眠质量下降、耳鸣等影响生活的病理反应。对于有运动障碍的老年人，在功能状况不良的状态下，不科学的康复手段、不良的生活环境及不合理的营养，更容易产生骨骼肌疲劳，不利于患者功能恢复。研究证明，若肌肉一直处于紧张收缩状态，即使在静力练习时，坚持较短的时间后也会转为放松。当机体常处于紧张状态时，刺激被传导至脊髓，引起相应脊髓节段感觉神经元兴奋，此时，即使通常不让人感到疼痛的阈下刺激也会引起疼痛。如果疼痛经常存在，就会引起继发性的肌肉紧张，进而加重疼痛，从而产生恶性循环。

老年人关节僵硬导致身体不协调，是因为屈肌收缩时伸肌要充分放松，以减少屈肌收缩的阻力；如果屈肌收缩时伸肌放松不充分，那么屈肌的力量就有一部分被伸肌的紧张抵消。另外，在连续收缩放松过程中，只有充分放松，肌肉的连续收缩才能发挥更大的力量。

放松肌肉可缓解疲劳，这在实践和运动生理学及心理学中已得到了证明。各种音乐旋律和节奏及舞蹈动作均可有效缓解肌肉紧张所导致的疲劳。以牵拉伸展为主的运动、瑜伽可用于治疗自主神经功能失调、神经官能症。传统中医的穴位经络按摩，可通过经络穴位的刺激来调动机体抗病能力，调整脏腑功能，以达到保健作用，从而对中枢神经系统的可塑性和侧支循环的形成起到积极的作用。

（二）常见老年康复体操项目

1.有氧运动

（1）广场舞。

1）活动的作用。①增强老年人的身体灵活性，增强体质，塑造体型；②改善心血管功能，增强大脑神经活动，提升睡眠质量；③调节情绪，增加交流，改善人际关系，保持积极乐观的心态。

2）注意事项。①运动前的热身运动，尤其是在秋冬季节应做好充分的准备活动，避免造成老年人的肌肉、关节及韧带损伤；②根据自身的身体状况安排合适的运动量，减少肌肉乳酸堆积所造成的肌肉酸痛和疲劳；③选择合适的服装和场地，避免在光滑地面上跳广场舞；④科学编排广场舞，注重教学方法的科学性、系统性；⑤提高自我安全保护意识，防止在运动中发生损伤。

（2）有氧健身操。

1）活动的作用。①改善老年人脂蛋白代谢；②改善人体运输氧和利用氧的能力，增强心肺功能；③提升肌力和肌耐力，预防运动损伤；④缓解因肌力不足所导致的不良的身体姿态；⑤提高老年人的柔韧性、协调性、灵活性、平衡能力；⑥增强体内交感神经活动、脂代谢活性及肌肉利用脂肪供能的能力，降低体脂肪百分比，有效预防心血管疾病。

2）注意事项。①运动前的热身运动，尤其是在秋冬季节应做好充分的准备活动，避免造成老年人的肌肉、关节及韧带损伤；②根据自身的身体状况安排合适的运动量，减少肌肉乳酸堆积所造成的肌肉酸痛和疲劳；③选择适合自己的健身操强度，循序渐进地增加运动内容和时间，监控心率；④运动后注意保暖和卫生，不要在出汗时淋浴，避免感冒。

（3）简易拉伸操。

1）活动方法。

【动作1】膝关节伸展，如图3-1-53A所示。

动作要领：双脚站立与髋同宽，目视前方，身体重心缓慢向下，双膝微屈，保持5～10秒后，缓慢膝关节伸展，身体重心向上，反复练习。

【动作2】屈髋拉伸，如图3-1-53B所示。

动作要领：双脚站立与肩同宽，脚尖指向正前方，身体缓慢向前伏身，同时保持膝关节微屈，以减少腰部的压力，双手保持放松，自然向下，保持5～10秒，再缓慢抬起上半身。注意不要屏气。

【动作3】小腿拉伸1，如图3-1-53C所示。

动作要领：双腿一前一后站立，前腿屈曲，前脚指向正前方，后腿伸直。拉伸时，后脚的脚后跟不能离开地面。保持10～15秒，左右腿交替进行。注意动作不要过快。

【动作4】肩背拉伸2，如图3-1-53D所示。

动作要领：站在门框处，两手与肩同高，两手置于门框两侧，使上半身向前移动，直到手臂和肩膀有舒适的拉伸感，保持10～15秒。注意胸部和头部向上挺直，双膝可微屈。

【动作5】肩背拉伸1，如图3-1-53E所示。

动作要领：站立时，双膝微屈，右手肘屈曲，手臂置于脑后，同时，用左手握住右手肘，缓慢向后移动头部，使头后部靠着右手臂，保持10～15秒，左右手臂交替进行。

【动作6】肩背拉伸2，如图3-1-53F所示。

动作要领：站立，双手十指交叉高举过头，掌心向上，缓慢向上并向后推手臂，直至手臂伸直，保持10～15秒，注意不要屏气。

【动作7】腹股沟拉伸，如图3-1-53G所示。

动作要领：坐于垫子上，保持后背向上平直，双脚合十，双手放在大腿内侧，双手轻轻向下按压，保持10～15秒。

【动作8】腹股沟拉伸（正面），如图3-1-53H所示。

动作要领：两脚合十，双手握住双脚脚趾，身体缓慢地向前屈曲，直到腹股沟处有轻微的拉伸感，同时，后背也可能有拉伸感，保持10～15秒。注意，在身体前倾的同时，收紧腹部肌肉，可增强身体前部的柔韧性。

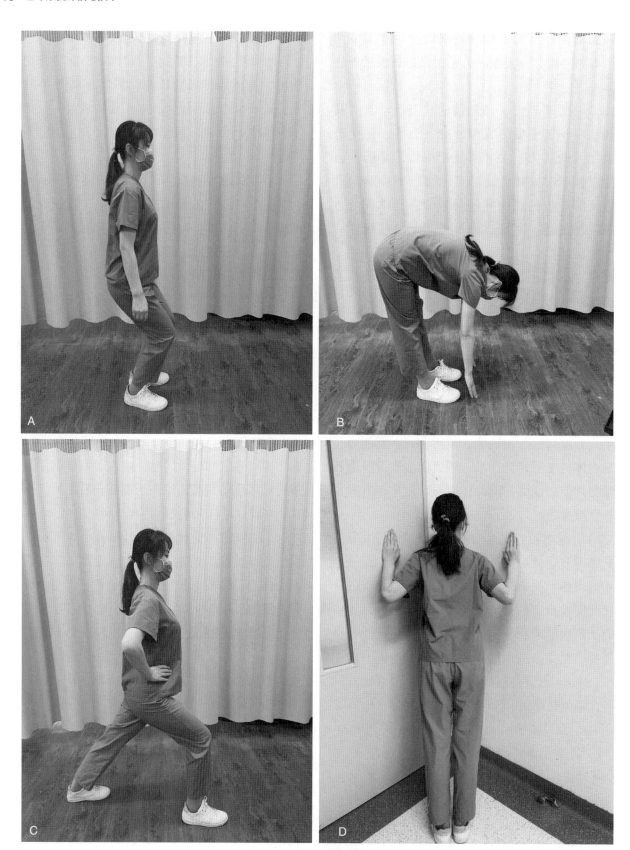

图 3-1-53 简易拉伸操

A.膝关节屈曲；B.屈髋拉伸；C.小腿拉伸；D.肩背拉伸

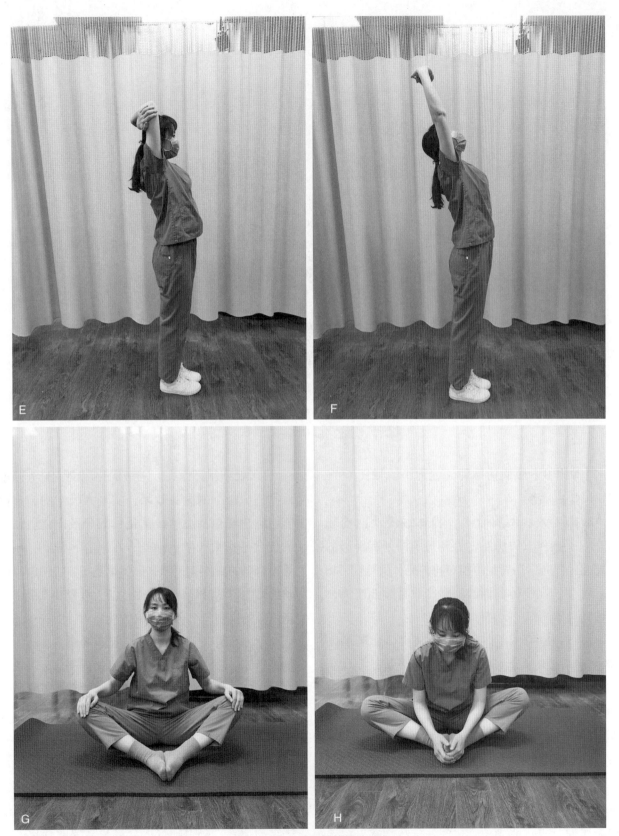

图 3-1-53 简易拉伸操（续）
E. 肩背拉伸 1；F. 肩背拉伸 2；G. 腹股沟拉伸；H. 腹股沟拉伸（正面）

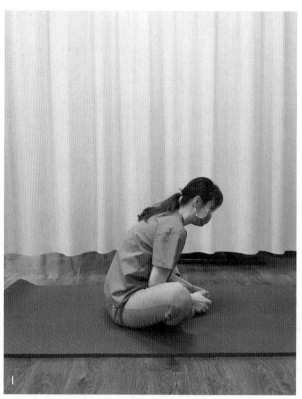

图3-1-53 简易拉伸操（续）

I. 腹股沟拉伸（侧面）

【动作9】腹股沟拉伸（侧面），如图3-1-53I所示。

动作要领：两脚合十，身体缓慢地向前屈曲，双手握住双脚脚趾，直到腹股沟处有轻微的拉伸感，同时，后背也可能有拉伸感，保持10~15秒。注意，在身体前倾的同时，收紧腹部肌肉，可增强身体前部的柔韧性。

2）活动的作用。①可以加速机体疲劳的恢复，缓解肌肉的紧张程度，对老年人运动损伤后的恢复有良好的效果；②有助于增强各个关节活动的幅度，提高关节的灵活性；③有助于改善局部血液循环。

3）注意事项。①初次练习伸展、拉伸动作时要掌握正确的拉伸方法，可以先从大肌肉群进行拉伸，动作幅度不宜过大；②拉伸动作可先进行静态拉伸，再过渡到动态拉伸，特殊患者可选择被动拉伸；③拉伸时，配合自然呼吸进行，不要过度吸气或呼气，禁止屏气。

（4）老年人的太极拳运动处方。

1）处方制订原则。①最优化原则：最大限度地发挥太极拳的健身效果，实现太极拳的健身价值。它主要包括总体最优化和部分最优化。总体最优化是指太极拳运动处方在内容、强度、频率等整合上的最优化；部分最优化是指太极拳健身运动处方内容的最优化，主要包括太极操和太极拳套路内容的排列与组合。②整体性原则：太极拳健身运动处方的服务主体是人，需要审视健身人群的年龄、学龄、体质状况等，综合考虑后予以太极拳的健身指导。各健身要素之间存在着部分与整体的关系，并且具有整体涌现性特征，运动处方制订中既要突出主要的健身要素，又要保障太极拳健身要素的整体性特征。此外，还必须把握不同太极拳内容对身体功能系统的影响。③动态性原则：太极拳健身运动处方制订的初衷是为大众健身提供科学的指导，必须随着大众健身需要的变化进行调整，即遵循动态性原则。实质上就是指运动处方的内容需定期地进行更新与调整。

2）老年人太极拳运动处方具体说明。

A. 运动项目：陈式太极拳、24式太极拳、32式太极剑。

B. 运动强度：运动强度是单位时间内的运动量，是运动处方定量化与科学性的核心问题。国内外的科研成果表明，最适宜的锻炼强度为65%～75% VO_{2max}，即心率为130～150次/分。日本池上教授认为，运动心率在110次/分以下时，机体的血压、血液、尿和心电图等指标均无明显变化，健身价值不大；心率为140次/分时，每搏输出量接近并达到最佳状态，健身效果明显；心率在150次/分时，心脏每搏输出量最大；心率在160～170次/分时，虽无不良的异常反应，但也未出现更好的锻炼效果；心率达到170次/分以上时，体内免疫球蛋白减少，易感染疾病，并易产生疲劳或运动损伤。

已有研究显示，太极拳运动所能达到的平均最大心率低于130次/分，并且基本上只有陈式太极拳运动能够使心率超过130次/分。另有研究显示，低架24式太极拳运动能够使心率超过120次/分，高架24式太极拳的运动心率在100次/分左右。持续3分钟左右的单式太极拳运动，心率在90～100次/分。结合表3-1-1可知，对40岁和50岁以上的锻炼者来说，太极拳所能达到的最大运动强度相当于VO_{2max}的60%，其对应的心率为130次/分。由此可见，40～60岁的人可以任选一种太极拳作为运动内容，并且应以中低架的锻炼为主。对60岁以上的锻炼者来说，陈式太极拳算是高强度运动。因此，老年人对其锻炼内容的选择应避免陈式太极拳。

表 3-1-1 太极拳运动强度在不同年龄段人群的对应参考心率（次/分）

年龄	最大摄氧量百分比（%）						
	84	70	60	50	45	40	30
40 岁	160	147	136	125	120	114	103
50 岁	154	140	130	120	115	110	100
60 岁	146	133	124	115	111	06	97
70 岁	137	126	118	10	106	102	94

C. 运动持续时间与频率：运动频率是指每周锻炼次数，运动持续时间是指每次参加锻炼的时间。相关研究表明，对一些慢性疾病患者来说，每周至少参加5天，每次30分钟以上的中等强度的体力活动，或者每周3天，每次至少20分钟的高强度运动，才能达到疾病康复、维持身体良好健康状态的目的。

由于太极拳运动强度较小，并且运动处方是针对老年人健身需求而制订的，因此每次持续时间应相对较长。据研究，每次进行20～60分钟的耐力性运动是比较适宜的。从运动生理学来说，5分钟是全身耐力运动所需的最短时间，60分钟对于坚持正常工作的人是最大限度的时间。库珀研究认为，心率达到150次/分以上时，最少持续5分钟即可开始收到效果，如果心率在150次/分以下，则需要5分钟以上才会有效果。

本书参照上述研究的成果，且考虑到太极拳运动强度较低的特点，认为每周应至少锻炼40分钟。具体时间可根据运动强度进行适当调整。由于老年人进行太极拳锻炼目的主要是健身保健、改善身体功能，因此，建议每天坚持锻炼，或每周锻炼不少于4次。同时由于运动效应和蓄积作用，间隔时间不宜超过3天。

（5）老年人的五禽戏运动处方。

1）五禽戏的发展与特点。1982年6月28日，国家卫生部、教育部和国家体委发出通知，把五禽戏等中国传统健身法列为医学高校中推广的保健体育课的内容之一。2001年国家体育总局成立了健身气功管理中心，并且积极组织相关专家在整理古导引术的基础上创编了四套健身气功，五禽戏就是其中之一。2003年国家体育总局把重新编排后的五禽戏等健身法作为健身气功的内容向全国推广。五禽戏通过活动全身的关节和肌肉，同时配合呼吸节奏，可达到疏通经络、舒活气血、平衡人体阴阳的目的。

2）运动项目：健身气功五禽戏。

3）运动时间：30~60分钟。

4）运动频率：每周锻炼3~5次。

5）运动强度：有氧运动心率控制在92~119次/分[心率=（206.9-年龄×0.67）×运动强度（55%~75%）]。主观疲劳感为"稍感费力"。

2.抗阻运动

（1）水中韵律操。

1）活动的作用。①促进老年人心血管系统的血压循环，维持血压的稳定；②提升老年人的肌肉力量，减轻体重，降低体脂，提高老年人的身体功能；③改善老年人的肩关节、髋关节、膝关节的活动度。

2）注意事项。①注意水温，根据老年人的耐受能力，水温不宜过高；②运动前检测老年人的血压、血糖水平，异常者禁止该运动；③入水前的热身运动应先从关节和大肌肉群开始；④不要在空腹状态下进行水中运动；⑤饭后或用药后1~2小时再运动。

（2）弹力绳操。

1）活动的作用。①根据不同阻力的弹力带进行渐进式抗阻训练，可增加老年人的肌肉力量，同时，还能改善下肢运动功能；②延缓骨骼肌增龄性衰减，并促进有氧耐力能力。

2）注意事项。①弹力带方便携带，不受体位和空间的限制，可调节阻力大小和方向，避免运动时造成其他的运动损伤；②在站立时要保持脊柱中立位，脊柱切勿过多地扭转、屈曲、后伸；③弹力带应固定牢固，避免反弹到头部和眼睛；④锻炼过程中尽可能自然呼吸，不要屏气；⑤特殊老年人需要有人看护，防止跌倒，训练前后检

测血压、心率的变化。

（三）老年康复体操关键要素

1.确定运动强度

（1）运动中适宜的心率。老年人最适宜的运动强度一般用最高心率的60%来表示。简单的计算方法是：180（或170）减去年龄数字（如65），或比安静时的心率增加50%~60%为宜。

对于有运动障碍的老年人，应根据其疾病恢复时期、损害程度、体力情况等选择合适的运动，通过调节休息时间和反复运动的次数来增减运动量。

（2）运动时间。60岁以上的老年人每周至少3次，每次20~60分钟。若运动强度大，持续时间短一些；若运动强度小，运动时间长些。在锻炼过程中，应感到心胸舒畅，精神饱满，有轻度疲劳但无气喘、心动过速现象。锻炼后食欲增减、睡眠改善、晨脉较稳定、血压正常、体重正常等，都是良好的反应。如果锻炼后有头晕、头痛、胸闷、恶心、胸部不适、食欲缺乏、睡眠不好、晨脉加快、疲劳不能消失、体重下降等情况，表明运动量过大，需要调整或暂停活动。有运动障碍的老年人做康复体操的时间一般为30分钟（包括休息时间）。

2.选择适合的运动方式　预防运动疲劳所致运动损伤的前提是选择适合老年人自己的运动方式。根据老年人的生理结构特点可进行适量的耐力运动、负重运动和力量性运动，但不宜进行速度性运动。有研究表明，适宜的力量训练和负重运动对延缓肌力衰退、延缓骨密度降低非常有效。

适合老年人的运动方式有很多，可以结合老年人的不同需求选择，如做健身操、跳舞、骑自行车、健步走、游泳等。负重或力量运动宜在运动医师或专业人员的指导下进行。

患有运动障碍的老年人宜做的康复体操包括卧位体操、坐位体操、立位体操等。原则是循序渐进，可先从卧位体操开始，熟练掌握后按顺序转移到坐位体操和立位体操的练习。

3.注意老年体育卫生

（1）参与系统运动前必须经过严格的体格检

查和心血管系统功能检查。

（2）在有氧运动过程中，速度不宜过快，慢跑时注意防止踝关节损伤，运动装备不要太紧身。如果在运动中出现胸痛、胸闷、轻度头晕、恶心或呼吸困难，应立即停止运动。根据季节可选择室内或室外作为运动场地。

（3）注意运动时间，不要超过身体所能承受的极限，时刻关注心率变化。

（4）老年人在运动期间要保证充足的睡眠，夏季最好在早晨锻炼，饭后至少间隔1~2小时才能运动。

（5）由于老年人消化系统较弱，尽量选择易消化和富含蛋白质、维生素的食物，同时要控制热量、糖类和盐的摄入。

（6）老年人在运动期间应戒烟限酒。

七、手法治疗

老年人常用的手法治疗主要包括关节活动范围训练、关节松动术、筋膜松解术、神经生理学疗法等。

（一）传统的运动疗法

1.关节活动范围训练

（1）基本原则。

1）活动关节之前要测量主动关节活动范围与被动关节活动范围。

2）在进行关节活动范围训练时，可以先采用被动关节活动范围训练，然后逐渐减少辅助的部分，慢慢地增加主动活动的部分，最后主动地完成关节的活动。

3）活动关节时手法要轻柔、缓慢，可以从近端大关节开始，然后逐渐至远端的关节，以达到有效训练的目的。

4）原则上，每个关节每天平均重复做3次即可。

5）关节活动范围训练的体位以仰卧位为主，训练中应最大限度地减少体位变换。

（2）上肢关节活动范围训练。

1）肩关节屈曲伸展。治疗师一只手握住患者的腕关节及手掌，另一只手握住肘关节近端，缓慢上举上肢至全关节活动范围，然后返回（图3-1-54）。

2）肩关节过伸展。最好选择侧卧位或俯卧位进行（图3-1-55）。

3）肩关节内收外展。治疗师握住患者上肢向内、外侧活动，此时肘关节稍屈曲（图3-1-56）。

4）肩关节内外旋。开始为肩关节外展90°，肘关节屈曲90°，前臂呈中立位。治疗师一只手握住患者腕关节，另一只手握住患者肘关节，以上臂为轴进行旋转（图3-1-57）。

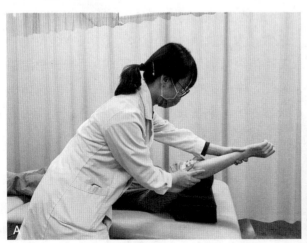
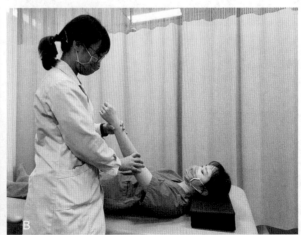

图3-1-54 肩关节屈曲伸展

A.肩关节屈曲；B.肩关节伸展

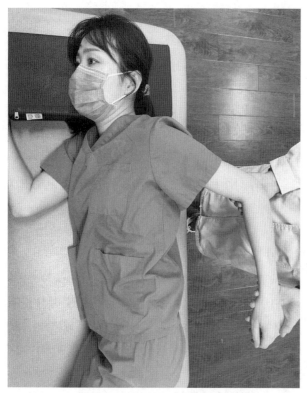

图 3-1-55　肩关节过伸展

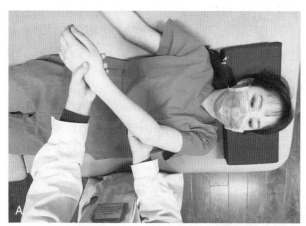

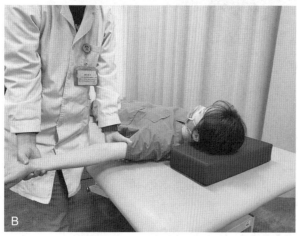

图 3-1-56　肩关节内收外展

A. 肩关节内收；B. 肩关节外展

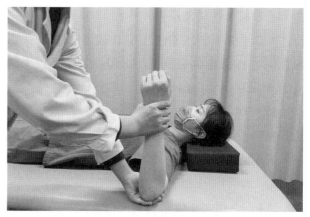

图 3-1-57　肩关节内外旋

5）肩关节水平内收和水平外展。为了使水平外展在全关节活动范围内运动，把肩关节放在治疗台的一端，从肩关节屈曲外展90° 开始。手的位置同肩关节的屈曲。治疗师旋转身体，进行水平外展和水平内收的操作（图3-1-58）。

6）肩胛带活动。取侧卧位，治疗师一只手把持肩峰部，另一只手把持肩胛骨下角处进行上举、下降、外展、内收、上下回旋等活动（图3-1-59）。

7）肩关节和肘关节双关节肌肉的牵张。

A. 肱二头肌牵张：取仰卧位，把肩移出治疗台。治疗师的左手把持肘关节周围，右手把持前臂远端并旋转前臂，接着伸展肘关节，并且伸展到患者诉说肩关节的三角肌前部有不适感为止（图3-1-60）。

B.肱三头肌牵张：肱三头肌的活动范围若接近正常，为了获得全关节活动范围可在坐位进行，若受限可取仰卧位。治疗师的右手把持患者前臂远端，左手把持肘关节下方使肘关节完全屈曲，接着左手上举患者上臂屈曲肩关节，直到患者诉说上肢的后部有不适感为止（图3-1-61）。

（3）下肢关节活动范围训练。

1）髋关节和膝关节屈曲。治疗师一只手置于患者膝下，另一只手握住足跟部，当膝关节最大屈曲时，左手移向大腿外侧部。在小腿的近端稍加压力。为了得到髋关节的完全屈曲，可屈曲膝关节使腘绳肌紧张。为了获得膝关节的完全屈曲，可屈曲髋关节，以减少股直肌的紧张（图3-1-62）。

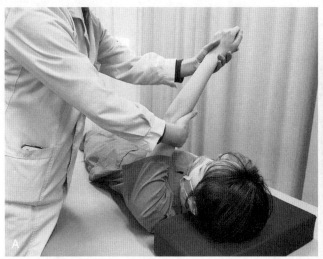
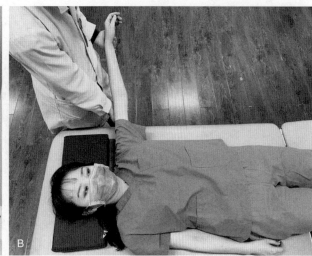

图 3-1-58　肩关节水平内收和水平外展
A.水平内收；B.水平外展

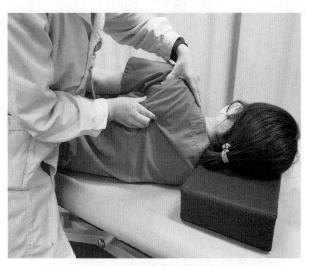

图 3-1-59　肩胛带活动

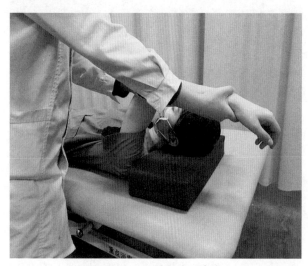

图 3-1-61　肱三头肌牵张

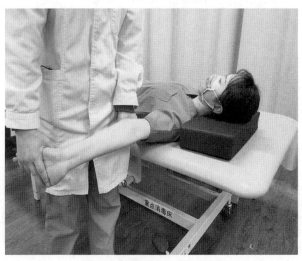

图 3-1-60　肱二头肌牵张

2）髋关节伸展。患者取俯卧位或侧卧位。取俯卧位时，治疗师一只手固定骨盆，另一只手放在膝下辅助髋关节伸展。取侧卧位时，治疗师一只手固定骨盆，另一只手放在膝下，用前臂支撑小腿，做髋关节伸展。膝关节最大屈曲、髋关节最大伸展时，股直肌得到牵张（图3-1-63）。

3）膝关节和髋关节双关节肌肉的牵张。治疗师一只手把持患者的足踝部，另一只手把持患者膝关节的前面，膝伸展位的同时屈曲髋关节（图3-1-64）。

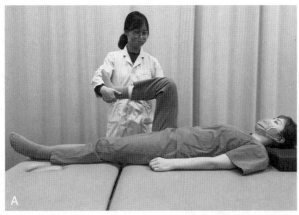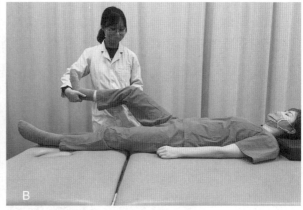

图 3-1-62　髋关节和膝关节屈曲

A. 髋关节屈曲；B. 膝关节屈曲

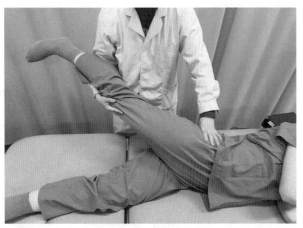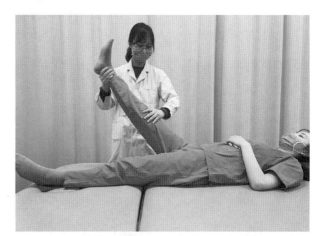

图 3-1-63　髋关节伸展　　　　　　　　　　图 3-1-64　膝关节和髋关节双关节肌肉的牵张

4）髋关节内外旋。患者取仰卧位，使髋、膝关节呈90°屈曲，治疗师左手把持膝部，右手把持足跟，以股骨为轴旋转小腿（图3-1-65）。

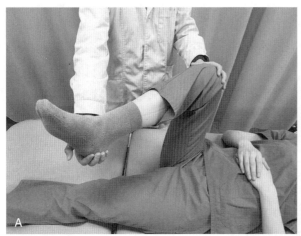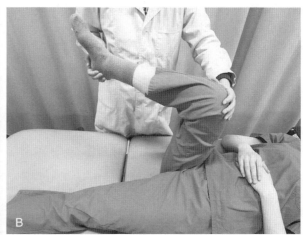

图 3-1-65　髋关节内外旋

A. 髋关节内旋；B. 髋关节外旋

5）踝关节背屈。治疗师一只手固定小腿远端部，另一只手抓住足跟部，前臂紧靠足底，通过前臂推足底部，并用手指向外拉跟骨，则踝关节背屈（图3-1-66）。

（4）腰椎关节活动范围训练。

1）腰椎屈曲。治疗师的手穿过患者双膝下，向上抬起两膝，使两膝向胸廓屈曲（髋、膝关节屈曲）。髋关节完全屈曲，同时屈曲脊柱，则骨盆后倾（图3-1-67）。

2）腰椎旋转。患者取仰卧位并保持膝立位，治疗师一只手固定患者的胸廓，另一只手置于膝关节外侧，把患者的膝推向两侧，反复活动（图3-1-68）。

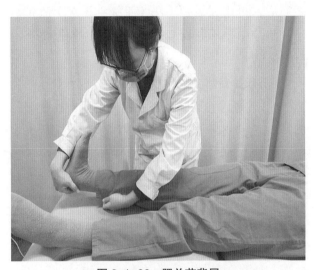

图 3-1-66 踝关节背屈

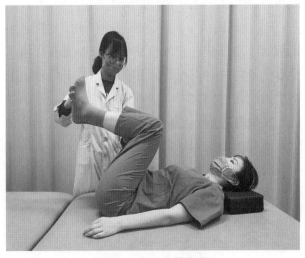

图 3-1-67 腰椎屈曲

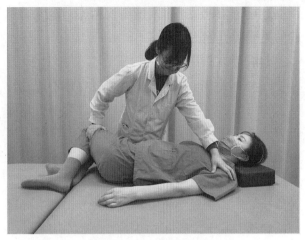

图 3-1-68 腰椎旋转

2. 关节松动术

（1）定义。关节松动术是现代康复治疗技术中的基本技能之一，是治疗师在患者关节活动允许范围内完成的一种手法操作技术，临床上常用来治疗关节因力学因素导致的功能障碍，如疼痛、活动受限或僵硬等，具有针对性强、见效快、患者痛苦小、容易接受等特点。

（2）手法等级。根据手法操作时活动（松动）关节所产生的范围的大小，将关节松动术分为4级。

1）Ⅰ级。治疗师在关节活动允许范围内的起始端，小范围、节律性地来回推动关节。

2）Ⅱ级。治疗师在关节活动允许范围内，大范围、节律性地来回推动关节，但不接触关节活动的起始端和终末端。

3）Ⅲ级。治疗师在关节活动允许范围内，大范围、节律性地来回推动关节，每次均接触到关节活动的终末端，并能感觉到关节周围软组织的紧张。

4）Ⅳ级。治疗师在关节活动的终末端，小范围、节律性地来回推动关节，每次均接触到关节活动的终末端，并能感觉到关节周围软组织的紧张。

（3）手法等级选择。治疗时根据关节在附属运动或生理运动时是以疼痛为主还是以僵硬为主来选择手法的等级。一般而言，Ⅰ级、Ⅱ级手法适用于治疗因疼痛而引起的关节活动受限；Ⅲ级手法适用于治疗关节疼痛并伴有关节僵硬；Ⅳ级手法适用于治疗关节因周围组织粘连、挛缩而引起的关节活动受限。

（4）治疗作用。

1）缓解疼痛。当关节因肿胀或疼痛不能进行全范围活动时，关节松动术可以通过活动关节促进关节液的流动，增加关节无血管区的营养，从而缓解疼痛。同时可以防止因关节活动减少而引起的关节退变，这些是关节松动术的力学作用，关节松动术的神经学作用表现在关节松动术可以抑制脊髓和脑干致痛物质的释放，提高痛阈。

2）改善关节活动范围。动物实验及临床观察均发现，关节不活动可以引起组织纤维增生，关节内粘连，肌腱、韧带和关节囊挛缩。关节松动术，特别是Ⅲ级、Ⅳ级手法，由于直接牵伸了关节周围的软组织，因此可以保持或增加关节周围软组织的伸展性，改善关节的活动范围。

3）增加本体反馈。本体感受器位于关节周围的韧带、肌腱和关节囊中，关节松动术由于直接活动了关节，牵伸了关节周围的韧带、肌腱和关节囊，因此可以提高关节本体感受器的敏感度。以下列本体感觉信息为主：关节的静止位置和运动速度及其变化，关节运动的方向，肌肉张力及其变化。

（5）临床应用。

1）适应证。任何由于力学因素（非神经性）引起的关节功能障碍，包括关节疼痛、肌肉紧张、可逆性关节活动降低、进行性关节活动受限、功能性关节制动。对进行性关节活动受限和功能性关节制动，关节松动术的主要作用是维持现有的活动范围，延缓病情发展，预防因不活动引起的其他不良影响。

2）禁忌证。关节活动已经过度、外伤或疾病引起的关节肿胀（渗出增加）、关节的急性炎症、恶性疾病，以及未愈合的骨折。

（6）操作程序。

1）患者体位。治疗时，患者应处于一种舒适、放松、无疼痛的体位，通常为卧位或坐位。尽量暴露所治疗的关节并使其放松，以使关节最大范围地被松动。

2）治疗师位置及操作。手法治疗时，治疗师应靠近所治疗的关节，一只手固定关节的一端，另一只手松动另一端。除特别说明，凡是靠近患者身体的手称内侧手，远离患者身体的手称外侧手，靠近患者头部一侧的手为上方手，靠近患者足部一侧的手为下方手。其他位置术语与标准解剖位相同，即靠近腹部为前，靠近背部为后，靠近头部为上，靠近足部为下。

3）治疗前评估。手法操作前，对拟治疗的关节先进行评估，分清具体的关节，找出存在的问题（疼痛、僵硬）及其程度。根据问题的主次，选择有针对性的手法。当疼痛和僵硬同时存在时，一般先用小级别手法（Ⅰ级、Ⅱ级）缓解疼痛后，再用大级别手法（Ⅲ级、Ⅳ级）改善活动。治疗中要不断询问患者的感觉，根据患者的反馈来调节手法强度。

3.筋膜松解术

（1）概述。筋膜是一种包裹着肌肉、骨骼、关节，为身体提供保护和支撑的特殊结缔组织层。筋膜包括3层：浅筋膜、深筋膜、浆膜下筋膜。筋膜是三类致密结缔组织之一（其他另外两类是韧带和肌腱），它由头顶一直延伸到脚尖。一般认为，在身体中筋膜的作用是被动的，能够传递肌肉活动和外力带来的机械拉力。可是最近的一些研究表明，筋膜能够像肌肉一样主动收缩，对肌肉骨骼动力学产生影响。

1）浅筋膜。皮肤、脂肪层和脂肪层的网状组织都属于浅筋膜。皮肤负责感知外界所有环境、温度、身体接触的变化，脂肪层与其下的软组织将肌肉与皮肤间隔开。浅筋膜中流动着大量的体液，其作用是参与人体重要的新陈代谢，保持肌肉之间收缩时的润滑，防止肌组织之间的粘连与摩擦，以及传送和收集身体内外的信号。表层的筋膜会因为深层筋膜的张力增加而紧张，也会因为外界的环境而变化，因此可及早发现预知信号。冷、热、情绪、身体姿态等，都会让浅筋膜表现出不同状态，这种状态会引发身体的各种表现。

2）深筋膜。肌外膜、肌内膜、肌束膜、骨

膜，这些都属于身体的深层筋膜。深筋膜之间相互连接、相互传导。深层筋膜的感知神经更加发达，它的作用主要是维持肌肉的张力及力的传导，当深层筋膜出现问题，疼痛信息会牵涉到相邻的肌肉软组织，因而也会牵涉到表层造成浅筋膜的紧张。

（2）触发点。指在触诊检查时感觉疼痛的肌肉区域，表现为条索状组织的肿胀。组织有可能变厚、变硬，产生肿块。这种现象有可能发生在肌肉、肌肉与肌腱的结合处、关节囊及脂肪垫。有时候，触发点也会伴随发炎现象，如果这种现象持续很长时间，健康的筋膜就会受到影响，变成无弹性的瘢痕组织。

筋膜松解术是缓解触发点的一种简单方法。研究表明，筋膜松解术是治疗筋膜炎疼痛综合征的一种有效方法，尽管大多数研究关注的是临床治疗而不是自我按摩。

（3）操作流程。在松解筋膜时要按浅深区分开，如果某一处产生了问题，首先要松解表层，表层得到放松后，深层筋膜的张力就会缓解，最后再松解深层就能达到很好的治疗效果。松解过程中为了防止身体出现紧张反抗情况，需要注意以下几点。①患者平躺在治疗床上，身体处于放松状态，治疗师用双手进行表层安抚，动作要轻柔。②浅层筋膜松解时，治疗师用双手捏起表皮，将皮下组织与肌腹分离，皮肤的敏感度较高，用力应轻而缓慢，整个紧张区域都要松解。③浅层松解完再松解深层，此时不是松解整个肌腹，而是松解肌腹中的最痛点和肌腹两端的肌腱结合处。松解力度应由浅及深、由轻到重，通常用大拇指和肘松解。松解时间为1～3分钟。

（二）神经生理学疗法

1. Brunnstrom疗法 瑞典的物理治疗师Signe Brunnstrom认为，脑卒中后出现的刻板的协同动作和联合反应在运动发育早期是正常存在的，这些模式是在正常随意运动恢复之前患者必须经历的一个阶段。因此，根据脑卒中患者恢复阶段的特点，利用联合反应、部分原始反射（紧张性颈反射、非对称性紧张性颈反射、紧张性迷路反射）、皮肤和本体刺激等引出协同运动模式，再训练患者控制、修正和利用协同运动模式，然后逐步地从这种固定的运动模式中脱离出来，直至获得正常、自主的随意分离运动。

2. Bobath疗法 英国的物理治疗师Berta Bobath 根据人体发育学的理论，提出小儿在出生后的几个月内出现的运动主要是反射性的、无意识的模式。随着发育，其运动变得有受控性、节律性和协调性，即产生了对外界的适应性和反应性。因此，Bobath在分析运动和功能活动的重要成分或因素（如肌张力、姿势、控制运动的模式等）的基础上，总结出了反射性抑制模式和控制的关键点，利用翻正反应、保护性反应、平衡反应等引出主动运动，使用本体与皮肤刺激促进肌张力和运动控制。按发育顺序［卧翻身→侧卧→坐→用肘支撑的俯卧（犬伏位）→手、膝四点位→双膝跪立→站立］促进患者正常运动，使患者功能恢复。该方法强调的是让患者学习运动的感觉而不是运动的本身，要学习今后生活中所需的功能性技能的基本姿势和运动模式。成人神经系统出现病损时，运动控制能力会削弱，出现低级的运动模式。Bobath疗法就是通过仔细的评估，发现患者的运动水平停止在何种水平上，然后设法抑制其异常的运动，按发育顺序促进其正常运动，使其功能恢复。因此，Bobath 疗法又称神经发育学疗法（neurodevelopmental treatment，NDT）。

3. 本体感觉神经肌肉促进技术 本体感觉神经肌肉促进技术（proprioceptive neuromuscu-lar facilitation，PNF）是神经肌肉再训练的方法之一。由美国的康复治疗师Herman Kabat等提出，利用牵张、关节压缩和牵引、施加阻力等本体刺激，以及应用螺旋、对角线状运动模式来促进运动功能恢复的一种治疗方法。原理是通过刺激更多的感受器，增强运动传导的冲动，形成最强的神经肌肉反应，促进相应肌肉收缩，适用于瘫痪或肌力很弱的患者。

4. Rood疗法 20世纪50年代由美国物理治疗

师和作业治疗师Rood提出，按照运动发育的顺序（活动性控制、稳定性控制、在稳定基础上的活动、高难度技巧活动）对感觉感受器施以适当的感觉刺激，以反射性地引起运动反应，并且可以通过重复而达到正确的运动模式。皮肤、本体等刺激包括促进和抑制两个方面，促进是利用刷、叩击、温度、特殊感觉刺激等完成；抑制则是通过轻轻地压缩关节、牵张特定肌群、牵张固有肌、牵张性压迫、振动刺激等实现。

（汪 杰 胡银玲 张玉婷 芦晓磊）

第二节 老年生活能力康复

一、基础性日常生活活动康复

基础性日常生活活动（BADL）指人维持最基本的生存、生活所需要的每日反复进行的活动，主要包括自理活动（如进食、打扫卫生、洗澡、穿衣、如厕、交流等）和功能性移动活动（如床上翻身、转移、坐、站、行走、社区活动等）。

（一）床上翻身

床上翻身是日常生活活动的开始，是穿衣、站立、转移等日常生活活动的前提。

1. 翻身 训练方法详见视频3-2-1和表3-2-1。

表 3-2-1 不同功能障碍的翻身训练

动作	单侧上肢或躯体功能障碍		双侧下肢功能障碍	双侧肢体协调障碍
	健侧翻身	患侧翻身		
摆好准备姿势	健手握住患手，健侧下肢屈曲，插入患侧腿下方	健手握住患手，屈髋屈膝	双上肢伸展，双下肢交叉，一侧下肢置于另一侧上方	双下肢屈髋屈膝
向一侧摆动上肢	健侧上肢带动患侧来回摆动	健侧上肢带动患侧来回摆动	双上肢向一侧甩动	双上肢向一侧甩动
旋转躯干、腰、骨盆	屈颈向健侧转动头部，依靠躯干旋转带动骨盆转向	屈颈向患侧转动头部，利用摆动惯性旋转躯干，完成肩胛带、骨盆转向	头、颈向一侧前屈，利用上肢甩动引起的惯性旋转头、颈、肩胛带	屈颈向一侧转动头部，依靠躯干旋转带动骨盆转向
带动下肢旋转完成动作	利用健侧伸膝动作，完成健侧翻身	健侧腿跨过患腿，完成患侧翻身	上肢甩动的惯性通过躯干、骨盆传到下肢，完成翻身动作	骨盆转向一侧完成翻身

2. 注意事项 ①不管转向患侧还是健侧，整个活动都应先转头和颈，然后正确地连续旋转肩、躯干、腰、骨盆及下肢。②确认床边留有足够的空间给患者翻身，以确保翻身后的安全与舒适。③要确保患侧肩膀有足够支撑，而非只拉患侧上肢。

（二）体位转移

体位转移是指人体从一种姿势转移到另一种姿势的过程，可最大限度地调动患者的运动参与。

1. 卧坐转移 训练方法详见视频3-2-2和表3-2-2。

2. 床椅转移 床椅转移活动适用于从床到椅子之间的转移，也适用于高度相差不大的床和轮椅之间的转移。

（1）床椅直接转移。45° 床椅转移是患者床椅转移最常用的方法，因为椅子或轮椅与床成45° 角时，患者容易握住椅子或轮椅的外侧扶手，比较容易转移，但身体转移的角度比较大。

通常这种方法适用于床与轮椅之间的相互转移。除此之外，90° 床椅转移只需转身90° 即可，在坐位平衡较好的偏瘫患者中也适用。详见视频3-2-3和表3-2-3。

表 3-2-2　不同功能障碍的坐卧转移训练

动作	单侧上肢或躯体功能障碍		双侧下肢功能障碍	双侧肢体协调障碍
	健侧卧位坐起	患侧卧位坐起		
摆好准备姿势	用健侧腿帮助患侧腿置于床边	健侧腿帮助患侧腿将双小腿放于床边	先向一侧翻身	步骤同"单侧上肢或躯体功能障碍"，注意患者躯干的稳定性
用上肢支撑起肢体	将健侧肩膀和上肢移到身体下，通过外展和伸直健侧上肢从卧位撑起	用健侧手和上肢支撑坐起	利用一侧肘支撑，然后变成双侧肘支撑	
直立起躯干并保持平衡	移动躯干到直立坐位，在直立坐位下保持平衡	移动躯干到直立坐位，在直立坐位下保持平衡	利用身体重心左右交替变换，变成双手支撑，完成长坐位坐起动作	

视频 3-2-1　翻身

视频 3-2-2　卧位转移

视频 3-2-3　床椅转移

表 3-2-3　不同功能障碍的床椅直接转移训练

动作	单侧上肢或躯体功能障碍	双侧下肢功能障碍	双侧肢体协调障碍
轮椅或椅子与床成45° 角放置	患者坐在床边，双足平放于地面上。轮椅或椅子置于患者健侧，与床成45° 角，制动，卸下近床侧扶手，移开近床侧脚踏板	患者坐于床边，双足平放于地上。轮椅或椅子与床成45° 角，制动，移开近床侧脚踏板，卸下近床侧扶手	步骤同"单侧上肢或躯体功能障碍"，注意患者躯干的稳定性
用手抓住轮椅或椅子的扶手以提供支撑	患者健侧手支撑于轮椅或椅子远侧扶手，患侧足位于健侧足稍后方	患者先将臀部向前移动，一只手支撑床面，另一只手支撑轮椅或椅子远侧扶手	
移动身体	患者向前倾斜躯干，健侧手用力支撑，抬起臀部，以双足为支点旋转身体直至背靠轮椅或椅子	双手同时撑起臀部向轮椅或椅子方向移动	
转动身体坐进轮椅或椅子	确信双腿后侧贴近轮椅或椅子后正对轮椅或椅子坐下	坐进轮椅或椅子，用双手支撑调整好姿势位置	

（2）滑动转移。滑动转移简单易行，身体借助滑板只需小幅度移动，特别适用于那些双下肢

能够负重，静态和动态坐位平衡好但站位平衡差的患者。床和患者所移向椅子的高度通常相当，

椅子没有扶手，床和椅尽可能靠近，最后撑着床
垫坐到椅子上。详见视频3-2-4和表3-2-4。

表3-2-4 不同功能障碍的滑动转移训练

动作	单侧上肢或躯体功能障碍	双侧下肢功能障碍
把椅子放到床边	椅子紧放在患者的健侧，如果椅子上有扶手应该去掉	轮椅与床平行，制动
沿着床边向椅子滑动	用健侧腿的足背勾住患侧腿的足跟，用健侧上肢支撑床边，臀部稍抬离床面沿着床滑向椅子，当滑到紧邻床边的椅子时，不要再勾患侧腿	卸下近床侧扶手，患者将双腿抬上床，躯干向床沿方向前倾，将右腿交叉置于左腿上
从床滑动到椅子上	然后再用健侧手扶住椅子的另一边，稍抬高臀部从床滑到椅子，调整坐位平衡以正确的坐姿坐正	应用侧方支撑移动的方法，左手支撑于床上，右手支撑于轮椅扶手上，头和躯干前屈，双手支撑抬起臀部，向床移动

3. 坐站转移 坐站转移这种姿势变化可以增强患者主动训练的意识，也是由坐位到站起的必要条件。详见视频3-2-5和表3-2-5。

表3-2-5 不同功能障碍的坐站训练

动作	单侧上肢或躯体功能障碍	双侧下肢功能障碍	双侧肢体协调功能障碍
坐于床边	患者坐于床边，双足分开，与肩同宽，双足垂直平放于地上	患者佩戴长腿支具坐于床边，双足分开，与肩同宽，将脚跟移到膝关节重力线的后方	患者坐于床边，双足分开，与肩同宽，双足垂直平放于地上
躯干前倾	双手交叉相握，拇指在上，躯干向前倾斜	双手撑住步行架的扶手，躯干向前倾斜	双手扶住助行器，躯干向前倾斜
重心前移	双膝前移超过足尖，臀部抬离床面，患侧下肢充分负重	双手用力支撑，臀部抬离床面	双膝前移超过足尖，臀部抬离床面
站起	双腿用力，伸髋伸膝站起，躯干挺直，双手分开自然下垂于体侧	双手突然发力，把躯干支撑起来站直，利用惯性把长腿支具锁定	双手支撑，双腿伸髋，伸膝用力，躯干挺直，慢慢站起

（三）自我照顾

自我照顾能力的训练是康复治疗的重要内容，自我照顾能力的建立，是患者回归家庭和重返社会的坚实基础。

1. 进食障碍训练

（1）主要障碍表现。

1）吞咽困难，呛水、呛食。

2）手不能到达嘴边，不能将食物送到口中。

3）不能拿起并把住餐具（碗、筷子、勺等）、食品及各种饮料杯、罐。

4）不能同时双手操作。

（2）进食障碍的原因。

1）上肢或口腔颌面部关节活动受限。

2）上肢或口周围肌群肌力低下/协调性障碍。

3）上肢偏瘫。

4）认知障碍、知觉障碍、感觉障碍。

（3）治疗/训练。

1）对于口腔颌面部关节活动受限、肌力低下及协调性障碍者：端正头、颈及身体的位置以利于吞咽；改变食品的硬度或黏稠度；借助于设备

帮助维持进食的正确体位（头中立位稍前屈、躯干直立、髋关节屈曲90°、双脚着地）。

2）上肢关节活动受限和肌力低下者可选择以下方法：健侧上肢辅助患侧上肢送食品入口；将肘关节放置在较高的台面上以利于送食品到口

中；用勺代替筷子；将勺绑或夹在手指间；用双手拿杯子；利用肌腱固定式抓握（腕关节伸展时手指屈肌紧张）拿起玻璃杯或棒状食品。详见视频3-2-6。

视频 3-2-4　滑动转移

视频 3-2-5　坐站转移

视频 3-2-6　进食障碍训练

3）上肢协调性障碍者可选择以下方法：增加肢体重量；一侧上肢固定，另一侧上肢、躯干、肘、腕都靠在桌子上以保持上肢稳定。

4）一侧上肢或身体障碍者可选择以下方法：使用防滑垫、吸盘等辅助用具固定碗或盘子（图3-2-1）。

2. 修饰障碍训练　修饰活动包括洗手和脸、拧毛巾、刷牙、梳头和做发型、化妆、刮胡子、修剪指甲等。

（1）主要障碍表现。

1）手不能接触到头面部，不能靠近水池或水龙头。

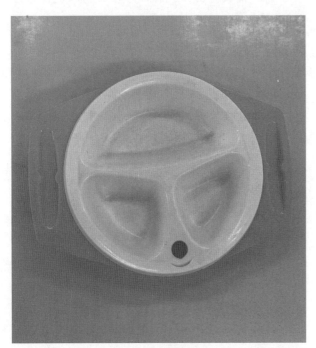

图 3-2-1　辅助吸盘

2）不能拿起并握住梳洗用具。

3）双手不能配合进行有关活动，如拧毛巾等。

（2）修饰障碍的原因。

1）上肢和颈部关节活动受限。

2）上肢和颈部肌群肌力低下/协调性障碍。

3）上肢偏瘫。

4）认知障碍、知觉障碍。

（3）治疗/训练。

1）上肢和颈部关节活动受限、肌力低下者可选择适应或代偿方法：健侧手辅助患侧手进行梳洗；将前臂置于较高的台面上以缩短上肢移动的距离；用嘴打开盖子；用双手握住杯子、牙刷、剃须刀、梳子等；使用按压式肥皂液。

2）上肢和颈部协调性障碍者可选择适应或代偿方法：增加肢体重量；一侧上肢固定另一侧上肢或同时使用双上肢；在洗脸、刷牙以及梳头时，将躯干、肘、腕部靠在水池边以保持上肢稳定；使用按压式肥皂液。详见图3-2-2。

3）一侧上肢或身体障碍者可选择适应或代偿方法：开瓶盖时，将容器夹在两腿之间；可将毛巾绕在水龙头上，用健手拧干。详见图3-2-3。

3. 穿上衣障碍训练

（1）主要障碍表现。

1）不能将上肢放进袖口中，不能将上衣举过头或从背后绕到身体的另一侧。

2）不能脱、穿套头衫，不能用手将衣服的后背部向下拉。

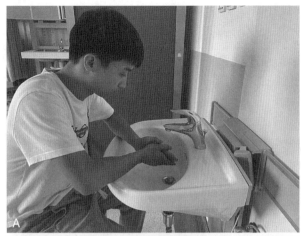

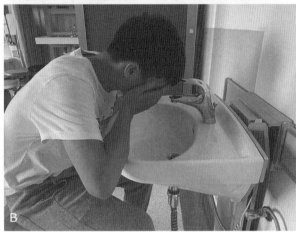

图 3-2-2　洗手（A）、洗脸（B）

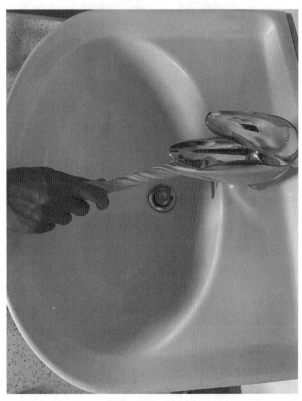

图 3-2-3　拧毛巾

3）不能解开或系上纽扣。

4）不能拿较重的衣服，如皮夹克。

5）分不清衣服的上、下、前、后及左右，以及它们和身体各部位的关系。

（2）穿上衣障碍的原因。

1）上肢和躯干关节活动受限/肌力低下。

2）上肢肌群协调性障碍。

3）上肢偏瘫。

4）认知障碍、知觉障碍、感觉障碍。

（3）治疗/训练。

1）躯干关节活动受限、肌力低下者可选择适应或代偿方法：穿轻便、宽松的上衣；穿前开襟的衣服；穿前开襟上衣时不解开衣服下部的扣子，按套头衫的方式穿、脱；躯干肌力弱，坐位平衡不稳定时给予支持。

2）上肢和躯干协调性障碍者可选择适应或代偿方法：穿着宽松的服装；提倡穿套头式上衣；必要时选用大扣子或按扣；操作时，上肢应尽量靠近身体。

3）一侧上肢或身体障碍者可选择适应或代偿方法：穿着轻便、宽松的上衣；坐位平衡较差时予以支持；穿前开襟的衣服时，先穿患侧，后穿健侧；脱衣时，先脱患侧一半，再将健侧袖子全部脱下，最后退出患侧的衣袖；穿套头式上衣时，先将上衣背朝上放在膝上，将患侧手插入衣袖，并将手伸出衣袖，再将健侧手插入衣袖并伸出，用健侧手将衣服尽量往患侧肩上拉，将衣服后身部分收起并抓住，头从领口钻出，整理衣服。脱衣时，将衣服后身部分向上拉起，先退出头部，再退出双肩与上手。详见视频3-2-7。

4.穿裤子、鞋、袜障碍训练

（1）主要障碍表现。

1）手不能摸到脚。

2）不能站着提裤子。

3）不能抓住裤腰并系皮带。

4）不能解开或系上扣子。

5）分不清裤子的上下前后左右，以及它们与身体各部位的关系。

（2）穿裤子、鞋、袜障碍的原因。

1）上肢、下肢和躯干各关节活动受限。

2）上肢、下肢和躯干肌力低下。

3）上肢偏瘫。

4）移动障碍（无上肢损伤）。

5）认知障碍、知觉障碍、感觉障碍。

（3）治疗/训练。

1）下肢关节活动受限、肌力低下者可选择适应或代偿方法：穿轻便、宽松的裤子；运用此类患者穿、脱裤子的方法；穿松紧口或有尼龙搭扣的鞋；避免穿高帮鞋或靴子。

2）上肢、下肢和躯干协调性障碍者可选择适应或代偿方法：穿着宽松的服装，裤腰用松紧带；在稳定的床上、轮椅上、扶手椅上穿衣；在用手触摸脚面时，用上肢顶住腿部以保持稳定；肢体远端负重。

3）一侧上肢或身体障碍者可选择以下方法：在床上穿裤子时，先穿患侧腿，后穿健侧腿；用健侧撑起臀部，上提裤子，用健手系皮带；在椅子上穿裤子时，先穿患侧腿，再穿健侧腿，然后用健侧手抓住裤腰站起，将裤子上提，最后坐下用健侧手系皮带；站起时裤子自然落下，先脱健侧，再脱患侧。详见视频3-2-8。

视频 3-2-7 穿上衣障碍训练　视频 3-2-8 穿裤子障碍训练

5. 洗澡障碍训练

（1）主要障碍表现。

1）不能进入澡盆或淋浴室。

2）不能使用水龙头、肥皂、海绵、浴巾。

3）手不能够到身体的每一个部位和水龙头。

（2）洗澡障碍的原因。

1）上肢、下肢和躯干的主动及被动关节活动受限。

2）上肢、下肢和躯干协调性障碍。

3）一侧上肢或身体偏瘫。

4）下肢被动和主动关节活动障碍（无上肢损伤）。

5）认知、知觉障碍、感觉障碍。

（3）治疗/训练。适应或代偿方法：澡盆底部及淋浴室地面铺上防滑垫；将湿毛巾搭在椅背上，患者坐在椅子上，通过背部摩擦毛巾擦洗背部；擦干背部也用同样的方法；如果手不能摸到脚，就在脚底放一块有皂液的毛巾洗脚；将有皂液的毛巾放在膝上，将上肢放在毛巾上擦洗（用于一侧上肢损伤者）；长把开关有助于患者拧开水龙头。

6. 如厕障碍训练

（1）主要障碍表现。

1）不能上、下坐便器。

2）手不能接触到会阴部。

3）不能拿住和使用卫生纸。

4）不能穿、脱裤子。

5）不能使用尿壶或便器。

6）不能自己使用栓剂。

7）不能排空和护理结肠造瘘。

（2）如厕障碍的原因。

1）上肢、下肢和躯干的主动与被动关节活动受限。

2）上肢、下肢和躯干协调性障碍。

3）一侧身体障碍。

4）认知障碍、知觉障碍、感觉障碍。

（3）治疗/训练。适应或代偿方法：如厕前后穿、脱裤子的方法与前述相同；抓握功能差者可将卫生纸缠绕在手上使用。

二、工具性日常生活活动康复

工具性日常生活活动（IADL）是指需要借助一些工具或设备来完成的或者一些相对复杂而且流程较多的生活活动，指人们在社区中独立生活所需的较高级的关键性技能，如家务活动、烹饪、采购、处理个人事务等。IADL是在BADL基础上实现的社会属性活动，是维持残疾人自我照顾、健康并获得社会支持的基础，主要涵盖家务活动技巧及社区活动生活技巧两大类。IADL能力主要用功能活动问卷、日常生活活动能力量表、快速残疾评定量表、Frenchay活动指数进行评估。

（一）家务活动生活技巧训练

家务是指家庭中的日常事务。家务范围广泛，从简单的扫地到复杂的烹饪都包含在内。家务内容分为三个层次：为了满足生理需要的家务，如与进食、睡眠、排泄相关的准备工作；为了生活的舒适而进行环境的调整，如扫地、给家具安排位置、给阳台上的花浇水等；处理邻居或社区的各种关系等。家务活动需要具备的能力包括移动、上肢能在一定范围内活动、手的精细动作、体力、智力、交流等。

下面以偏瘫老年人洗衣服为例，介绍家务生活技巧训练。训练流程包括活动分析、训练准备、训练实施、效果评价。

1.活动分析

（1）老年人的认知能力及配合意愿，也就是说，老年人可以理解这项活动或对于过往的习惯有一定的记忆。

（2）老年人在卫生间内的移动能力，包括在水盆、水池、晾衣架等不同位置的转移。

（3）老年人上肢和手的协调性与精细动作完成能力，如搓洗衣物等。

2.训练准备

（1）对偏瘫老年人及其家属进行生活访谈，激发其参与家务活动训练的意愿。

（2）与偏瘫老年人家属共同确定洗衣服的流程。

（3）根据偏瘫老年人是否需要借助轮椅以及转移的难度考虑水池、晾衣架的应用。

（4）由护理人员或家属陪同偏瘫老年人清洗衣物。

3.训练实施 将洗衣活动分为衣物整理与环境适应、洗衣、环境整理、分享4个阶段。便于偏瘫老年人理解，同时也能分析每一个环节的难度、可照顾人员需要帮助的比例。

（1）衣物整理与环境适应。根据老年人的认知情况及生活习惯，先让老人对衣物进行分类处理，可以选择机洗或手洗。同时，要让老年人适应卫生间或阳台的环境，他们可能很久没有自己洗过衣服，需要一个适应的过程，这在准备工作中就需要提前完成，在正式训练的时候也需要重复进行。根据需要，可以对卫生间或阳台进行改造。

（2）洗衣。依赖轮椅还是独立站位、患侧残存功能的强弱、患者是否能够取晾衣架等多种因素的评估是决定护理人员如何协助、指导老年人顺利完成洗衣任务的重要环节。见图3-2-4。

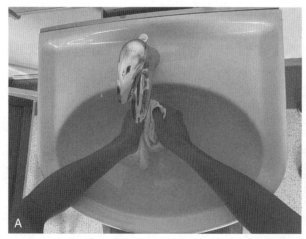
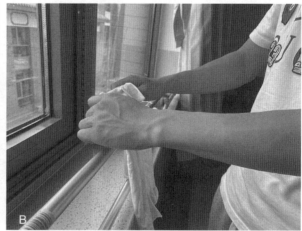

图3-2-4 洗衣

A.洗衣；B.晾衣服

（3）环境整理。洗衣之后，需要对卫生间或阳台进行处理。工具清洗并回收、地面擦拭等是洗衣工作完整步骤必不可少的过程。在这一过程中，护理人员同样应注意给予偏瘫老人适宜的帮助。

（4）分享。这项活动仍属于日常生活活动训练的一部分，完成此项活动意味着老年人的需要和康复水平已经达到新的阶段，需要让老年人跟家属甚至亲友分享，分享的主要目的是与偏瘫老年人共同感受生活的回归、生活的参与、生活的继续以及在这种功能上又开始的新的生活方式。

4.效果评价　洗衣活动是偏瘫老年人在基础性日常活动之上的一次新尝试，从计划、准备到实施，需要护理人员及家属耐心细致的准备和陪同。对于偏瘫老年人在活动前的访谈、活动中的表现、活动后的反应都需要进行评估，对每个环节的不足成分加以分析，为后续的家务活动训练和社区活动训练做好准备。

（二）社区活动生活技巧训练

基础性的日常生活活动训练有助于满足偏瘫老年人的生理需要和安全需要，如果想实现社交与归属感需要、尊重需要和自我实现需要等更高层次的需要，只进行一般的日常生活活动就不够了。家务活动的训练为更高层次的需要目标打下了基础，社区活动则为偏瘫老年人社会参与，获得更多的尊严和满足提供了更广阔的舞台。

1.社区活动训练的主要目标

（1）利用社区的资源，将老年人生活范围从家中扩大到社区，进一步参与社会生活。

（2）护理人员与家属等一起帮助老年人提升社区活动的参与能力，让老人感受到一定的成就感，帮助他们在一定程度上消除对自己的消极认知情绪。

（3）引导老年人参加社交性活动，扩大他们的交际圈，让他们拥有健康、丰富多彩的老年生活。

（4）通过健康教育和技能讲座，帮助老年人增强自我健康管理意识和提高社区活动技能。

2.老年人社区活动信息采集　护理团队需要了解社区老年人的病史、身体功能、家庭成员、家庭和周围物理环境、可利用的社会资源等情况，为制订其社区活动评估和目标做好准备。

3.老年人社区活动评估分析　根据老年社区活动所采集的信息进一步评估老年人的社区活动能力，评估内容包括身体功能、生活能力、家庭与社区环境。

4.老年人社区活动目标制订　在老年人信息采集和社区活动评估的基础上，需要为老年人社区活动制订目标。这个目标需要由老年人及其家属还有护理人员共同制订，必要时还可征求医务人员的建议，包括长期目标和短期目标。制订的原则包括具体明确、能够测量、可以达到、相关、有设定期限。目标不需要制订得过多、过高，重要的是能够完成，哪怕起点低一些也是可以接受的。

5.老年人社区活动训练实施　包含以下几个方面（图3-2-5）。

（1）社区活动前的沟通与生活访谈。

（2）制订社区活动训练方案。

（3）实施社区活动训练。

（4）社区活动结束后的分享。

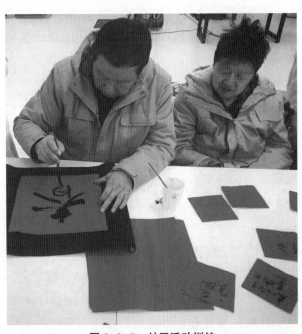

图 3-2-5　社区活动训练

6.老年人社区活动效果评价 社区活动效果评价可以很复杂，也可以很简单。如果从病情的变化、生活能力的改变、环境的适应等角度综合评价，可能比较复杂，也比较规范，甚至需要医务人员参与，根据老年人及其家属一段时间内的表现进行多种量表打分。但是对常规性、普通性的社区居家养老服务而言，选择可操作性强的效果评价也是可以考虑的，如对老年人及其家属的满意度、老年人生活能力的变化、老年人对生活的信心等指标进行评价。

三、文娱性活动康复

随着经济水平的提高，很多老年人对精神文化生活的要求越来越高。老年人退休后独居在家，空闲时间多，容易出现焦虑、烦躁甚至抑郁等问题，长此以往，极易诱发身心疾病。老年人适当参加文娱性活动，可转移注意力、缓解压力、陶冶情操、修身养性，使全身肌肉在适度活动中得到锻炼。

（一）园艺活动

1.概述

（1）园艺。简单来说是指果树、蔬菜以及观赏类植物的栽培、繁育技术和生产经营方法。如今，园艺活动是老年人社交、改善情绪的有效途径之一，不仅可以强健身体，还能提升生活质量。

（2）作用。参加园艺栽培等活动，可使劳动者产生满足感；投身于园艺活动中，能使人们忘却烦恼，产生疲劳感，加快入睡速度，起床后精神更加充沛；长期进行园艺活动，可培养忍耐力与注意力；待到自己培植的花木开花、结果时，会受到人们的称赞，这会增强自信心。

2.园艺疗法

（1）概念。根据美国园艺疗法协会（America Horticultural Therapy Association，AHTA）的定义，园艺疗法是指以植物栽培和园艺操作活动为手段，作用在身体和精神方面需要改善的人的身体上，使其在社会、教育、心理及身体等诸多方面

可以进行调整与更新的一种有效方法。

（2）起源与发展。1973年，美国建立了世界上第一个全国园艺疗法协会，它从学科和职业的角度开始探索和研究园艺疗法，突出了"环境—植物—人"的密切关系，以平等的态度对待不同群体的需要。随后，英国、加拿大和日本也建立了自己的园艺疗法协会，这些国家的园艺治疗也在实践和应用中迅速发展。随着园艺疗法的不断突破，园艺疗法已经可以针对亚健康进行治疗，且能带给人们健康和幸福。

3.老年园艺活动设计的原则

（1）健康舒适性原则。是指园艺活动的整体设计，需要给参与园艺活动的老年人以健康和舒适的感觉。此原则包括舒适性原则、健康性原则、便捷性原则。

（2）安全性原则。是指尽可能保证老年人在园艺活动期间的安全，此原则包括无障碍原则、无毒害原则、控制感原则。

（3）社交性原则。指园艺活动空间需要提供友情、归属感和尊严等人际交往情感。例如，园艺活动空间为老年人提供了集体活动的空间，增强了朋友间的友情；大家一起举行怀旧主题活动，可以找到归属感；栽培种植等活动结束之后，园艺活动空间给大家提供了展示自己作品的机会，可以通过拍照、集体点评、成果展示等方式帮老年人寻找自我尊重和他人尊重的感觉。

（4）自我成就性原则。园艺活动为老年人提供了良好的自我成就机会，可以对各类瓜果蔬菜花卉等植物进行改造，如插花活动、制作植物精油、采摘瓜果、摆放果盘，把这些当成作品展示出来，当被人欣赏时，由于老年人的想法得到实现，会产生一种自我成就的价值感。

4.园艺活动对老年人健康的益处

（1）生理益处。园艺活动涉及各种程度的体力活动和身体活动（抓、握、伸展、弯曲、行走、站立等）。老年人使用适当的工具进行运动，有助于提高其手眼协调能力。园艺活动可以增强老年人的生理功能，提高生活自理能力。

（2）心理益处。在园艺活动中，老年人因表现出创造力而得到赞扬时，可以增强其自信心，提高老年人的积极情绪，如幸福感。

5.老年园艺活动设计案例 针对老年人生理、情感与归属、尊重、认知与审美、自我成就等需要，有不同主题、不同功能类型的园艺活动设计，包括观感类（只需观赏和感受）和参与类（需改造物品或环境，参与活动）两种（图3-2-6）。

（1）观感类（视觉疗养区）。具体内容详见表3-2-6。

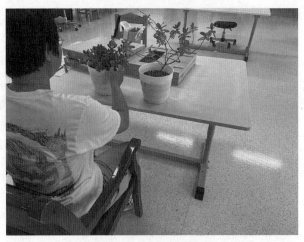

图 3-2-6　老年园艺活动

表 3-2-6　观感类活动	
项目	内容
工具	大树、花坛、假山、雕塑等构成的区域，各种颜色的植物
活动内容	散步、聊天、跳舞、棋牌等社交活动
空间设计	步行道要求：平坦，光线充足，保证老年人安全问题 观赏区域要求：让老年人在观赏区域夏天可以纳凉，冬天可以晒太阳；视线通畅，座椅舒适，安排好遮风挡雨设施并保持空气流通
元素设计	植物色彩在很大程度上影响人的心理、认知和思维能力等。研究显示，当一个人处在绿色的视觉环境中时，脉搏会变得平稳，有利于稳定情绪，缓解精神疲劳，降低突发疾病发生的概率。因此，在植物的色彩设计中，应选择绿色为主色调，用其他不同色彩植物为点缀，打造调节不同情绪的区域。例如，要达到吸引老年人的作用，可使用暖色调植物，如红色、黄色、橙色的植物；如果要达到舒缓情绪、放松心情的作用，可使用蓝色、绿色等冷色调的植物
活动目的	不同颜色和形态的植物对老年人的视觉和触觉产生不同的刺激，达到缓解压力、舒缓情绪、延迟视觉退化的目的，改善精神状态和生理健康
注意事项	不要在同一区域内设计太多颜色，以免引起老年人视觉上的过度冲击。以绿色为底色，适当选取 2～3 种其他颜色来搭配，以达到相应的效果 保证老年人在活动期间的安全问题

（2）参与类活动。具体内容详见表3-2-7。

表 3-2-7　参与类活动	
项目	内容
工具	教学：白板、讲台、白板笔、板擦、长桌、座椅等设施 操作工具与材料：植物及种子、蔬菜水果及种子、花卉、花盆、花剪、铲子、水桶、喷壶、手套、塑料薄膜等
活动内容	讲解、松土、播种、浇水、施肥、展示成品
活动目的	生理疗养：刺激触觉、嗅觉、视觉，增强识别、记忆能力，以及平衡、关节活动等运动能力 心理疗养：舒缓情绪、放松心情 自我成就：看到自己栽种的植物蔬果等，感到满足与自豪

续表

项目	内容
注意事项	选择活动所用的蔬果或农作物时，应考虑过敏因素，尽量选择不会引起过敏的种类，参与活动前也要统计参与者的过敏史，尽可能地避免发生过敏事件
	适宜选择生长周期短或外形优美的花卉、蔬果，以便让老年人在较短周期内看到成果，产生成就感
	部分操作工具比较锋利，可能给使用者造成伤害，注意安全
	应严格保管、恰当使用化肥、杀虫剂等有害活动材料

（二）音乐疗法

1.概述　音乐疗法是指利用乐音、节奏对生理疾病或心理疾病患者进行治疗的一种方法。音乐能够缓解人的不良情绪并调节心情。音乐可促使人体分泌一种有利于身体健康的活性物质，该活性物质可以调节体内的血流量和神经传导。

2.音乐疗法分类

（1）接受式音乐疗法。接受式音乐疗法的核心是借助音乐的聆听行为引发生理与心理的体验。这种方式主要涉及3个方面内容，即歌曲讨论、音乐回忆和音乐想象（图3-2-7）。

（2）再创造式音乐疗法。再创造式音乐疗法不仅让聆听者倾听音乐，更重要的是亲身参与音乐的活动，包括音乐技能学习和音乐操作学习两类。其核心在于根据治疗的需要，对音乐作品进行再创造性的运用、充实自我，改善个体行为、认知、情绪、心理等多方面的状态，达到身心平衡。

（3）即兴演奏式音乐疗法。即兴演奏式音乐疗法采用的乐器较为简单，不需要学习和训练即可随着自己情绪感觉的变化表演。即兴演奏式音乐疗法不是一成不变的，而是可以有多种变化的。

3.音乐疗法的活动设计　以歌唱比赛为例，具体内容详见表3-2-8。

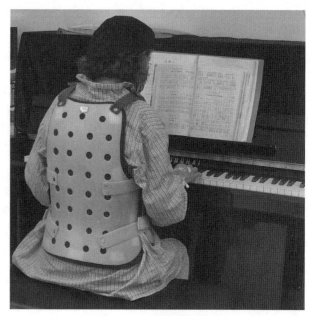

图3-2-7　接受式音乐疗法

表 3-2-8　歌唱比赛活动

项目	内容
工具	舞台、音响设备、麦克风、桌椅、投票物品、奖品
活动内容	活动前准备：参与人员确认，歌曲选定 主持人开场致辞，逐一演唱，相互评价，投票，颁发奖品
活动目的	引领老年人自我表达，抒发此时此刻的自我感受，促进老年人的正性情绪，增强老年人的成就感，激发对美好生活的向往
注意事项	注意老年人的心理状态，多鼓励 保证活动期间的安全

（三）体感游戏

1.概述 体感游戏也称动作感应控制技术，是由机器通过某些特殊方式对使用者的动作进行辨识、解析，并按照预定感测模式，对相应动作在机器端做出反馈，属于虚拟现实技术范畴，需要使用特殊的设备。体感游戏作用如下。

（1）改善认知能力，包括感知、注意、理解、逻辑思考等。

（2）调节情感和意志力，包括情感控制、压力控制等。

（3）改善运动控制能力，包括眼手脚协调、反应时间、平衡感等。

（4）提高个人素质，包括自我观察、自我约束等。

（5）增强社交能力，包括协作、同理心、交流技巧等。

2.常用体感游戏设备 常用体感游戏设备有EyeToy、Wii、Kinect等（图3-2-8）。

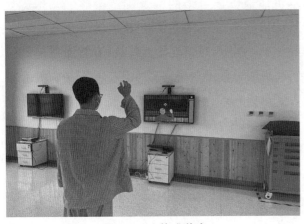

图 3-2-8 体感游戏

（1）2004年，日本索尼公司推出了光学感应套件——EyeToy，主要通过光学传感器获取人体影像，再让此人体影像的肢体动作与游戏内容互动。

（2）2006年，日本任天堂公司推出了惯性及光学联合感测套件——Wii，通过在手柄上安装一个重力传感器和一个红外线传感器，可以侦测手部三轴向的加速度和感应红外线发射器信号，还可通过侦测手部在垂直及水平方向的位移来操控空间鼠标。

（3）2010年，美国微软公司推出全新体感套件——Kinect，同时，使用激光及摄像头来获取人体影像信息，可捕捉全身3D影像，不需要使用任何操作手柄即可达到体感效果。Kinect可以实现实时运动捕捉、影像辨识、麦克风输入、语音辨识、社群互动等功能。Kinect采用光编码技术对测量空间进行编码并通过芯片运算解码来生成3D深度图像。识别3D图像深度信息后，Kinect通过渲染数据，计算得到人体主要的20个骨骼的位置，以此来判断人体姿势并进行骨架追踪，进而实现虚拟环境中的人机交互。

随着社会的进步、科技的发展，各种各样的体感设备出现在我们的生活中，可根据个体所需进行选择。

3.体感游戏的注意事项

（1）做好准备活动和整理活动。

（2）避免沉迷于游戏，造成运动量过大。

（3）避免用力不当，出现意外损伤。

（4）避免久居室内，影响身体健康。

（5）根据老年人个体情况，选择个体化的体感游戏。

（6）专业人员要给予老年人正确的指导和监督。

（郝淑燕 张晓颖）

第三节 老年认知心理康复

一、老年认知障碍康复

认知受损的患者会出现以知觉、注意、记忆、计算、思维及解决问题等方面损害为主要表现的认知障碍，而相应的改善注意、记忆、计算、思维、问题解决和执行功能及知觉障碍的康复治疗，是认知障碍康复的主要治疗手段。本节仅介绍最常见的认知功能障碍的康复治疗，即记忆障碍和知觉障碍。

（一）记忆障碍的康复

1.一般策略

（1）重新组织记忆法。使用路标、在房门上贴标签、把容易遗忘的物品放在显眼的位置或必经之地，避免患者使用受损的认知功能，利用其未受损的能力重新组织记忆来完成活动，目的是让患者能够换一种方式来进行正常的活动。

（2）功能替代。严重记忆障碍的患者可以通过外部记忆辅助器具，如日志、列表、闹钟、定时器、录音磁带、手机、微型多功能电子提示物等，来帮助记忆或提醒他们的日常安排。但因为患者仍需要调动残存记忆来操作辅助记忆工具，所以这种方法不总是有效。

（3）恢复记忆法。学习数字串；通过分组（如每3个词为一组）或者分类（不同的类型）来记忆项目，而非记忆独立的单词。据报道，该方法的确能提高对特定任务的记忆，但对其他的类似任务并不一定能提高记忆。

2.特定策略

（1）改善编码和巩固损伤的策略。

1）减少患者的注意力负担。如尽量给患者提供一个外部刺激最小的环境，并要求一次只做一件事，在完成一件事以后再开始做下一件事等。

2）提高患者的注意力。给有记忆缺陷的患者提供信息的时候，需注意用眼睛注视他们，或者为他们重复性地提供信息等。

3）丰富信息输入方式。如令患者将重要交谈内容书面记录下来，或令患者对需要做的事情进行列表，记忆编码也能够得到进一步加强。

4）鼓励患者提问。确定其是否确实理解了对他们说的话。

5）增强信息与患者的关联性。选择患者感兴趣的尤其是和患者相关的信息，记忆编码能够得到加强。

（2）改善提取损伤的策略。

1）给予提示。提供简单的言语提示，如问患者"下一个数字是什么"，或者"站在门口后的下一步是什么"，以帮助患者控制行动。

2）使用外部提示。使用由患者自己或其他人为有提取困难的患者提供的笔记和列表。

3）即时录音和回顾。对于特定的日常任务，使用语音录音机，以帮助患者对短信息进行即时的录音和回顾。

4）贴标签。对于严重的记忆损伤患者，可在橱柜上贴标签以帮助患者找到物品，家属也可帮助患者将物品收拾到合适的位置。

5）使用日常计划表和笔记本。习惯性地使用日常活动表及笔记本，可辅助患者进行日常生活活动。

3.改善特定类型的记忆损伤的策略

记忆训练的策略是根据患者不同的残存记忆类型而制订的。例如，若患者可更好地记住听觉信息，则尽可能地设计更多的听觉训练策略，当然，如果能以多种感觉输入的方式提供信息则能够更好地提高患者的记忆能力。如为增强记忆的编码和巩固，除了告诉患者如何完成任务，并令患者亲自实施外，在完成任务的同时，还可给予言语解释，甚至配以图画，使得训练效果更佳。同样，当患者在室外行走时，可给予患者如何到达目的地的言语指导，同时提供地图的视觉指导，患者就能走得更好。以下是一些具体的策略可供参考。

（1）对言语有残存记忆能力的人提供的策略。

1）提供言语信息。告诉他们需要记住什么。

2）朗读。令患者大声朗读要记住的重要信息。

3）借助设备记录信息。使用录音机录下需要记住的言语信息。

4）借助设备设置提醒。为了专门记住每天都要做的事，可使用有声提醒物，以辅助患者进行日常活动。

（2）对视觉有残存记忆能力的人提供的策略。

1）提供视觉信息。如手写清单、图片、模型等。

2）鼓励设想词语和画面。学习新信息时应该鼓励患者设想词语和想象画面。

3）制订书面清单。令患者把其听到的信息做成视觉清单（即书面清单），通过参照视觉清单来增强记忆。

4）使用卡片或图片。可依照图画来增强记忆，包括使用卡片或者图片。

（二）知觉障碍的康复

1.视觉空间认知障碍 此类患者不能由视觉认识物体在空间内的各种特性，如物与物之间的方位关系、物与观察者的空间关系、景物之间的方位关系等。可参考以下方法对患者的知觉障碍进行训练。

（1）空间结构学习。让患者自己画钟面、房屋等，或在市区路线图上画出回家的路线；让患者按要求用火柴、积木、拼版等构成不同图案。

（2）增加环境刺激。通过环境、阅读、感觉输入等方法加强忽略侧的刺激及注意力。

2.失用症的康复 顾名思义，失用症即为运用障碍，是指脑损伤后大脑高级皮质功能失调，可表现为虽然不存在瘫痪和感觉障碍，患者神志清楚，对所要求完成的动作也能充分地理解，却不能完成他原先早已掌握了的、病前能完成的、有目的性的技巧动作。这种功能障碍不能用感觉和运动障碍来解释，也不能用痴呆、情感障碍、失语、失认、精神症状和不合作来解释。针对此类患者，建议可进行以下方式的训练。

（1）对结构性失用症患者。可让其临摹平面图或用积木排列立体构造，由易到难，可以给予暗示和提醒。

（2）对运动性失用症患者。可以密集训练，即加强练习，同时给予大量暗示、提醒，或家属手把手地教患者，改善后再逐渐减少暗示。提醒时亦应加入复杂的动作。

（3）对穿衣失用症患者。可用言语指导，并给患者示范，然后在衣服的不同位置做出标记，以引起患者的注意。

（三）认知障碍康复训练中的注意事项

1.关于家属 建议家属在与此类患者接触时，不要否定和指责患者，而要通过表扬其能做的事情、希望做的事情等积极性的支持行为来更好地帮助患者恢复认知功能。特别重要的是，患者日常生活中密切接触的家人及同事等，要在理解患者认知障碍的基础上使用相应的沟通方法和策略，这对帮助患者回归生活及社会具有同样重要的意义。

2.调整环境 患脑高级功能障碍的患者，其所处环境亦应做相应调整。可将环境整理成容易被患者理解的环境，并观察何种刺激会使患者感到压力，或是周围环境中何种因素（如光线亮度、场地大小、人的多少等）可使患者的状态保持稳定并能输出良好的日常活动行为，从而为患者的恢复创造良好的环境条件。

二、老年心理障碍康复

人的老化是一个贯穿生命全程的过程，人从一生下来就开始老化。认识老年期的生理心理特点，真正从生理、心理及社会三方面去关注这些特点，是老年病康复的基础。

（一）老年人的心理特点及其影响因素

传统的观点认为，老年期是心理衰退的加速期，且认为这种心理衰退是难以控制、不可逆转的。20世纪70年代以来，欧美一些国家提出"毕生发展观"，认为人的整个一生都处于发展之中。我们就依据这种"毕生发展"的观点，介绍老年人的心理发展特点。

1.认知能力的变化 老年人的感知觉功能随年龄的增长而发生退行性变化，表现为：视力下降、听力衰退、味觉减退；记忆力、判断力、注意力减弱，感觉变得迟钝；由于感知觉功能的衰退，加之周围人对他们的老年角色的定位且勤于照顾，使老年人主观体验老化，很容易产生失落感、衰老感。研究发现，老年人的记忆并非全面衰退，他们的初级记忆保持较好，次级记忆减退明显。此外，老年人的"液态智力"，即依赖于生理结构的学习能力（如近记忆力、敏捷性及反应速度等）随年老而逐渐衰退；而"晶态智力"，即与文化知识、经验有关的后天习得的能力，如知识广度、综合判断、推理能力等保持良好，通常认为在70岁以后才略有减退。

2.情绪的改变　老年人的情绪体验往往有增强和不稳定的特点，易兴奋、激动和与人争吵，常表现为以下几点。

（1）情绪体验强烈而持久。

（2）易产生消极情绪，如失落感、孤独、抑郁、悲伤等，有时老年人的孤独、抑郁、兴趣索然会被误诊为痴呆。

（3）"丧失"是老年人消极情绪体验的最重要原因，如地位、健康、体力、配偶等的丧失。与青年人相反，老年人多在清晨情绪最佳。

（4）研究证实，老年人的积极情绪体验仍是主流，多数老年人具有良好的情绪体验。

3.人格改变　人格是以性格为核心，包括受先天素质和后天的家庭、教育、社会环境等综合因素影响而初步形成的气质、能力、兴趣、爱好、习惯的心理特征的总和。老年人的性格基本上是稳定不变的，即有较强的对传统习惯、作风的保持性。老年人的人格变化多为主观、敏感、多疑和保守、固执、顽强。在生活中，常表现为容易怀旧、做事周到有条理、处事沉稳、谨慎。虽反应欠灵活、思维较缓慢，但经验丰富，对事物的判断准确。因此，老年人经常表现出沉默或多言。由于以自我为中心，常常影响人际关系，乃至夫妻感情。

4.睡眠障碍　大多数老年人睡眠时间减少，经常有失眠、多梦和早醒等主诉。当然，睡眠障碍还常与其他躯体疾病，如心脑血管病、呼吸系统疾病等共存。

5.反应与动作迟缓　伴随着感知综合判断能力的减退，老年人对刺激的反应常常表现迟钝，动作缓慢，应变能力较差，容易发生意外事故。

6.性活动　随着年龄的增长，性功能会减退，但性欲望不会消失。对老年人来说，性活动是广义的，并非仅仅限于性器官的接触。

7.生死观的变化　生死观是指一个人对生与死的态度。绝大部分老年人害怕患病，恐惧死亡。一般来说老年人会更多地考虑到死亡，他们常常采用改变生活方式、讲笑话、工作或其他方式来缓解孤独时所产生的紧张感。

（二）老年人的心理危机及其影响因素

人在老化的过程中，身体能力和心理能力会出现明显的下降，视力、听力和运动能力逐渐减退。记忆力、辨别方向的能力和控制功能开始下降。如果年轻的时候尚能通过加大工作量和活动量来对付挫折或失败感的话，那么，到了老年期这种平衡补偿能力则大大受到了限制。因此，老年人，特别是老年患者更易发生各种心理危机，而老年人的心理状态也更易受到各种因素的影响。老年人患病的临床特点常常表现为：多病共存、起病不典型、病程迁延、易发生并发症或多脏器衰竭、容易致残等特点。

1.心理行为反应

（1）对病情的估计多比较悲观，对康复的信心不大，往往易产生或加重老朽感和末日感。

（2）老年人残疾后会加重孤独感和疏离感，如家属或子女不来探望时就会产生被抛弃感。

（3）多年形成的习惯常常易导致固定的生活方式和刻板的行为，一旦因残疾打乱原来的生活秩序，常可引起情绪波动、烦躁、焦虑和抑郁。

2.影响老年人心理的因素

（1）生活事件。

1）疾病。疾病本身会使老年人处于紧张焦虑状态，他们的老朽感和无价值感会因此而生。

2）丧偶。老伴死亡，自己形单影孤、寂寞难熬，对未来丧失信心，从而陷于孤独、抑郁、空虚之中。丧偶后，健在的一方的健康状况会出现暂时的或持续的恶化，特别是老年丧偶的男人，这部分人的死亡率远远高于配偶健在的男人。

3）家庭不和睦。除了经济原因以外，长辈和晚辈之间由于社会价值观、伦理道德观及生活方式等多方面的不一致，彼此之间又缺乏了解和理解，导致各种家庭矛盾，为晚年生活投下了阴影，危害老年人的心身健康。

（2）家庭因素。

1）老年夫妻关系。老年夫妻虽经历了人生的风风雨雨，经受了许多生与死的考验，但也存在着一些问题。有很多因素会影响老年夫妻的关系，其中，有生理上更年期的干扰和性生活的不和谐等，有心理上诸如兴趣、爱好及性格的变化等，也有生活中的各种分歧。

2）再婚老年人的婚姻也存在着许多误区和压力。有来自老年人自身心理、观念上的，也有来自社会舆论上的，还有来自子女的阻力等。

（3）社会因素。

1）告别过去。退休意味着人的社会角色发生了重大的变化，人们在这个时候不得不同以往生活经历中的许多工作和任务告别。亲戚、朋友、生活伙伴的死亡，甚至会导致各种关系的消亡。

丧失工作能力和各种社会关系，告别和永别给人的心理造成极大的压力。如果不能够接受这些事件，那么，继之而来的就是隔绝、孤独、寂寞并最终丧失希望，种种因素为身心障碍和疾病的发生提供了"土壤"。

2）"职业死亡"。职业生活的中止也会危害健康乃至生命。国外有学者曾提出"退休崩溃"和"退休死亡"的概念，在退休的第一年一些轻微的疾病，如支气管炎都有可能导致死亡。那些过去忠于职守、克尽职责和义务的人尤其容易出现这种情况。如果对工作以外的事情始终没有什么兴趣，那么角色和职能的丧失就会导致人生意义的丧失。由于在一生的职业生涯中培养出了"工作自我"，那么当职业生涯终止时，自我就会受到危害。

3）社会角色的转换。老年人离退休以后均易出现与世隔绝的感觉，感到孤独无助，心理上产生失落感，导致情绪障碍。离退休的心理反应与人格有关，在情绪特征上易怒和激愤的人，常不适应退休，他们或者认为社会已将他们抛弃，或者认为自己无能。另外，离退休的心理反应与本人的看法、态度有关，如果把离退休看成退出社会舞台、走向坟墓，必然会有消极的心理行为反应。

4）回避现实。随着年龄的增长，有必要对过去的经历进行一番回顾，但要处理生死离别和面对诸多变化是不容易做到的。如果回避这种挑战，就会出现情绪变化，生活变得无可奈何，出现活力的丧失，人的活动都会变得没有目标和意义。老年人为了保护和稳定自己的人格个性不受自己已经驾驭不了的压力的侵扰，开始转而采用人们非常熟悉的保守方式。

5）经济与社会保障。一些研究表明，缺乏独立的经济来源或可靠的经济保障，是老年人心理困扰的重要原因。一般来说，缺乏经济收入和丧失原有的社会地位，常使老年人产生自卑感和抑郁情绪。

（三）老年人的心理康复

1.认知疗法 认知疗法是通过改变人的认知过程和观念来纠正患者的适应不良的行为或情绪的方法。

（1）改变自己的不合理思考和自我挫败行为。由于情绪来自思考，所以改变情绪或行为要从改变思考着手。老年人有着深刻而丰富的人生体验，形成了许多对人生、对社会的看法，且有稳定、固执的特点。社会、环境甚至文化的变化日新月异，对老年人长期以来形成的观念产生了冲击，所以老年人要学会更新观念。

（2）保持年轻心态。随着年龄的增长，机体功能逐渐衰退，这是不可抗拒的规律。然而，人的精神不能松垮，要尽量使自己保持开朗乐观的情绪、饱满的精神状态和规律有序的生活；要善于修饰美化自己，不畏老、不服老，始终充满青春活力，保持心理年龄。

（3）学会调控情绪。老年人并非生活在真空中，他们会有伤病的困扰、经济的压力，也会遭遇到各种生活事件，由此产生各种负面情绪。因此，学会调控情绪显得十分重要。要正确对待得失，做到"得之淡然，失之泰然""宠辱不惊"；还要正确理解差异，做到"知足常乐"。

（4）学点幽默。幽默是有知识、有修养的表现，是一种高雅的风度。老年人要想生活愉快，不妨学点幽默，它可以使人摆脱困境、排除烦恼，打开紧锁的眉头，找到生活的乐趣。

（5）适时释放不良情绪。如在亲友面前诉说甚至痛哭一场，如此可释放紧张情绪、解除压抑、减轻痛苦，使心情好转。

2.行为治疗

（1）身体变化（残疾）的适应。适应是个体对自己的行为进行自我调节和自我控制，以保证与所处环境一致的过程。美国心理学家埃里克逊认为，人的一生就是一个适应过程，是学习新的社会角色、掌握新的行为模式，以适应新的生活的过程。随着年龄的增长，生理、心理的衰老是不可避免的。老年人应自觉接受这一不可抗拒的客观规律，合理安排起居，适当体育锻炼，正确对待疾病，学会自我保健，建立积极的死亡观，主动排解不良情绪和孤独感。面对现实、热爱生活，以乐观的态度活好每一天。

（2）纠正不良行为。世界卫生组织曾指出："个人的生活方式，包括饮食、烟草、酒精和药物的消费及运动，是决定个人健康的重要因素。"许多老年疾病，包括心脑血管病、恶性肿瘤、糖尿病等常见病、多发病都与社会因素，特别是不良生活方式和行为有关。不良的生活方式和行为主要是指那些不懂营养、不讲卫生、性格不健全、不会用钱的生活方式和行为。如吸烟、酗酒；高糖、高盐，暴饮暴食、偏食、爱吃零食，嗜好烟熏炭烤的食物等不良饮食行为；不爱运动；性格过于内向、急躁、忧郁、焦虑等；夜生活过度，生活不规律；滥用药物等。因此，老

年人应注意纠正不良的行为方式，培养良好的生活习惯。

3.药物治疗

（1）基础疾病的治疗。在老年病的康复中，不能忽视对基础疾病的药物治疗。缓解症状、防止并发症也是老年病康复的主要任务。如用降压药降血压、用胰岛素控制血糖、用扩血管药防治脑梗死等。

（2）精神药物的治疗。对于合并有情感障碍、神经症和精神症状的老年病患者，可适当使用镇静剂、抗精神病药物治疗，稳定患者的情绪、改变认知、控制精神症状，以提高患者的生活质量。

4.家庭支持　家庭关系是一种特殊的社会关系，具有自然（性爱、血缘爱）和社会（经济、法律、伦理、道德、心理等）两种属性。家庭是老年人活动的主要场所，是生活的安乐窝。因此，和睦的家庭气氛、良好的家庭关系是老年人拥有良好情绪的保证。研究老年人的婚姻、老年人的夫妻关系与代际关系等，有利于老年人的情绪稳定、生活的丰富与和谐。

注意老年夫妻关系的调适，其调适原则为：①相互尊重和理解；②相互照顾和关心；③相互协商和公开；④遇到矛盾学会"冷处理"。

5.社会支持

（1）帮助适应社会角色。老年人大多数都离开了工作岗位，丧失了一定的社会角色，生活空间也明显缩小。同时，在家庭内部也需重新调整和建立新的角色以适应新的离退休生活。因此，离退休前的心理准备，离退休后的兴趣、爱好培养及社会活动的参与非常重要。

（2）加强人际交流。老年人要有知心朋友，要避免孤独，保持心身不老。通过交友，促膝谈心，交流思想，排忧解难，得到真正的友谊和真诚的关心，从而保持愉悦的心境，享受莫大的快乐。

（3）健全社会支持和保障。疗养和提供社区性的支持系统可以激发老年人活跃社会关系的积极

性，从而对老年人的心理起到积极的作用。健全的社会保障系统可以为老年人特别是老年患者、老年残疾者提供康复方面的支持和保证，是帮助他们实现心理康复的基本条件。

（谢　瑛　丁卫华）

第四节　老年言语吞咽康复

一、老年言语障碍康复

许多老年疾病患者容易出现言语障碍，常见疾病有脑卒中、老年痴呆症、帕金森病等，其中最常见的言语障碍主要为构音障碍和嗓音障碍，语言障碍主要为失语症。

（一）构音障碍的康复

老年人的构音障碍常见为运动性构音障碍，为产生构音器官运动的神经肌肉发生障碍所引起的一种构音障碍类型，常表现为发声及构音不清。病因有脑血管病、脑外伤、多发性硬化等。

治疗目的是促进构音器官重新获得协调运动功能，使患者正确地发音、说话。治疗场所需要安静，急性期可在床边进行，若可以保持轮椅坐位30分钟，则可转移至治疗室进行。多采用一对一治疗，也可以行集体治疗。

1.治疗原则

（1）针对言语表现进行治疗。言语的发生受神经和肌肉控制，身体姿势、肌张力、肌力和运动协调能力都会影响到言语的质量，故言语治疗应从改变这些状态开始。

（2）按评定结果选择治疗顺序。一般情况下，按呼吸、喉、腭和腭咽区、舌体、舌尖、唇、下颌运动逐个进行训练，遵循由易到难的原则。根据构音器官评定所发现的异常部位，确定构音运动训练的出发点，多个部位的运动障碍要选择几个部位同时开始训练。随着构音运动的改善，开始构音训练。对于轻中度者，以自身主动练习为主；对于重度者，由于患者无法进行自主运动或自主运动很差，更多地需要治疗师采用手法辅助治疗。

（3）选择适当的治疗方法和强度。治疗次数和时间原则上越多越好，但要注意个体差异，避免过度疲劳，需结合患者的生活、年龄、认知水平等，训练方法要有趣味性，治疗时间一般每次30分钟。

（4）治疗师起引导作用。治疗师的言语要缓慢，语调要平稳，声调要低，营造平静、轻松、和谐的气氛。

2.运动性构音障碍治疗的具体方法

（1）放松训练。痉挛性构音障碍和运动过强性构音障碍的患者，通常都存在咽喉肌、舌肌及肢体等肌张力的增高。通过放松肢体的肌紧张，可以使与发声相关的肌群也相应地放松，从而改善患者发声与构音状态。放松训练包括足、腿、臀、腹、胸、背、手、上肢、肩、颈、头的放松。采取卧位或坐位，注意力集中于放松的部位，第一次治疗时间为15～20分钟，当患者对活动熟悉后，可缩短时间。训练目的是鼓励患者通过身体各部位的紧张与放松的对比，体验松弛感。训练时不必严格遵循顺序，可根据患者情况把更多的时间用在某一部位的训练上。练习时可同时播放一些缓慢、放松的音乐。

（2）呼吸训练。呼吸气流的控制是正确发声的基础，是保证语调、韵律正确的先决条件，呼气时声门下形成一定的压力是发声和构音的必要条件，若不改善呼吸控制能力则不能改善发声。重度构音障碍患者往往很难在声门下和口腔形成一定压力，应把呼吸训练作为首要训练项目。训练时间可视个体情况而定，通常每次5～20分钟。

训练方法有：吸气/呼气手法辅助训练，口鼻呼吸分离训练，呼气气压控制及维持训练，利用吸管、吹气球、吹蜡烛等的辅助训练。

（3）构音器官运动训练。根据构音器官的

评定结果，判断构音器官的运动力量、范围、准确性及灵活度是否正常。首先集中训练运动的力量、范围和准确性，然后再进行速度、重复和交替运动的练习，这对产生准确、清晰的发音非常重要。训练方法如下。

1）下颌运动训练。

2）唇舌协调运动训练。如交替发[u]、[i]，连续伸、缩舌，舌尖伸卷或环形"清扫"，左右摆舌。

3）软腭抬高训练。①重复发[a]音，每次发音后休息3～5秒；②分别重复发爆破音与开元音[pa]、[da]，分别重复发摩擦音与闭元音[si]、[shu]，分别重复发鼻音与元音[ma]、[ni]；③用细毛刷刺激软腭、用冰块快速擦软腭，刺激后立即发元音，同时想象软腭抬高，然后鼻音与唇音交替，作为对照；④发元音时，将镜子、手指或纸巾放在鼻孔下，观察是否有漏气。

（4）构音训练。包括语音启动训练、减慢语速训练、语音辨别训练、克服鼻音化训练、克服费力音训练、克服气息音训练及韵律训练等。

1）语音启动训练。患者在进行构音器官运动训练后，要尽量长时间保持这些动作，随后做无声的发音动作，最后轻声引出目的音。按照元音、辅音、音节、单词、句子发音启动的顺序进行训练。

2）减慢语速训练。控制语速可以明显改善言语清晰度。可以利用节拍器，由慢到快，帮助患者控制节奏。

3）语音辨别训练。首先要分辨出错音。可以通过口述或放录音，也可以采取小组形式，由患者说一段话，让其他患者评议，最后由治疗师纠正。

4）克服鼻音化训练。鼻音化构音是由于软腭运动减弱，腭咽部不能适当闭合，而将非鼻音发成鼻音，可以通过以下方法改正。①引导气流法：如吹纸片、吹蜡烛、吹哨子等，此时若有鼻漏气，可用小夹子夹住双侧鼻翼，辅助封堵鼻腔。②鼓腮保持法：患者进行鼓腮保持，使口内

气流维持在口腔前庭，进一步模仿漱口动作，增加鼻咽部的封闭力量。③鼓腮吐气法：患者鼓腮保持，然后从双唇将口内气流吐出，类似发[pu]的音节，连续吐气可以增强气流在口内的保持并提高鼻咽部的封闭能力。④"推撑"疗法：患者坐位，双手掌向上用力做抬举桌子边缘的动作，在用力的同时发[a]音，以促进腭肌收缩和上抬。此外，发舌根音[ka]也可以加强软腭肌力，促进腭咽闭合。

5）克服费力音训练。由于声带过分内收，发音时声音似从喉部挤出来。训练目的是让患者获得容易的发音方式。方法如下：①让患者在打哈欠状态下呼气，在呼气相时教患者发出词或短句；②训练患者随着[he]的音发音（声带外展）；③训练患者咀嚼时不发声到逐渐发音，使声带放松和产生适当的肌肉张力。另外，也可以应用以头颈部为中心的放松训练。

6）克服气息音训练。声门闭合不充分可以引起气息音，所以要训练在发声时关闭声门。方法如下：①"推撑"训练；②用一个单元音或双元音结合辅音和另一个元音发音，如[ama]、[eima]等。用此种方法可以诱导产生词、词组和句子。

7）韵律训练。用于言语表现为音调、音量单一以及节律异常的患者。可以利用电子琴等乐器，让患者随音的变化训练音调和音量。利用节拍器设定不同节律和速度，让患者随节奏纠正节律。

（5）其他治疗方法。①电针刺激舌根处的舌下神经，通过神经回路引起语言的神经反射；②低频电刺激咽喉部肌肉，调整肌张力；③肌电引导下A型肉毒毒素注射，治疗内收型痉挛性构音障碍等。

（6）交流辅助系统的应用。适用于严重构音障碍的患者。如用图片或文字构成的交流板、电子交流仪器。

（二）嗓音障碍的康复

嗓音障碍是指由于声带存在器质、功能或运动异常而引起的嗓音异常，在老年人群中主要表

现为开口难、发音困难，以及音质、音调、音量异常或变化困难甚至失声等。常见于声带和喉部的炎症、新生物及神经功能损伤，以及喉和周围组织器官癌症术后的继发性损伤等。

嗓音障碍康复的作用在于纠正错误的发音方法、增强发音功能、摆脱错误的条件反射控制，从而改善和提升嗓音。

1.放松训练　包括卧-坐-立位腹式呼吸配合下的全身放松（各5～10分钟）和肩、颈、下颌、舌及口底的局部放松。

2.呼吸训练　通过训练使患者在腹式呼吸的呼气相发出气息声及单音节音，使患者在读简单的词或短语时，能够调整呼吸与发音的关系，在交谈中通过控制腹部肌肉来控制音量和重读音节。

（1）腹式呼吸。

（2）膈肌腹肌训练。如吹蜡烛、吹气球、发摩擦音[s]、[z]、[c]，同时做腹部收紧放松交替运动；"闻花香"动作，降低膈肌开肋，锻炼深层次的呼吸肌；不张口打哈欠，加强腰腹力量对呼吸的支持。

（3）中断呼吸训练。可以加强声带的闭合程度及对抗气道内气流的力度。主要针对声带张力下降，声门闭合不良、声门下压降低的患者。

训练方法：①轻微张口，吸半口气后关闭声门屏气，坚持2～3秒后快速呼气，可以听到气流鼓动声带发出的叹息样声音；②放松背部和腹部，利用膈肌自然上抬和胸廓自然回收的力量，推动气流压迫关闭的声门，感觉声带与气流间的对抗。

3.发音训练　包括气息起音训练、打哈欠叹气发音训练、降喉发音训练、半吞咽发[boom]音训练、用力起音训练、发声力量训练、[hou]音训练、推喉头发音训练、气泡音训练、唇颤音训练等。

注意不能过度练习，以避免功能亢进性发音行为，造成声带损伤。

4.共鸣训练

（1）咀嚼法。这项技术有助于使患者将注意力从喉部移开，很好地使舌与下颌放松。

训练方法：先闭口再张口做咀嚼动作，同时连续发[en]音，感觉鼻部及嘴唇周围的振动，重复几次这样的运动。在此基础上轻微发[ma、ma、ma]、[mi、mi、mi]、[mo、mo、mo]，然后不再咀嚼，仍保持共鸣及喉的开放发音。以咀嚼哼音的方式引导发音，进行单词、短语、句子，然后到段落的阅读，最后是交流。逐渐减弱咀嚼，维持哼音时共鸣的感觉。

（2）按压喉头发音。目的是通过按压喉头，帮助患者降低音调，增加胸腔共鸣。可用于功能增强型嗓音疾病、声带手术前后、青春期假声等。

训练方法：可以让患者用手指在甲状软骨上轻轻向下按压，同时用较低而轻柔的声音发[ha]、[a]音。移开手指保持较低音调，发"暗淡""散漫""武汉"等词的音。同时要注意按压喉头手法要轻柔，喉头降低，将手置于胸部，体会胸腔的振动。

（3）增强鼻腔共鸣。该训练方法可以通过降低软腭调整气流方向，锻炼及加强鼻腔共鸣。

训练方法：让患者在腹式呼吸基础上降低软腭发[m]、[n]、[ng]；字的练习[man]、[men]、[meng]；词的练习nan ning（南宁）、ni ning（泥泞）、mi mang（迷茫）等。

（4）打开咽腔训练。训练方法：在平稳呼气后，突然像大吃一惊样吸气。这一动作可以拉伸咽部肌肉，打开咽腔，促进咽腔共鸣，在训练过程中要注意感受气体对咽后壁的冲击及软腭的上抬作用。

（三）失语症的康复

失语症是指大脑损伤引起的语言能力丧失或损伤。常表现为听、说、读、写、计算等方面的障碍，不包括由意识障碍和普通智力减退引起的语言症状，也不包括听觉、视觉、书写、发音等感觉和运动器官受损引起的言语障碍，以及因先天性疾病所导致的学习困难引起的语言障碍。

原则上所有失语症患者都是失语症康复的对

象，但有明显意识障碍、情感和行为异常及精神异常的患者不适合失语症治疗。

禁忌证：意识障碍、重度痴呆、全身状态不佳、拒绝训练或无训练要求、训练一段时间后已达到相对静止状态。

1.失语症治疗的时间安排

（1）开始时间。原发疾病不再进展，生命体征稳定后48小时，即可开始进行早期语言康复治疗（床边），此时患者的GCS评分应大于8分。当患者能独坐位保持30分钟以上时，训练可转移到言语治疗室进行。发病3～6个月为失语症言语功能恢复的高峰期，但对发病2～3年后的患者，如果坚持系统、强化的言语训练，仍然会有不同程度甚至明显的改善。

（2）训练中的时间安排。由专业人员进行的语言训练，最好每周不少于3～4次。每天视病情可安排1～2次训练，每次训练30～60分钟。当患者的精神状态良好时，可适当延长语言训练时间（最好不超过60分钟），精神状态差时，应缩短训练时间或终止训练。

2.失语症治疗的环境及工具　言语治疗室最好带有隔音设施，以减少对患者听觉的干扰。成人言语治疗室一般10m²左右即可。治疗室内的照明、温度应适宜，通风要好。训练时应尽量减少

人员走动，以减少对患者的视觉干扰。

失语症治疗工具包括录音机、录音带、节拍器、镜子、秒表、压舌板、喉镜、单词卡、图卡、短语卡、短文卡、动作画卡、情景画卡、各种报刊、书籍、彩色纸张、颜料、各类笔纸、评估表及评估用具（包括常用物品、与文字配套的实物）。有条件可备电脑语言训练系统。

3.失语症治疗的训练方式　①一名治疗师对一名患者的个体训练；②患者自己进行的自主训练；③以3～5人的小组形式进行的集体训练；④言语治疗师指导家属，由家属训练患者的家庭训练。

4.失语症的综合治疗　通过听觉刺激、视觉、手势和文字图案等帮助患者理解语言，以获得有益的语言刺激，促进理解和表达能力。最大限度地利用残存交流能力，与别人发生或建立有效的沟通。在此介绍几种常用的治疗方法。

（1）Schuell刺激疗法。

1）主要原则。该法是各种失语症治疗方法的基础，应用最广泛。主要原则为针对患者某一损伤的语言功能，给予某种刺激，使患者做出反应，对正确反应进行强化，对错误的进行更正。即刺激—反应—强化（表3-4-1）。

表 3-4-1　失语症 Schuell 刺激疗法的主要原则

刺激原则	说明
利用强听觉刺激	是刺激疗法的基础，因为听觉模式在语言过程中居于首位，而且听觉模式的障碍在失语症中也很突出
适当的语言刺激	采用的刺激必须能输入大脑，因此要根据失语症的类型和程度，选用适当控制下的刺激。难度上要使患者感到有一定难度但尚能完成为宜
多途径的语言刺激	多途径输入，如给予听刺激的同时给予视、触、嗅等刺激（如实物），可以相互促进效果
反复利用感觉刺激	一次刺激得不到正确反应时，反复刺激可能可以提高其反应性
刺激应引出反应	一项刺激应引出一个反应，这是评定刺激是否恰当的唯一方法，它能提供重要的反馈而使治疗师调整下一步的刺激
正确反应要强化以及修正刺激	当患者对刺激反应正确时，要鼓励和肯定（正强化）。得不到正确反应的原因多是刺激方式不当或不充分，要修正刺激

2）治疗程序。内容包括刺激条件、刺激提示、评价及反馈。利用听觉、视觉和触觉等刺激，但应以听觉刺激为主的刺激方式来完成治疗课题。对于重症患者，常采取听觉、视觉和触觉相结合的方式，然后逐渐过渡到听觉刺激。治疗课题的选择必须由评定结果来确定，其中要考虑到患者日常生活交流的需要以及个人的背景和兴趣爱好，遵循由易到难、循序渐进的原则。在给患者一个刺激后，应引出患者的一个反应，当患者正答时应给予正强化，误答时应给予负强化。当患者在设定的时间内无反应或部分正答时需要进行提示，提示可用描述、手势、词头音或文字等方法。治疗中应对患者的反应做客观的记录，记录时延迟反应的正答和自我更正均记为正答。治疗课题连续3次正答率大于80%时，可更换或升级治疗课题，连续无反应或误答且提示无效时应降级治疗课题。

3）治疗课题的选择。①按语言模式和失语程度选择训练课题。原则上，对于轻症者，可直接以改善其功能为目的，而对于重症者，重点是激活其残存功能或进行实验性治疗。详见表3-4-2。②按失语症类型选择训练课题，各类失语症训练的重点课题详见表3-4-3。

表 3-4-2 不同语言模式和失语程度的训练课题选择

言语症状	障碍程度	训练课题
听理解	重度	词、图匹配或词、文字匹配，是、非反应
	中度	听短文做是或非回答，正误判断，执行口头命令
	轻度	在中度的基础上，文章更长，内容更复杂
口语表达	重度	复述（音节、单词、系列语、问候语），称呼（日常用词、动词命名、读单音节词）
	中度	复述（短文），读短文，称呼，动作描述（情景画、漫画说明）
	轻度	事物的描述，日常谈话
阅读理解	重度	字、图匹配或词、图匹配（日常物品、简单动作）
	中度	执行简单的文字指令，阅读短文回答问题
	轻度	执行复杂的文字指令，读文章后回答问题
书写	重度	临摹，抄写，自发书写（姓名），听写（日常生活用品单词）
	中度	听写（单词、短文）
	轻度	听写（长文章），描述性书写日记、信件
计算	重度	数的概念，一位数加减法
	中度	增加位数加减法，乘除计算
	轻度	应用题、计算题、钱的计算

表 3-4-3　不同类型失语症的训练课题选择

失语症类型	训练课题
命名性失语	口语命名，文字称呼
Broca 失语	口语表达，文字表达
Wernicke 失语	听理解，复述，会话
传导性失语	复述，听写，看图说话
经皮质感觉性失语	以 Wernicke 失语课题为基础
经皮质运动性失语	以 Broca 失语课题为基础
完全性失语	视觉理解，听觉理解，口语表达，实用交流（手势、交流板的应用）
经皮质混合性失语	以完全性失语课题为基础

（2）去除阻断法。此方法是基于功能重组理论，该理论认为失语症患者的语言能力基本上是保留着的，只是运用语言的能力受到阻断，通过训练可使者重新获得语言的运用能力。完全性、混合性等失语症患者因大脑损伤区域较多，适合用这种方法治疗。具体方法为：将未受阻断的较好语言形式中的语言材料作为"前刺激"，引出另一语言形式中有语义关联的语言材料的正反应，而使"阻断"去除。强调不让患者有意识地注意学习的内容是什么，如在词的语义理解训练中，针对文字理解保留的患者，可用文字作为"前刺激"增强效果和提示。

（3）功能重组法。分为系统内重组与系统间重组两种方法。即利用外部手段的功能代替受损功能，意识化的手段在反复运用中渐渐内在化、自动化。

1）系统内重组指受损功能系统内的各因素重组，共有两种方法：①将受损的功能降下一级水平进行训练，从而减少障碍效果，如对重度运动性失语患者的表达训练内容，多为日常常用词水平之下的构音动作容易完成的音节；②逐渐对障碍活动进行有意识的分析。

2）系统间重组法为最有代表性的功能重组法，即运用正常的功能系统来协助受损功能系统的改善。

（4）音乐疗法（旋律语调疗法）。旋律语调疗法（melodic intonation therapy，MIT），此疗法出现于1973年，近年来逐渐被应用到临床。研究者发现音乐可以激活双侧大脑半球，口语表达和音乐有部分的共同激活区，口语表达的重音、音调和旋律模式由右大脑半球来控制，熟悉的旋律可帮助我们回忆起已被遗忘的歌词或场景。此法主要包括以下两方面内容。

1）用一些富有旋律的句子做吟诵训练，学会使用夸张的重音、音调、旋律来表达正常的语言，反复持续性地进行。

2）左手有节律性地轻拍击。实践表明此法可以促进非流畅性失语症患者的语言表达功能恢复，特别是在口语语量、流畅性及语言输出信息的正确率等方面都有明显的作用。可能与激活右脑运动功能区的同时也激活了右脑的语言口语表达镜像区，并通过胼胝体等使语言功能的网络结构重建有关。主要应用于重度失语症及其他语言治疗效果不显著的患者，也有针对重度感觉性失语症取得显著疗效的报道。

（5）脱抑制法。利用患者本身可能保留的功能，如唱歌来解除功能的抑制。

（6）非自发性言语的自主控制。以失语症患者在非自主状态下产生词语作为语言康复的基础，促使自发性词语正确反应的建立并让其进一步扩展，以达到自主控制的水平，此法主要用于皮质下失语症患者。

（7）交流效果促进法。交流效果促进法（promoting aphasics communication effectiveness, PACE）利用接近实用交流的途径来刺激患者，是目前国际上公认的促进实用交流能力的训练方法之一。

1）适应证。适用于各种类型及程度的语言障碍者，如有一定语言功能，但实用性差者。亦可应用于小组训练及家庭训练。

2）具体方法。将一叠图片正面向下扣置于桌子上，治疗师与患者交替摸取，但不让对方看见图片的内容，然后利用各种表达方式（如呼名、叙述、姿势语、书写等）将信息传递给对方。接受者通过重复确认、猜测、反复询问等方式进行适当反馈，治疗师可根据患者的能力提供适当的示范。

在传统的训练法中，当患者传递不成功时，可等待治疗师提示和引导。而在PACE训练法中，治疗师也同样不知道刺激物的内容，只能依靠患者自身的能力，这种情况下患者可能会感到压力过大。如患者已经习惯于传统的语言训练方法，而对PACE不理解，甚至反感、抗拒时，不应强制实施。

经过一段时间的训练（包括其他训练法），患者的语言能力已经超过应用此方法训练的水平时，就应停止PACE训练。

（8）功能性交际治疗。功能性交际治疗（functional communication therapy, FCT）的目的是使患者重新恢复沟通的能力。它侧重于如何进行有效的沟通，而语言只是一方面。在进行功能性交际治疗时应充分利用各种沟通形式和任何未受损的能力（如书写、姿势语、口语）来加强沟通效果。该疗法应用与日常活动有关的信息，可提高患者的表达能力，以满足生理和心理的需要。具体方法是：①消除不恰当交流行为；②与患者建立交往伙伴关系，其目的是增加患者的语言输出；③交往技能的转移，其目的是将患者由病房、家庭逐渐转移到室外或社会环境中去；④训练有关人员，对患者的家庭成员介绍治疗原则和方法，促进患者与家人之间的交流，以提高疗效。

（9）小组训练。小组训练是指将言语障碍患者根据其不同的情况编成小组，开展多项语言训练的活动形式。小组训练使患者逐渐接近日常交流的真实情景，通过相互接触，减少孤单感，并学会将个人训练成果有效地应用于实际生活中。

（10）其他辅助治疗方法。包括针灸、计算机辅助治疗、失语症认知功能治疗、经颅直流电刺激、经颅磁刺激、高压氧治疗、心理治疗等。

5.失语症的症状治疗　失语症从症状上包含听理解、口语表达、阅读理解、朗读、书写、计算等多个方面的功能障碍，需要针对各个障碍点进行全面评估与训练。对于重度失语症患者还需要使用一些代偿训练方法，包括手势语、图画及交流板/交流册的训练等。

（四）老年痴呆症的语言康复

老年人群需要特别关注老年痴呆症所致的语言障碍——在早期不易被发觉，使不少患者和家人感到非常苦恼。应当对老年痴呆症中的语言障碍表现有所了解，以便早期发现并及时诊治，尽可能地改善症状。

在老年痴呆人群的自发言语中，明显的找词困难是首先出现的语言障碍。由于口语中缺乏实质词而成为不能表达意思的空话；或在找词困难时，用过多的解释来表达说不出的词而成赘语。早期虽有找词困难，但物品命名可能正常，命名受损则是老年痴呆早期的敏感指标。

患者常常会在说话时，难以找到合适的词汇，随着病情的加重，患者在表达时词汇量愈加缺乏，表达的内容也越来越空洞、没有意义，这是早期语言障碍的症状。到后期，患者对物体的命名能力可能还会受损，甚至忘记亲人的名字。虽然言语的发音、语调等还能有所保留，但是语义理解受损严重。

患者在与人交流时反复说同样的话，比较唠叨，内容杂乱无章，患者自己可能还无法意识到。严重时可能会出现答非所问，内容支离破碎，令人无法理解。经常自言自语或缄默少语，逐渐丧失阅读能力，这种情况也是比较常见的。

在治疗上需要根据评定结果对认知功能和语言功能分别进行康复治疗。具体训练方法可以根据语言障碍的症状表现，从命名、听理解、阅读、书写等方面来逐一训练。

二、老年吞咽障碍康复

（一）治疗计划的制订

首先要在患者生命安全前提下进行评估和治疗，每个患者吞咽障碍的侧重点不同，应该根据评估结果进行个体化治疗，并分别制订应达到的短期目标和长期目标。在制订治疗方案时，需要清楚各项治疗的风险与益处，权衡利弊，并判断患者可能达到的功能性结局。应考虑患者是否能够经口进食、食物的性状要求、进食的心理等因素。

（二）对吞咽障碍患者及其家属的健康教育及指导

应对吞咽障碍患者及其家属进行健康教育及指导，使其接受有关预防吞咽障碍并发症的教育，并指导家属如何协助医护人员帮助患者。

（1）熟悉患者的吞咽治疗项目和吞咽指导，及时和工作人员沟通。

（2）在吞咽治疗过程中给予患者支持和鼓励。

（3）为患者提供符合治疗师要求的食物和液体。

（4）一般情况下患者进食时需要坐起，小口进食，除非治疗师有特殊要求。

（5）允许患者有足够的进食时间。

（6）在进食更多食物时要确信患者前一口食物已经吞咽完全。

（7）出现窒息时应立刻停止喂食。

（8）进餐后让患者坐位休息20～30分钟。

（三）治疗方法

1.吞咽器官运动训练

（1）呼吸训练。目的是提高呼吸控制能力；学会随意地咳嗽，及时排出误吸入气道的食物；

强化声门闭锁。

1）缩口呼吸。用鼻吸气，缩唇呼气（或缩唇发[u]音），呼气控制越长越好。此方法可调节呼吸节奏、延长呼气时间，使呼气平稳，提高支气管内压，避免塌陷。

2）腹式呼吸。患者屈膝卧位，治疗师将手放在患者的上腹部，让患者用鼻吸气，以口呼气，并在呼气结束时在上腹部稍加压力，让患者以此状态吸气。单独练习时，可在患者上腹部放1kg重的沙袋，体会吸气时腹部膨胀、呼气时腹部凹陷的感觉。卧位腹式呼吸熟练掌握后，可转为坐位练习，最后将腹式呼气转换为咳嗽动作。强化咳嗽力量的练习，有利于去除残留在咽部的食物。

3）强化声门闭锁。患者坐在椅子上，双手支撑椅面做推压运动和屏气，此时胸廓固定、声门紧闭。然后，嘱突然松手，声门打开、呼气发声。此运动不仅可以训练声门的闭锁功能、强化软腭的肌力，而且有助于除去残留在咽部的食物。

（2）口颜面肌群的运动训练。

1）下颌的运动训练。包括：下颌开合；下颌向左/右移动；张开口说"呀"，动作尽量夸张，然后迅速合上。

2）唇的运动训练。目的是加强唇的运动控制、协调和力量，从而提高吞咽能力。包括：闭唇练习；交替发[yi]、[wu]声；重复说[ba]或[ma]音；唇的抗阻练习；吹气练习；提高唇肌张力的训练等。

3）舌的运动训练。包括：伸/缩舌；向左/右伸舌；舌面/舌根抬高，重复发[da]、[ga]、[la]音；舌的环绕；伸舌及两侧抗阻训练。若不能主动完成上述动作，在训练刚开始时可使用吸舌器辅助完成。

（3）腭咽闭合的训练。

1）让患者口含一根吸管（另一端封闭）做吸吮动作，以感觉腭弓有上提运动为佳。

2）两手在胸前交叉用力推压，同时发[ka]或[a]音。或按住墙壁或桌子同时发声，感觉腭弓有上提运动。

3）寒冷刺激。用冰棉签（用水浸湿棉签后，放在冰箱冷冻室备用）刺激腭弓，同时发[a]音，每次20～30分钟，然后做一次空吞咽，这样可使咽期吞咽快速启动，若引出呕吐反射，则应停止。此训练可起到以下作用：提高对食物知觉的敏感度；减少口腔过多地分泌唾液；通过刺激，给予脑皮质和脑干一个警戒性的感知刺激，提高对进食吞咽的注意力。

2.感觉促进综合训练 对吞咽失用、口腔期吞咽起始延迟、食物感觉失认、口腔敏感度降低或咽期吞咽延迟启动的患者，通常在进食训练前增加口腔感觉训练，其方法包括以下几个方面。

（1）压觉刺激。进食时用汤匙将食物送入口中，放在舌后部，同时增加汤匙下压舌部的力量。

（2）味觉刺激。给患者强烈酸甜苦辣或有较强烈味道的食物，给舌以味觉刺激。

（3）冰刺激。吞咽反射延迟或消失是吞咽障碍患者常见的症状，冰刺激可有效提高软腭和咽部的敏感度，使吞咽反射容易发生。方法：用冰棉签轻触患者软腭、腭弓、咽后壁及舌后部，慢慢移动棉签，左右交替；让患者做一次空吞咽动作，促进吞咽反射启动；训练时棉签应大范围（上下、前后）、长时间地接触需刺激的部位；每次治疗20～30分钟。

（4）鼓励患者自己动手进食，这可使患者得到更多的感觉刺激。适用于吞咽失用、食物感觉失认的患者。

3.摄食直接训练

（1）体位及姿势。

1）体位的选择。良好的进食体位不仅有利于食团向舌根运送，还可以减少向鼻腔逆流及误吸的危险。基本原则：最好定时、定量，能坐着不要躺着，能在餐桌上不在床边；不能取坐位的患者至少取躯干30°仰卧位，头部前屈，喂食者位于健侧。

2）姿势的选择。改变进食的姿势可改善或消除吞咽误吸症状。

A.头颈部旋转：适用于单侧咽部麻痹患者。方法：头颈部向患侧旋转，此法能关闭该侧梨状隐窝，使食物移向健侧。这也是关闭气道最有效的方法。

B.侧方吞咽：适用于一侧舌肌和咽肌麻痹患者。方法：头部向健侧侧倾，此法可使食团由于重力作用移向健侧，同时患侧梨状隐窝变窄（挤出残留物），对侧梨状隐窝变浅，咽部产生高效的蠕动式运动。

C.低头吞咽：适用于咽部期吞咽启动迟缓患者。方法：颈部尽量取前屈姿势吞咽。此法可使会厌、咽后壁后移，收窄气管入口，使食团后移避免入喉，有利于保护气管。

D.从仰头到点头吞咽：适用于舌根部后推运动不足患者。作用：颈部后屈时会厌谷变狭小，残留食物可被挤出；接着颈部前屈，形似点头同时做空吞咽动作，可改善舌运动能力不足以及会厌谷残留。

E.头部后仰：适用于食团口内运送慢者。方法：头部后仰并吞咽，训练时要指导患者将食物咀嚼成食团后即刻头部后仰并吞咽，此法能使食团因重力原因向后到达舌根。

F.空吞咽与交互吞咽：适用于咽收缩无力患者。方法：进食后空吞咽或饮少量的水（1～2ml），此法既能诱发吞咽反射，又能除去咽部残留物。

（2）食物的性状和黏稠度。一般首选糊状食物，因为它能较满意地刺激触觉、压觉和唾液分泌，使吞咽变得容易。

（3）食团在口中的位置。最佳位置是健侧舌后部或健侧颊部。

（4）一口量及进食速度。根据患者情况选用适当的速度和一口量，一般先以少量（流质1～4ml）试之，然后酌情增加。吞咽时可结合声门上吞咽法，吞咽后紧接着咳嗽以清除残留在咽喉部的食物，减少误吸危险。

（5）进食时提醒。可用语言、手势、身体姿势、文字示意等方法提醒患者吞咽，帮助患者减少误吸的危险。

4.电刺激治疗　目前临床上最常用的是Vital Stim电刺激治疗仪，其属于神经肌肉电刺激疗法。治疗频率为30～80Hz，主要作用是强化肌力，帮助喉提升，增加咽肌收缩的力量和速度，增加感觉反馈和时序性。目前国内许多大医院已广泛使用。每次治疗30～60分钟，每天1次，每周5次。

各种原因所致的神经性吞咽障碍患者首选该治疗方法。头颈部肿瘤术后，以及面、颈部肌肉功能障碍者也可使用该方法进行治疗。

（谢　瑛　丁卫华）

第五节　老年跌倒预防与康复

一、老年跌倒概述

跌倒是指预期之外的身体位置改变，重心失去平衡，而自己又没有办法适时做出有效的反应，整个人跌坐在地面或较低的地方。跌倒是老年人的常见问题，是活动受限、日常生活活动能力下降的独立危险因素。据统计，我国每年至少有2000万老年人发生2500万次跌倒，直接医疗费用在50亿元人民币以上，社会代价为160亿～800亿元人民币。跌倒风险作为一个公共健康问题已成为老年人独立生活的一个共同障碍，且老年人跌倒后常会导致软组织严重损伤、骨折、硬膜下血肿等严重后果，70%跌倒与老年人的死亡相关。老年跌倒同时是衰弱的标志，所以需要进行系统化的跌倒管理，提高对跌倒的认知，最大限度预防老年跌倒并减少因跌倒而引发的不良事件发生。

按照国际疾病分类ICD-10，跌倒包括从一个平面至另一个平面的跌落、同一平面的跌倒。老年人跌倒大多数是第二类。老年人跌倒是由多种因素造成的，既包括内在的危险因素，又包括外在的危险因素。内在的危险因素体现了老年人跌倒的易感性，包括老年人退行性变的生理因素、病理因素、药物因素、心理因素等；外在的危险因素主要体现了老年人跌倒的机会性，包括各种潜在的环境因素及社会因素。

（一）内在危险因素

1.生理因素　随着年龄的增长，老年人维持肌肉骨骼运动系统的生理功能均有减退，造成步态的协调性下降、平衡能力降低及肌肉力量减弱，导致跌倒的危险性增加。老年人在视觉、听觉、前庭功能、触觉及本体感觉方面都有下降，判断外界环境的能力减弱，也增加了跌倒的风险。老年人出现中枢和周围神经系统的退变，导致对比感觉降低、躯体感觉减弱、反应时间延长、平衡功能受损等，增加了跌倒的危险性。女性跌倒的发生率高于男性。

2.病理因素　包括中枢神经系统疾病、周围神经系统病变、心血管疾病、影响视力的眼部疾病、足部疾病、感染、肺炎、贫血、泌尿系统疾病、运动损害等。与患一种慢性疾病的老年人相比，患有多种慢性疾病者发生跌倒的危险性更高。痴呆或者精神病患者跌倒的风险性尤其高。

3.药物因素　药物因素也是导致老年人跌倒的重要原因。是否服药、药物的剂量，以及复方药都可能引起跌倒。很多药物会影响人的神志、精神、视觉、步态、平衡等方面，从而引起跌倒。

4.心理因素　自信心和跌倒时的情绪是影响老年人跌倒的重要心理因素。沮丧、焦虑可能会削弱老年人的注意力，导致他们对周边环境危险因素的感知力减弱，反应能力下降，增加跌倒的机会。跌倒可反复发生，既往跌倒史大大增加了跌倒发生的风险。

（二）外在危险因素

1.环境因素　居室中照明不足，不合适的家具高度和摆放位置，日常用品摆放不当，光滑的室内地面，卫生间没有扶栏、把手等都可能增加跌倒的危险。室外环境中的路面不平、灯光昏暗、路面湿滑或拥挤等也可能引起老年人跌倒。不合适的鞋子和行走辅助工具的使用也会使跌倒的危险性增加。

2. 社会因素 是否独居以及与社会的交往和联系程度都会影响居家养护老年人跌倒的发生率。

二、老年跌倒的预防

人口老龄化对跌倒的预防形成挑战。要预防跌倒一定要对目前可见的或潜在的跌倒危险因素进行筛查，提高认识。同时，由于平衡和步态损害与跌倒有密切关系，对老年人进行平衡和步态评测可有效预防跌倒。

（一）危险因素的筛查

由美国老年医学学会、英国老年医学学会及美国骨科医师协会共同发布的《老年人跌倒预防指南》推荐所有的医疗机构或者养老机构每年至少进行一次跌倒筛查。内容包括以下两步。

第一步：询问老人过去一年是否有过跌倒，跌倒几次？

如果回答0~1次，进入第二步；如果回答≥2次，直接进入对跌倒的详细评估。

第二步：观察老人的平衡功能、步态情况。让老人从坐位站起并在房间内行走一段距离，观察老人行走或使用助行器的情况（计时起立-行走测试）。如果发现步态或平衡问题，进行跌倒评估；如果没有问题，随访。

（二）评估

1. 病史评估

（1）既往跌倒史。

（2）本次跌倒的详细情况，寻找跌倒的原因。

2. 体格检查

（1）直立性低血压检测。直立性低血压是老年人跌倒常见的重要原因。评估方法是平卧5分钟后测量血压，站立后立刻测血压，3分钟后再测量，在站立后收缩压下降超过20mmHg和（或）舒张压下降超过10mmHg考虑此症。直立性低血压常

发生于使用降压药、脱水、自主神经病变或帕金森病患者中。

（2）感官障碍。评估有无视力和听力的下降。

（3）认知功能障碍。痴呆和谵妄都是导致住院老年人跌倒的主要原因。

（4）足部检查。足部感觉异常会增加跌倒风险，穿戴不合适的鞋袜也应考虑在内。

（5）其他检查。特殊神经系统评估，如注意力障碍、本体感觉、小脑功能等。

3. 平衡及行走能力的评估

4. 用药核查 常见的增加老年人跌倒风险的药物包括：胺碘酮、抗抑郁药、第一代抗组胺药或抗变态反应药、降压药、抗毒蕈碱类治疗尿失禁药物、第一代或第二代抗精神病药、苯二氮䓬类药、非苯二氮䓬类镇静催眠药、α受体阻滞剂、抗痴呆药物、胰岛素、阿片类镇痛药、肌松药、抗帕金森病药。

5. 辅助检查 包括实验室检查和影像学检查。

（三）国内外的评估工具

1. 国外跌倒风险评估工具

（1）Morse跌倒评估量表（Morse fall scale，MFS）。该量表由Morse等于1989年研制，包括跌倒史、多于1个诊断、使用行走辅助用具、静脉输液或使用肝素、步态、认知状态6个条目。量表总分范围0~125分，得分越高表示跌倒风险越大。该量表条目简单，内容易于理解，测试所需时间较短，1~3分钟即可完成，目前在美国、瑞典、澳大利亚等国家的医院均进行过测试且广泛应用于临床。

（2）Berg平衡量表（Berg balance scale，BBS）。该量表由Berg等于1989年研制，在国外的医院和养老机构中已作为一种重要的跌倒风险评估工具广泛使用。其测评方法为要求被检者做出坐到站、无支撑站立、无支撑坐位、站到坐、转移、闭目站立、并脚站立、手臂前伸、弯腰拾物、转头向后看、原地转圈、双脚交替踏凳、前后脚直线站立和单脚站立共14个动作，每个动作

依据被检者完成质量评定为0～4分,总分为0～56分。分数越低表示平衡功能越差,则跌倒的可能性越大(详见附录Ⅲ)。

(3)计时起立-行走测试(timed up and go test, TUGT)。由Podisadle等于1991年在Mathias等"起立-行走"测试的基础上修订而成,用于快速评估被检者的功能性步行能力。该测试方法为:被检者坐在有扶手的靠背椅上,身体靠在椅背上,双手放于扶手上,在距座椅3m远处做标记。当"开始"指令发出后,起立并向前走,过标记处后转身走回椅子前,坐下并靠到椅背上,记录被检者整个过程的耗时以及在过程中可能发生跌倒的危险性。该测评工具方法简便、易于实施。

(4)修订版跌倒功效量表(modified fall efficacy scale, MFES)。MFES由Hill等于1996年在Tinetti等研制的跌倒功效量表的基础上进一步修订而成,用于测评被检者不发生跌倒的信心。该量表包含日常室内活动、户外活动2个维度,共14个条目。各条目分值0～10分,得分越高表示对该条目越有信心。该量表基本可以真实、稳定地评价老年人的跌倒效能,尤其对平衡或移动功能低下的老年人具有参考价值。

(5)居家跌倒风险筛查量表(home falls and accidents screening tool, HOME FAST)。HOME FAST由Mackenzie等于2000年研制而成,用于社区老年人居家跌倒风险的评估。该量表包含家庭环境因素和老年人躯体功能因素2个维度,共25个条目。采用Likert 2级评分法,各条目分值0～1分,总分为0～25分,得分越低表示居家跌倒风险越高。

(6)简明国际跌倒效能感量表(short falls efficacy scale international, shortFESI)。该量表由Kempen等于2008年在国际跌倒效能感量表的基础上研制而成,用于评价被检者的跌倒效能。包含2个低水平活动、2个中等水平活动、2个高等水平活动和1个户外活动项目,共7个条目。该量表采用Likert 4级评分法,从"不关注"到"极度关注"赋值为1～4分,量表总分为4～28分,分数越高表示被检者跌倒效能越低。

2. 国内跌倒风险评估工具

(1)跌倒风险评估量表(fall risk questionnaire, FRQ)。该量表由郝燕萍于2006年研制而成,分为两部分。第一部分包含15个条目,是对被检者一般情况进行调查,第二部分包含生理、病理、心理、生物力学、环境5个维度,共20个条目。该量表接受性能良好,可反映出老年人不同领域功能的实际情况。

(2)老年人跌倒风险评估量表。该量表包括运动、跌倒史、精神不稳定状态、自控能力、感觉障碍、睡眠状况、用药史、相关病史8个维度,共35个条目。各条目赋值1～3分,总分为0～53分。结果分为3个等级:低风险1～2分,中度风险3～9分,高度风险≥10分。

(3)住院病人跌倒风险评估量表。该量表由黎瑞红等于2011年研制而成,包括病理、生理、心理、生物力学等4个维度,共12个条目(下肢肌力、平衡协调、年龄性别、营养、慢性病、下肢骨折、睡眠、视力、药物因素、助行器械、跌倒史、陪护)。各条目按Likert 2级或Likert 3级评分,总量表分数为12～28分,分值越小风险越高。

(4)老年住院患者参与跌倒预防知信行量表。该量表由李景于2016年编制而成,包含参与跌倒预防知识、参与跌倒预防态度、参与跌倒预防行为3个维度,共33个条目。该量表具有较好的信效度,老年人完成时间为10～15分钟,适合在我国老年住院患者中应用。

三、老年跌倒干预技术

导致老年人跌倒的因素众多,可根据引起老年人跌倒的原因进行针对性的干预。关于跌倒干预的研究内容目前主要包括:锻炼、环境、辅助技术、心理、教育、营养治疗、药物治疗和手术。

1.锻炼 需要进行整合了平衡、肌力及步态项目的锻炼,灵活性和耐力的训练也需要进行。适合老年人的运动包括太极拳、散步、八段锦、跳舞等。

2.环境　熟悉社区及家庭内部的生活环境。居住环境保持行走过程中过道通畅无障碍，地面干燥无水渍，设置"小心地滑"提示。浴室地面铺设防滑垫，浴室和洗手台设置扶手。室内光照充足，设置夜灯。安装座椅和座厕，检查设施的安全性能，保持其功能状态完好。病房内将病床的高度设置为最低位，并固定脚轮的刹车，床头安装壁灯和呼叫信号灯。病房光线明亮，无障碍物。意识不清或躁动不安者，应加床栏，并有家属陪伴。

3.辅助技术　建议老年人行走时穿舒适的平底鞋，步行或者走楼梯时，不要戴多焦镜片。康复专业人员指导有需要的老年人正确使用辅助器具，选择适当的视力、听力辅助工具。将拐杖、助行器及经常使用的物件等放在触手可及的位置。

4.心理　沮丧、抑郁、焦虑、情绪不佳及其导致的与社会的隔离均会增加跌倒的危险。沮丧可能会削弱老年人的注意力，潜在的心理状态混乱也和沮丧相关，且会导致老年人对环境危险因素的感知和反应能力下降。另外，害怕跌倒也使行为能力降低，行动受到限制，从而影响步态和平衡能力而增加跌倒的危险。因此，老年人应保持健康、乐观的心理状态。

5.教育　采用跌倒风险评估工具自我评估，了解自己跌倒的风险级别。加强防跌倒知识的学习，增强防跌倒的意识。

6.治疗　跌倒的预防和康复需要多学科团队合作。多学科团队需要完成老年人的疾病诊疗，同时进行全面翔实的康复干预工作，包括认知训练、肌力训练、平衡训练、步态功能训练、维生素D的补充、加强膳食营养、药物的合理应用等。

（陈雪丽　毕宪国）

第六节　物理因子治疗

一、物理因子治疗的作用

1.抗炎　皮肤、黏膜、肌肉、关节，乃至内脏器官，由各种病因引起的急慢性炎症，都是理疗适应证，可采用不同的理疗方法进行治疗。对于急性化脓性炎症，表浅者可应用紫外线照射或抗生素离子导入治疗；对于慢性炎症，则可采用温热疗法、磁场疗法或低、中频电疗法。只要方法得当，均可取得预期疗效。临床研究认为，某些物理因子除了具有直接杀灭病原微生物的作用之外（如紫外线），还可改善微循环、加速致炎物质排除和增强免疫功能。

2.镇痛　疼痛是一个极为复杂的问题，既是一种物质现象，又是一种精神现象。引起疼痛的原因很多，损伤、炎症、缺血、痉挛、肌力不平衡、反射性乃至精神因素，均可引起疼痛。应用物理因子镇痛的效果，需要先弄清病因，再有针对性地进行治疗。炎症性疼痛以抗炎性治疗为主；缺血性和痉挛性疼痛宜用温热疗法，以改善缺血、消除痉挛；神经痛可应用直流电导入麻醉类药，以阻断痛觉冲动传入，或应用低、中频电疗法，以关闭疼痛闸门，激发镇痛物质释放。当然，应用物理因子镇痛，与因子的选择、采用的方法、剂量、治疗部位等密切相关，要结合患者的具体情况有的放矢，方能取得理想效果。

3.抗菌　紫外线以杀菌作用著称，杀菌效力最强的光谱为 $254 \sim 257nm$。对金黄色葡萄球菌、枯草杆菌、铜绿假单胞菌、炭疽杆菌、溶血性链球菌等均有杀灭作用。紫外线的杀菌机制，主要是引起DNA两个胸腺嘧啶单体聚合成胸腺嘧啶二聚体，使细菌失去正常的代谢、生长、繁殖能力，乃至死亡。

4.镇静与催眠　具有镇静、催眠作用的理疗方法包括电睡眠疗法、镇静性电离子导入疗法、颈交感神经节超短波疗法、静电疗法、磁场疗法、温水浴、按摩疗法等，这些理疗法均能增强大脑皮质扩散性抑制，解除全身紧张状态，因而产生明显的镇静和催眠效果。

5.兴奋神经肌肉　间动电流、干扰电流、调制中频电流均能引起运动神经及肌肉兴奋，可用于治疗周围性神经麻痹及肌肉萎缩，或用于增强肌力。这些理疗方法均具有明显兴奋神经肌肉的效果。理疗兴奋作用机制，主要是细胞膜受电刺激后，产生离子通透性和膜电位变化，形成动作电位发生兴奋，引起肌肉收缩反应。对于感觉障碍者，可选用感应电疗法或达松伐尔电疗法等。

6.缓解痉挛　具有缓解痉挛作用的理疗方法包括作用于深部组织的短波电疗法、超短波电疗法和微波疗法，也包括作用于浅部组织的石蜡疗法、湿热包疗法、太阳灯疗法和红外疗法，还包括作用于全身的热水浴、光浴疗法等。缓解痉挛的作用机制主要在于热能可降低肌梭中传出神经纤维兴奋性，使牵张反射减弱和肌张力下降。

7.软化瘢痕、消散粘连　石蜡疗法、超声波疗法、碘离子导入疗法，可以改变结缔组织弹性，增加其延展性，常用于治疗术后瘢痕和组织粘连，有明显软化瘢痕和消散粘连的作用。

8.加速伤口愈合　应用小剂量紫外线照射，在防止和控制伤口感染的同时，还能刺激肉芽组织生长，加速上皮搭桥和创口愈合过程。与单纯外科换药处理相比，联合锌离子导入疗法和达松伐尔电疗法治疗下肢静脉曲张形成的溃疡，伤口愈合时间显著缩短。

9.加速骨痂形成　实验证明，经皮电刺激神经疗法、干扰电疗法和脉冲磁场，均能促进骨质生长，加速骨折愈合。国内有学者通过动物实验发现，骨折部位接受干扰电治疗，4周时治疗组骨痂形成比对照组多，6周时治疗组愈合，但对照组骨折线仍清晰可见。

二、老年常用物理因子治疗

（一）高频电疗法

1.超短波电疗法

（1）概述。应用波长为10m～1m的高频正弦交流电所产生的高频电场作用于人体治疗疾病的电疗法。因超短波电疗法应用电容电极产生超高频电场，故又称为超高频或超短波电场疗法。目前超短波电疗仪常用波长为7.37m（频率40.68MHz）或6.0m（频率50.0MHz）。输出功率大型仪器为200～400W，小型仪器为30～50W。脉冲超短波的波长为7.7m（频率38.96MHz）或6.0m（频率50.0MHz）。脉冲持续时间1～100μs，周期1～10ms，通断比为1∶25或1∶100～1∶1000，脉冲重复频率为100～1000Hz，峰功率为1～20kW。

（2）治疗作用。

1）对心血管系统的作用。①通过迷走神经影响心率，小剂量时可使心率减慢，心肌张力和收缩下降，血压下降。大剂量时可使心率加快，血压上升。②小血管、毛细血管继短时收缩后持续扩张，血管壁通透性增强，血液循环改善，从而促进水肿的吸收及代谢产物、致痛介质等的排除。剂量过大，可引起血管麻痹、淤血、毛细血管栓塞。

2）对神经系统的作用。①镇痛，降低感觉神经的兴奋性，抑制传导。②中小剂量可促进受损周围神经再生，提高神经传导速度，过大剂量则抑制。③中小剂量作用于头部可抑制中枢而使人嗜睡，大剂量可使脑脊髓通透性增强，使颅内压升高。④作用于自主神经节或神经丛，可调节相应脏器、血管的功能。

3）对网状内皮系统及免疫功能的作用。①中小剂量可增强网状内皮系统功能，使吞噬细胞数量增多，吞噬功能加强。②升高体内球蛋白、抗体、补体、凝集素、调理素的水平。③提高白细胞内碱性磷酸酶活性，升高白细胞干扰素的效价。大剂量则抑制。

4）对内分泌系统的作用。①作用于肾上腺，可增强肾上腺皮质功能，皮质类固醇的合成增加，血中可的松类激素水平升高。②作用于脑垂体，促肾上腺皮质激素合成增加，血清皮质酮水平升高，血糖水平继短时升高后下降。

5）对脏器的作用。①作用于胃肠，可缓解痉挛，增强黏膜的血供和营养，改善吸收和分泌功能。②作用于肝脏，可促进胆汁的分泌，增强解毒功能。③作用于肺部，可使肺血管扩张，改善呼吸功能。④作用于肾脏，可使肾小球血管扩张，血流增加，泌尿增多。

6）对血液和造血器官的作用。①中小剂量可使红细胞沉降率短时内加快，凝血时间缩短，周围血液中白细胞总数、嗜酸性粒细胞数和单核细胞数增多；大剂量时则减少。②小剂量可刺激脊髓造血功能，网织细胞增多。

7）对生殖系统的作用。小剂量可调节失调的卵巢功能。动物实验研究显示，小剂量可使精子生成增多，大剂量可引起睾丸退变、坏死，精子减少。

8）对新陈代谢的作用。小剂量可增强组织代谢，使酶活性提高，使氧化过程加强，促进细胞有丝分裂，促进肉芽及纤维结缔组织增生，加快损伤组织的修复。大剂量则可抑制结缔组织的生长。

9）对炎症的作用。超短波电疗法抗炎作用显著，其机制如下。①改善局部的血液循环，增强毛细血管的通透性，加强营养代谢，促进药物向病灶的进入，促进炎性介质、病理产物、细菌毒素的清除及水肿的消散。②增强网状内皮系统的功能，促使进入病灶的白细胞和抗体增多，吞噬功能加强。③病灶内Ca^{2+}浓度增高，K^+浓度下降，促使组织的兴奋性降低，炎性渗出减少；使病灶的pH值向碱性转化，缓解酸中毒，有利于炎症的逆转。④电场不利于细菌的生长，间接抑菌。⑤降低感觉神经兴奋性，抑制传导、镇痛及阻断恶性循环。⑥促进结缔组织、肉芽生长，利于修复和伤口愈合。

（3）适应证与禁忌证。

1）适应证。①亚急性、慢性炎症及疼痛：支气管炎、支气管哮喘、肺炎、胃炎、胃十二指肠溃疡、胃肠痉挛、胆囊炎、肾盂肾炎、膀胱炎、盆腔炎、前列腺炎、脊髓炎、神经根炎、肌炎、周围神经损伤、坐骨神经痛、肩周炎、滑囊炎、关节炎、风湿性关节炎、退行性骨关节炎、扭挫伤、腰椎间盘突出症、血栓性静脉炎。②急性炎症。③高热疗法可配合放化疗治疗肿瘤。

2）禁忌证。恶性肿瘤（大功率热疗除外）、出血倾向、结核病、妊娠、身体局部有金属物、

心脏起搏器植入者。

2.微波电疗法

（1）概述。应用波长为1m～1mm、频率为300MHz～300 000MHz的高频正弦交流电作用于人体治疗疾病的电疗法。

（2）治疗作用。

1）对血液循环的作用。扩张局部血管，加强血液循环，提高营养代谢，促进水肿吸收及炎症产物、致痛物质等的排除。

2）对神经肌肉的作用。①小剂量可增强神经系统的兴奋性，中大剂量则有抑制作用。②降低周围神经的兴奋性，具有镇痛作用。③降低肌张力，缓解肌肉痉挛。

3）对脏器的作用。①心脏：小剂量可减慢心率，改善心肌血供，减轻心绞痛。②肺：中小剂量可减慢呼吸，缓解支气管痉挛，增加肺通气量，利于炎症吸收。③胃肠：中小剂量可缓解胃肠痉挛，抑制胃酸分泌；大剂量可能引起胃肠黏膜出血、坏死、溃疡穿孔。④肝脏：大剂量可引起肝细胞肿胀、变性、坏死。⑤大剂量分米波作用于脑、心、肺等，可引起充血、水肿、变性、坏死。

4）对内分泌系统的作用。①肾上腺：中小剂量可兴奋肾上腺交感神经系统，增加肾上腺皮质激素的合成，使血中11-脱氢皮质酮和去甲肾上腺素水平增高。②中小剂量可提高胸腺、甲状腺功能，表现为淋巴细胞增生活跃，免疫球蛋白含量升高，肾上腺的糖皮质醇活性降低，免疫功能增强。③小剂量作用于头部，刺激下丘脑-垂体-肾上腺皮质系统，糖皮质醇浓度、活性提高，免疫功能抑制。④大剂量对内分泌系统起抑制作用。

5）对血液系统的作用。①中小剂量可使血中的白细胞、中性粒细胞增多，淋巴细胞减少。②大剂量可使白细胞、中性粒细胞减少，凝血时间延长。

6）对皮肤、皮下组织的作用。小剂量促进上皮生长，大剂量可引起皮下水肿、坏死等。

7）对眼的作用。较大剂量可引起晶体混浊，导致白内障。

8）对生殖系统的作用。较大剂量可引起睾丸退行性变、萎缩、坏死，精子减少、活力降低。

9）对恶性肿瘤的作用。大剂量可杀灭或抑制恶性肿瘤细胞。

（3）适应证与禁忌证。

1）适应证。主要适用于亚急性、慢性炎症及疼痛：支气管炎、支气管哮喘、肺炎、胃炎、胃十二指肠溃疡、胃肠痉挛、胆囊炎、肾盂肾炎、膀胱炎、盆腔炎、前列腺炎、脊髓炎、神经根炎、肌炎、周围神经损伤、坐骨神经痛、肩周炎、滑囊炎、关节炎、风湿性关节炎、退行性骨关节炎、扭挫伤、腰椎间盘突出症、血栓性静脉炎。

2）禁忌证。有出血倾向、低血压、心力衰竭、活动性结核、恶性肿瘤（一般剂量为禁忌）、体内植入心脏起搏器、心脏瓣膜置换。

（二）中频电疗法

1.概述　应用频率为1～100kHz的脉冲电流治疗疾病的方法，称为中频电疗法（medium frequency electrotherapy，MFE）。该脉冲周期短于运动神经和肌肉组织的绝对不应期，运动神经和肌肉的兴奋期不符合周期同步原则，需要综合多个刺激的连续作用才能引起一次兴奋，即所谓"中频电刺激的综合效应"。

2.治疗作用

（1）促进局部血液循环。促进血液循环是中频电疗法的作用基础。

（2）镇痛。中频电疗法有比较好的镇痛作用。其机制有两种形式，分别为即时镇痛作用和多次治疗后的镇痛作用。

（3）抗炎。中频电疗法对一些慢性非特异性炎症有较好的治疗作用，主要由于中频电流作用后局部组织的血液循环改善，组织水肿减轻，炎症产物的吸收和排除加速，局部组织的营养和代谢增强，免疫防御功能提高。

（4）软化瘢痕、松解粘连。中频电疗法有较好的软化瘢痕、松解粘连作用，这是由于中频电流刺激能扩大细胞与组织的间隙，使粘连的结缔组织得到分离。

（5）对骨骼肌的作用。中频电流通过刺激运动神经和肌肉引起正常骨骼肌和失神经肌收缩，具有锻炼骨骼肌肉、防止肌肉萎缩、提高平滑肌张力、调整自主神经功能的作用。

（6）对生物膜通透性的作用。在正弦中频电流的作用下，药物离子、分子透过活性生物膜的数量明显多于透过失去活性的生物膜的数量，研究者认为中频电流可以提高活性生物膜的通透性，其机制可能是增大了细胞间隙。

3.适应证与禁忌证

（1）适应证。神经炎、神经痛、神经根炎、肌萎缩、扭伤、肩周炎、肌纤维鞘炎、肌劳损、关节炎、雷诺病、手足发绀症、胃下垂、习惯性便秘等。

（2）禁忌证。急性化脓性炎症、有出血倾向、体内局部有金属固定物、体内植入心脏起搏器。

（三）低频电疗法

1.概述　应用频率为1000Hz以下的电流治疗疾病的方法，称为低频电疗法，可用于治疗急、慢性疼痛。目前常用的低频电疗法有神经肌肉电刺激疗法、经皮神经电刺激疗法、间动电疗法、低频高压电疗法等。

2.治疗作用

（1）神经肌肉电刺激疗法是应用低频脉冲电流刺激神经或肌肉使其收缩，以恢复其运动功能的方法。这种方法主要用以刺激失神经肌、痉挛肌和平滑肌，亦可用于治疗失用性肌萎缩。神经肌肉电刺激疗法是用于改善中枢神经系统功能缺损和重塑周围神经功能的治疗技术。

（2）经皮电刺激神经疗法是以一定技术参数的低频脉冲电流，经过皮肤输入人体，用于治疗急、慢性疼痛的方法。主要作用是镇痛，机制可能是经皮电刺激神经疗法的强度往往只兴奋脊髓后角中的胶质细胞。

（3）间动电疗法是将50Hz交流电经整流后叠加在直流电上构成的一种脉冲电流。具有止痛、促进局部血液循环、兴奋神经肌肉组织的作用。

3.适应证与禁忌证

（1）神经肌肉电刺激疗法。适应证：脑血管意外后轻度偏瘫（神经肌肉电刺激可提高脑卒中患者上肢功能，特别是在训练腕及手指的背伸功能方面应用越来越广泛）、儿童脑性瘫痪、产伤引起的痉挛性瘫痪、多发性硬化瘫痪、脑脊髓外伤引起的痉挛性瘫痪、帕金森病。禁忌证：肌萎缩侧索硬化症、多发性硬化的病情进展恶化期。

（2）经皮电刺激神经疗法。适应证：急慢性疼痛，周围循环障碍，小手术及致痛性操作过程中加强镇痛效果。禁忌证：体内植入心脏起搏器，严禁刺激颈动脉窦，孕妇的腹部、腰骶部、眼部治疗，脑血管意外患者的头部治疗。

（3）间动电疗法。适应证：枕大神经痛、三叉神经痛、肋间神经痛、耳大神经痛、神经根炎、坐骨神经痛、交感神经综合征、挫伤、扭伤骨折后遗症、网球肘等。禁忌证：急性化脓性炎症、急性湿疹、出血倾向、严重心脏病、体内植入心脏起搏器、对电流过敏。

（四）光疗法

光疗法是利用阳光或人工光线（红外线、紫外线、可见光、激光）防治疾病和促进机体康复的方法。目前常用的光疗法有紫外线疗法和激光疗法。

1.紫外线疗法

（1）概述。应用紫外线防治疾病的方法称为紫外线疗法。紫外线系不可见光，因位于可见光谱紫色光线的外侧而得名。

（2）治疗作用。

1）抗炎。红斑量紫外线照射是强有力的抗炎因子，尤其对皮肤浅层组织的急性感染性炎症效果显著。作用机制：①杀菌；②改善病灶的血液循环；③刺激并增强机体防御免疫功能。

2）加速组织再生。小剂量紫外线照射可促进组织再生，骨折、周围神经损伤等均可应用小剂量紫外线照射。作用机制：①加强血液供给有利于营养物质进入；②小剂量紫外线加速核酸合成和细胞分裂。

3）镇痛。紫外线红斑量照射具有显著的镇痛作用，对感染性炎症痛、非感染性炎症痛、风湿性疼痛及神经痛均有一定的镇痛效果。作用机制：①对表皮深层的感觉神经末梢的直接作用，使其进入间生态或使其发生可逆的变化；②对于较深层组织止痛，可用掩盖效应来解释紫外线红斑所产生的冲动与痛觉冲动在传入经路上的互相竞争和互相干扰。

4）脱敏。紫外线照射后可在体内产生与蛋白质相结合的组织胺，其具有一定的抗原性能。剂量逐渐增加的、重复的紫外线照射所产生的组织胺，可促进机体分泌组织胺酶以破坏体内过量的组织胺，从而起到非特异性的脱敏作用。此外，紫外线照射后维生素D增多。致使机体对钙吸收增多，钙离子可降低神经系统兴奋性和血管通透性，亦有利于减轻过敏反应。

5）加强免疫功能。机体长期缺乏紫外线照射可致免疫功能低下，对各种病原微生物的抵抗力减弱，故易患各种传染病，如皮肤化脓性炎症、感冒、流感、肺结核、气管炎及肺炎等。无红斑量紫外线照射可增强皮肤的杀菌能力、增强巨噬细胞系统的功能（提高巨噬细胞活性，使体液免疫成分含量增多），从而提高机体的特异性和增强非特异性免疫功能。

（3）适应证与禁忌证。

1）适应证。红斑量紫外线照射常用于治疗：急性化脓性炎症（疖、痈、急性蜂窝织炎、丹毒、急性淋巴管炎、急性静脉炎）；某些非化脓性急性炎症（肌炎、腱鞘炎）；伤口及慢性溃疡；急性风湿性关节炎、肌炎；神经（根）炎及一些皮肤病，如玫瑰糠疹、带状疱疹等。全身无红斑量紫外线照射常用于长期卧床导致的骨质疏松。

2）禁忌证。活动性结核病，重症心脏和肾脏疾病（如心力衰竭、心肌炎、肾炎、尿毒症等），光敏性疾病（如红斑狼疮、日光性皮炎、卟啉代谢障碍等），着色性干皮症，中毒伴发热、发疹的传染病。

2.激光疗法

（1）概述。激光疗法是利用激光器发出的光治疗疾病的一种方法。

（2）治疗作用。

1）生物刺激和调节作用。小功率氦氖激光照射具有抗炎、镇痛、脱敏、止痒、收敛、消肿、促进肉芽生长的作用。小功率氦氖激光局部照射可改善全身状况，调节一些系统和器官的功能。利用小功率氦氖激光照射咽峡黏膜、皮肤溃疡面、神经节段部位、交感神经节、穴位等不同部位，在局部症状改善的同时可出现全身症状的改善，如精神好转、全身乏力减轻、红细胞沉降率恢复正常等。

2）激光手术。是用一束细而准直的大能量激光束，经聚焦后，利用焦点的高能、高温、高压的电磁场作用和烧灼作用，对病变组织进行切割、黏合、气化。常用的是二氧化碳激光器、掺钕钇铝石榴石激光器和氩离子激光器。

3）激光治疗肿瘤。激光的高热作用和强光作用，可使肿瘤组织肿胀、撕裂、萎缩，亦可产生二次压力作用。

（3）适应证与禁忌证。

1）适应证。神经痛、面神经炎、三叉神经痛、遗尿症、伤口、溃疡、压疮、烧伤创面、过敏性鼻炎、带状疱疹、单纯疱疹、湿疹、口腔溃疡、神经性皮炎等。

2）禁忌证。出血倾向、结核、高热。

（五）超声波疗法

1.概述　超声波是指频率在20 000Hz以上，不能引起正常人听觉反应的机械振动波。将超声波作用于人体以达到治疗目的的方法称为超声波疗法。现在在物理治疗中常用的频率一般为800～1000kHz。

2.治疗作用

（1）神经系统。神经系统是对超声波非常敏感的器官。大剂量的超声波可引起中枢神经和周围神经的不可逆的损害。在一定剂量之内，超声波对周围神经的作用：增强神经兴奋性，加快传导速度，减轻神经的炎症反应，促进神经的损伤愈合，提高痛阈，减轻疼痛。在一定剂量之内，超声波对中枢神经的作用：作用于大脑可引起脑血管扩张、血流加快，加速侧支循环的建立，加速脑细胞功能的恢复；作用于间脑可使心跳加快，血压升高；作用于脊髓，可改变感觉、运动神经的传导。在一定剂量之内，超声波作用于自主神经系统，可引起皮温升高，血液循环加快。

（2）皮肤。超声波作用于皮肤可提高皮肤血管的通透性，使皮肤轻微充血，但无红斑。超声波可增强皮肤汗腺分泌，促进皮肤排泄功能，增强真皮再生能力。大剂量超声波可引起皮肤伤害性炎症反应。人体不同部位的皮肤对超声波的敏感性不同。头面部皮肤对超声波敏感，腹部皮肤次之，肢体皮肤敏感性差。

（3）肌肉与结缔组织。骨骼肌对超声波非常敏感，治疗剂量超声波可使肌肉松弛、肌张力降低；大剂量超声波可改变肌肉形态，引起肌肉损伤。超声波刺激结缔组织可使其伸展性改善，并能刺激结缔组织增生。

（4）骨骼。骨骼声阻很大，对超声波吸收好，小剂量超声波治疗可以促进骨痂生成，大剂量超声波可延缓骨愈合。超声波在骨与周围组织界面上反射明显，易产生局部较强的热作用，引起骨膜疼痛。

（5）消化系统。小剂量超声波可以促进胃肠蠕动，增加胃酸分泌；大剂量超声波可造成胃肠淤血、水肿，甚至坏死、穿孔。小剂量超声波可促进肝细胞再生，改善肝脏功能，促进胆汁排出；大剂量超声波对肝脏有损害作用。

（6）心脏血管。心脏是重要器官，对超声波比较敏感，大剂量超声波可造成心包膜下出血、心肌点状出血、心律失常，甚至心跳停止。因此，在心前区应用超声波疗法应格外小心。合适剂量的超声波可以增强心肌收缩力，使痉挛的冠状动脉扩张，建立侧支循环，促进心肌细胞修复，使心肌梗死或冠心病患者症状缓解。超声波可使血管扩张、血流速度加快、血管壁通透性增加、血压下降。

（7）血液。超声波可使红细胞沉降率加快，血红蛋白增加，血液pH值升高。当超声波的传播方向与血流方向平行时，可引起血细胞流动停止。

（8）生殖系统。适量的超声波可使精子数目增加、精子活动性增强，大剂量超声波可使精子萎缩。

（9）眼。眼的结构决定了其对超声波反应的特殊性。由于解剖层次多，容易产生超声波的热作用而对眼造成不良影响，如结膜充血、角膜水肿、角膜上皮脱落、晶状体和玻璃体混浊、眼底变性。但适当剂量的超声波可使眼球血管扩张，促进前房与玻璃体内的渗出和出血的吸收及消散，改善视神经营养，恢复眼功能。

3.适应证与禁忌证

（1）适应证。神经根炎、坐骨神经痛、肋间神经痛、带状疱疹后遗神经痛、肩周炎、肌筋膜炎、扭挫伤、瘢痕粘连、血肿、血栓闭塞性脉管炎等。

（2）禁忌证。急性化脓性炎症、治疗部位皮肤出血、有出血倾向、男性睾丸区、恶性肿瘤。

（六）磁疗法

1.概述　利用磁场作用于人体的痛区或穴位，治疗和预防疾病的一种方法。

2.治疗作用

（1）止痛作用。磁疗的止痛作用明显而迅速，对创伤性疼痛、神经性疼痛、炎性疼痛、肿瘤所致的疼痛都有较好的镇痛效果。

（2）镇静作用。磁疗的镇静作用表现在改善睡眠、减低肌张力、缓解肌肉痉挛，其机制与中枢神经的抑制有关。

（3）抗炎作用。磁场作用于机体可使血管扩张、血液循环加速、组织通透性改善，有利于炎性渗出物的吸收和消散，增加氧供，提高局部组织的抗炎能力和修复能力。此外，磁疗还能提高机体的免疫功能，如免疫球蛋白增高、白细胞数目增多、吞噬能力增强等，因此，磁疗对细菌性

炎症有一定的治疗作用。磁疗对于急性炎症、亚急性炎症和慢性炎症均有很好的治疗作用。

（4）消肿作用。磁疗有明显的消除肿胀的作用。其机制是：磁场作用下血液循环加快，促进渗出液的吸收；磁场可改变渗透压和通透性，加速蛋白质的转移，降低组织间的胶体渗透压。因此，磁疗对于炎性肿胀、非炎性肿胀和血性肿胀均有很好的消肿作用。

（5）降压作用。磁疗可加强大脑皮质的抑制功能，调节血管的舒缩机制，使血压下降。

（6）止泻作用。磁疗的止泻作用明显，其机制可能与酶的作用有关。在磁场作用下，ATP酶活性增强，可使小肠的吸收功能加强；在磁场作用下，胆碱酯酶活性增强，可使肠道分泌减少，蠕动减慢，有利于水分和其他营养物质被肠黏膜吸收；磁场还有抗渗出的作用，有利于止泻。

（7）促进创面愈合作用。磁疗能促进创面愈合。其机制是：在磁场作用下，血管扩张，血流加快，血液循环改善，为创面提供了更多的营养物质和氧，有利于创面的愈合。

（8）软化瘢痕作用。磁疗具有防止瘢痕形成和软化瘢痕的作用。其机制是：①在磁场作用下，血液循环改善，渗出物吸收和消散加速，为减少瘢痕形成创造了条件；②在磁场作用下，成纤维细胞内的水分和盐类物质增加，细胞分泌功能障碍，而破纤维细胞内溶酶体增加，细胞吞噬作用增强，从而阻止了瘢痕的形成。

（9）促进骨折愈合作用。机制是：改善骨折部位的血液循环，改善局部营养和氧供，有利于骨组织细胞的新生；磁场产生的微电流对软骨细胞和骨细胞有直接促进生长的作用，加速骨折愈合。

（10）对良性肿物的作用。磁疗可使良性肿物缩小或消失。

3.适应证与禁忌证

（1）适应证。内科疾病：高血压、风湿性关节炎、类风湿关节炎、骨关节炎、冠心病、肠炎、胃炎、慢性气管炎。神经科疾病：坐骨神

经痛、三叉神经痛、神经性头痛、神经衰弱。外科疾病：扭挫伤、腱鞘囊肿、肩周炎、静脉炎、血栓性静脉炎、静脉曲张、肋软骨炎、颈椎病、肾结石、输尿管结石、肱骨外上髁炎。眼耳鼻喉科疾病：耳郭浆液性软骨膜炎、神经性耳鸣、鼻炎、睑腺炎、角膜炎。其他疾病：慢性皮肤溃疡、带状疱疹、臀部注射硬结、瘢痕。

（2）禁忌证。白细胞计数<4.0×10⁹/L；急性心肌梗死、急腹症、大出血等；体质极度衰弱、高热；磁疗副作用明显，不能耐受治疗；体内置心脏起搏器。

（七）传导热疗法

1.概述　利用热介质作用于人体治疗疾病的方法。种类很多，如石蜡疗法、泥疗法、沙疗法、蒸汽热疗法、化学热袋疗法和电热疗法。其中海泥、石蜡等除温热作用外，还有机械和化学的综合作用。

2.治疗作用　主要为温热作用、机械作用和化学作用。

（1）温热作用。热介质具有热容量大、导热性小的特点，治疗时可对机体产生良好的温热作用，如促进血液循环、消除炎症、镇痛。

（2）机械作用。热介质的可塑性和黏滞性使之能与皮肤紧密接触，在逐渐冷却过程中体积可缩小10%～20%，由此可对治疗部位产生机械压迫作用，如消除肿胀、加深温热作用、松解粘连、软化瘢痕。

（3）化学作用。热介质可刺激上皮组织生长，有利于皮肤表浅溃疡和创面的愈合。

3.适应证与禁忌证

（1）适应证。慢性炎症、瘢痕增生、纤维粘连、肌肉痉挛、神经痛等。

（2）禁忌证。治疗部位感染、开放性伤口、恶性肿瘤、活动性结核、严重循环障碍、治疗部位严重皮肤病、高热、极度衰弱、有出血倾向。局部皮肤感觉障碍者慎用。

（八）水疗

1.概述　利用水的物理特性以各种方式作用于人体，以达到保健、预防、治疗和康复目的的方法。水疗种类颇多。按温度划分有冷水浴、低温水浴、不感温水浴、温水浴、热水浴；按作用方式划分有擦浴、冲浴、浸浴、淋浴、湿布包裹；按水的成分划分有淡水浴、药物浴（包括中药浴）、气水浴；按作用部位划分有全身浴、局部浴（其中包括半身浴、手浴、足浴、坐浴等）；按运动形式划分为游泳浴和各种水中运动训练。

2.治疗作用　水疗作用机制有3个决定性因素：温度、机械及化学的刺激作用。其中以温度刺激作用最为显著。

3.适应证与禁忌证

（1）适应证。内科疾病：高血压、心血管神经症、早期动脉硬化、心脏疾病代偿期、胃肠功能紊乱、功能性结肠炎、习惯性便秘、肥胖症、风湿性肌痛、疲劳综合征、风湿性或类风湿关节炎、痛风、肾脏疾病、多汗症、职业性铅或汞中毒等。神经科疾病：脊髓不全损伤致截瘫、脑血管意外致偏瘫、帕金森病、肌营养不良、神经衰弱、自主神经功能紊乱、神经痛、神经炎、周围神经麻痹、雷诺病等。外科疾病：骨折后遗症、骨性关节病、强直性脊柱炎。皮肤病：慢性湿疹、荨麻疹、皮肤瘙痒症、牛皮癣、脂溢性皮炎、慢性闭塞性动脉内膜炎、烧伤后继发感染、大面积瘢痕挛缩等。妇科：闭经、卵巢功能不全、慢性盆腔疾病等。

（2）禁忌证。重症动脉硬化、心肾功能代偿不全、活动性肺结核、恶性肿瘤、恶病质、身体极度衰弱、有出血倾向。

（九）压力疗法

1.概述　应用正压或负压治疗功能障碍的方法。

2.治疗作用　肌肉正压可用于缓解肌肉痉挛，肢体负压可用于治疗肢体血管扩张、改善组织代谢等。

3.适应证与禁忌证

（1）适应证。四肢闭塞性动脉硬化、动脉粥样硬化、血栓闭塞性脉管炎、静脉曲张、雷诺病、糖尿病性血管病变；免疫系统疾病，如多动脉炎、硬皮病、类风湿关节炎合并脉管炎、淋巴水肿；冻伤；局部循环障碍引起的皮肤溃疡、压疮、组织坏死；术后预防下肢深静脉血栓形成。

（2）禁忌证。血栓形成和血管栓塞早期、动脉瘤、出血倾向、近期外伤、治疗部位感染、恶性肿瘤、大面积坏疽、血管手术后。

（十）冲击波疗法

1.概述　体外冲击波是一种通过物理学机制介质（空气或气体）传导的机械性脉冲压强波。治疗设备将气动产生的脉冲声波转换成精确的弹道式冲击波，通过治疗探头的定位和移动，可以对疼痛发生较广泛的人体组织产生良好的治疗效果。

2.治疗作用　冲击波可以改变伤患处的化学环境，使组织产生并释放抑制疼痛的化学物质，同时冲击波可以破坏疼痛受体的细胞膜，抑制疼痛信号的产生及传导。此外，冲击波会引起内脏内啡肽的产生，降低患处对疼痛的敏感性。通过改善治疗区域的新陈代谢和减轻患处的炎性反应，冲击波治疗还可促进组织的康复，其机制包括松解患处钙质沉着、减轻水肿及增加组织的机械负荷。

3.适应证与禁忌证

（1）适应证。颈肩肌筋膜疼痛综合征、椎间盘疾病相关症状、坐骨神经痛、脊柱异常相关症状、颈肩痛、肌张力异常所致的相关症状、关节或韧带异常所致相关症状、肩臂手疼痛综合征、股骨大转子肌腱炎、腰脊柱综合征、膝关节炎、耳鸣、便秘、前列腺炎、淋巴水肿等。

（2）禁忌证。外科手术后、骨质疏松症、凝血功能障碍、使用起搏器。

三、联合治疗的选择依据及原则

不同物理因子具有相同或相似的作用性质。从是否改善血液循环角度考虑，超声波疗法、光疗法、电疗法、传导热疗法等物理因子疗法均可改善血液循环，而冷疗法、磁疗法、毫米波疗法等均无改善血液循环作用。从作用深浅角度考虑，光疗法、传导热疗法、冷疗法作用均比较表浅，而超声波疗法、超短波疗法作用相对较深。从治疗范围考虑，冷疗法、超声波疗法、超短波疗法、传导热疗法之间或者同一种疗法因具体治疗方法不同，其治疗范围也存在差异。此外，电疗法的作用特点还与电极数量和摆放位置有关。

（谢　瑛　杨　凯）

第七节　中国传统康复治疗

中国传统康复，指在中医理论的指导下，以保存、改善和恢复患者因伤病影响的身心功能，提高生活质量为主要目的的一系列传统治疗方法，包括中医针灸、拔罐、推拿按摩、中药及传统功法练习（如太极拳）等。

一、针灸疗法

针灸疗法是以中医理论为指导，运用针灸来防治疾病的方法。

（一）经络系统

经络是人体内运行气血的通道，包括经脉和络脉。经络可以联系脏腑、沟通内外，运行气血、营养全身，抵御病邪、保护机体。同时，人体处于疾病过程中时，常在经络循行部位出现压痛、结节、条索等反应（物），所以经络可以反映病理变化，指导针灸治疗。

（二）腧穴

腧穴是人体脏腑经络之气输注于体表的特殊部位。清代李学川所著的《针灸逢源》定经穴361个，并沿用至今。

腧穴可分为十四经穴、奇穴和阿是穴。其中十四经穴是有固定的名称、位置且归属于十二经和任督二脉的腧穴。奇穴是有一定的名称和明确的部位，但尚未归入十四经系统的腧穴。阿是穴则无固定名称和固定位置，是以压痛点或病变部位等作为施术部位的一类腧穴。

（三）针灸治疗

针灸实际包含了针刺和艾灸两种治疗方法。无论是针刺还是艾灸，均是通过刺激人体的腧穴，起到疏通经络、行气活血、协调脏腑阴阳等作用，从而达到扶正祛邪、治疗疾病的目的。

进行针灸治疗前，要根据患者病情选择合适的体位，包括仰卧位、俯卧位、侧卧位、仰靠坐位、俯伏坐位和侧伏坐位等。进针时可采取单手或双手进针法，进针到一定的深度后，为了加强对腧穴的刺激、得到更好的疗效，还需要采用一定的行针手法、补泻手法。行针手法分为基本的提插法和捻转法，以及辅助的循、弹、摇、刮、飞、颤等手法。补泻手法分为单式和复式补泻手法。

艾灸治疗则是借助灸火的热力给人体以温热的刺激，通过经络腧穴的作用用以防治疾病的一种方法。常见的艾灸材料有艾绒、艾炷、艾条等。

二、拔罐疗法

拔罐疗法是以罐为工具，利用燃火、抽气等方法排除罐内空气，形成负压，使罐吸附于体表腧穴，使局部皮肤充血、瘀血，以达到防治疾病目的的方法。拔罐法，古称角法，在马王堆汉墓出土的《五十二病方》中就已有记载，并经历代医家不断沿用发展。

（一）罐的种类

拔罐所使用的罐有很多种，常用的主要有竹罐、陶罐、玻璃罐和抽气罐4种（图3-7-1）。

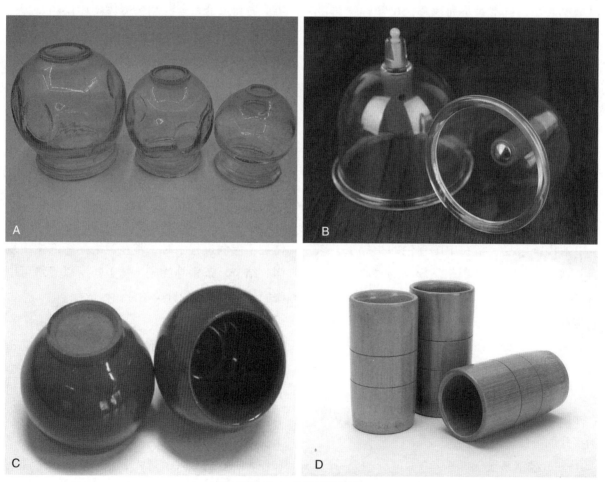

图 3-7-1 常用拔罐种类
A.玻璃罐；B.抽气罐；C.陶罐；D.竹罐

（二）吸附方法

1.火吸法　利用燃烧时产生的热力排出罐内空气，形成负压吸附，包括以下几种。

（1）闪火法。将纸条或酒精棉球点燃后，在罐底绕1～3圈，将火退出，迅速将罐吸附在皮肤上，此法罐内无火，比较安全（图3-7-2）。

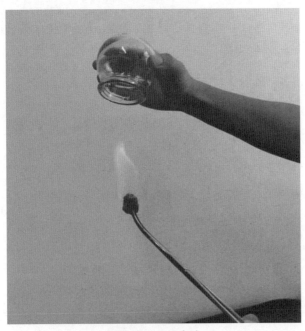

图3-7-2　闪火法

（2）投火法。将纸片或棉花点燃后，投入罐内，再迅速将罐吸附在皮肤上，此法罐内有火，容易烫伤皮肤，故适宜侧面横拔（图3-7-3）。

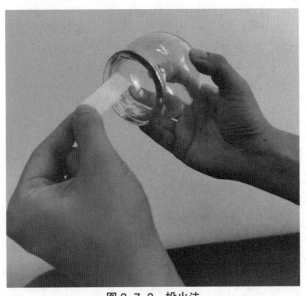

图3-7-3　投火法

（3）贴棉法。将小块酒精棉花贴在罐内壁下1/3处，将棉块点燃后，迅速吸附在皮肤表面，需要注意酒精不宜过多，防止发生皮肤烫伤。

（4）滴酒法。将95%酒精溶液滴入罐内1～3滴，沿罐内壁摇匀，点燃后迅速吸附在皮肤表面，注意酒精量不可过多，避免流出烫伤皮肤。

2.水吸法　利用沸水排出罐内空气，形成负压，将罐吸附在皮肤上的方法。一般选用竹罐，放在煮锅内，煮沸后用镊子将竹罐罐口朝下夹出，迅速用凉毛巾捂住罐口，立即将竹罐吸附在皮肤表面，此法可根据病情需要加入适量的中药，即形成药罐法。

3.抽气法　先将罐口扣在吸拔的皮肤处，再连接抽气装置，通过抽吸罐内空气，形成负压即可使罐吸附在皮肤表面。

（三）拔罐方法

根据病情需要可采取留罐法、走罐法、闪罐法、刺络拔罐、针罐等几种不同的拔罐方法。

（四）起罐方法

起罐时，一只手握住火罐，另一只手拇指按压罐口旁皮肤，使空气进入罐内，即可将罐取下。

三、按摩疗法

按摩疗法，是用手或肢体其他部分，按各种特定的技巧动作，在体表操作的方法。"按摩"一词首见于《黄帝内经》。按摩手法要求做到持久、有力、均匀、柔和、渗透。

按摩的手法种类很多，可以分为单式手法和复式手法两大类。单式手法为基本手法，可分为摆动类、摩擦类、挤压类、叩击类、振动类和运动关节类六大类手法。复式手法由两种以上单式手法复合而成。

（一）摆动类手法

包含一指禅推法、揉法和滚法。

1.一指禅推法　用拇指指端、螺纹面或偏峰着力于一定部位或腧穴上，沉肩、垂肘、悬腕，用前臂摆动带动腕关节摆动和第一掌指关节屈伸，产生的力持续作用于治疗部位。

2.揉法　以手指、手掌、鱼际、肘等部位着力于一定体表或穴位上，使着力部位带动皮下组织做轻柔、缓和的环旋运动。

3.滚法　第五掌指关节背侧吸定于一定体表部位，前臂主动摆动，并带动腕关节屈曲，小鱼际和手背在体表不断地来回滚动。

（二）摩擦类手法

包括摩法、抹法、推法、擦法、搓法。

1.摩法　手指或手掌附在一定部位，做环形的摩擦运动。

2.抹法　双手或单手指面附在一定部位，做上下、左右或弧形的往返运动。

3.推法　指、掌、肘等附在一定部位进行单方向的、缓慢的直线运动。

4.擦法　用手掌、大小鱼际在一定的体表部位，做往返的直线摩擦。

5.搓法　双手掌面夹住肢体，相对用力，快速地往返揉搓。

（三）挤压类手法

包括拿法、点法、按法、捏法、掐法等。

1.拿法　拇指与其余手指相对用力，在选定部位进行捏提。

2.点法　指端或屈曲的指间关节着力于体表部位进行持续的点压。

3.按法　手指面或掌面着力于体表部位进行持续的按压。

（四）叩击类手法

包括拍法和击法。

1.拍法　用虚掌平稳、有节奏地拍打一定的部位。

2.击法　用拳背、掌根、小鱼际、指尖、桑枝棒等对体表进行叩击的方法。

（五）振动类手法

包括抖法和振法。

1.抖法　双手握住上肢或下肢远端，前臂发力做连续高频的小幅度抖动。

2.振法　手指或手掌附在一定部位，前臂静止性发力，产生小幅度高频率的震颤。

（六）运动关节类手法

包括摇法和扳法。

1.摇法　对关节进行被动的环转运动。

2.扳法　双手反向用力或同向用力，扳动肢体，使关节做有控制的小幅度的瞬间旋动或屈曲活动。

（陈雪丽）

第八节　老年康复护理技术

康复护理技术包括基础护理技术和专科护理技术。基础护理技术是指临床护理工作中最常用、带有普遍性的操作技术，如测量生命体征、给药、标本采集、无菌技术等。专科护理技术是指应用于患者康复护理中的操作技术，包括良肢位的摆放、呼吸功能训练与咳嗽训练、心理护理技术、吞咽功能训练、皮肤护理技术、尿道肠道护理技术、辅助器具的使用技术等。随着康复护理的发展，康复护理技术的内涵在不断扩大。本章主要介绍社区老年人常用的康复护理专科技术。

一、良肢位的摆放及并发症的预防

良肢位是脑卒中患者或者脊髓损伤患者为防止或对抗痉挛姿势的出现，保护关节及早期诱发分离动作而设计的一种临时性体位。

1.良肢位摆放的目的

（1）防止压疮的发生。

（2）防止肺部感染和泌尿系感染。

（3）预防痉挛模式的发生。

（4）预防肩关节半脱位。

（5）预防肩手综合征。

（6）预防关节挛缩。

2.良肢位摆放的优点

（1）良肢位摆放是从治疗的角度出发设计的临时性体位，为避免压疮、挛缩等并发症的出现，应定时更换体位（1～2小时）。

（2）患侧卧位增加了对患侧本体感觉的刺激输入。

（3）采取正确的良肢位是预防瘫痪肢体挛缩、保持良好功能的关键。

3.良肢位摆放的机制

（1）通过持续性控制和静止性反射抑制等方法缓解异常运动模式。

（2）预防和缓解痉挛模式，早期诱发分离运动出现。

（3）预防足内翻、肌肉挛缩、肩关节半脱位等。

（4）进行健侧卧位、患侧卧位、仰卧位、床上坐位的早期体位干预，减少并发症的发生。

4.良肢位摆放的方法

（1）患侧卧位，详见视频3-8-1。

1）上颈部。略屈曲。

2）上肢。患侧前伸、肩部向前、患肩屈曲、肘伸展、前臂旋后、腕背伸、掌心向上、五指外展。健侧置于身体上。

3）下肢。患侧在后、髋伸展、膝轻度屈曲、踝关节保持90°，健侧髋、膝均屈曲。

（2）健侧卧位，详见视频3-8-2。

1）头固定于枕头上，避免向后扭转，背后放一枕头，使身体放松。

2）上肢。患侧充分前伸、肩屈曲100°、肘伸展、腕背伸、前臂旋前、手指伸展、掌心向下，患侧上肢放于枕头上，避免悬空，健侧上肢自然放置。

3）下肢。患侧髋、膝屈曲，健侧下肢自然放置。

（3）仰卧位，详见视频3-8-3。

1）床铺要尽量平整，头固定于枕头上，避免过伸、过屈和侧屈，面朝患侧。

2）上肢。患肩下垫枕头，使其与健侧肩关节同高，患侧上肢向外固定在枕头上，肘伸展、腕背伸、前臂旋后、掌心向上、拇指外展、手指分开伸展。

3）下肢患侧臀部至大腿外侧放置楔形枕头，防止下肢外旋；膝关节垫起微屈并向内；踝关节中立位，即足尖向内。

视频 3-8-1　良肢位摆放（患侧卧位）　视频 3-8-2　良肢位摆放（健侧卧位）　视频 3-8-3　良肢位摆放（仰卧位）

（4）椅坐位。

1）上肢。双手放于桌上，手掌向上。

2）下肢。髋、膝、踝保持90°屈曲位，小腿与地面垂直。

5.良肢位摆放的注意事项

（1）每2小时为患者翻身1次，避免患侧受压时间过长。患侧尽量不施行静脉滴注，以免影响患肢的活动与康复。

（2）准备多个大小不同的软枕，以备不同的部位使用。

（3）患侧手中不放卷纸、毛巾卷等物品，以免引起抓握反射促使手部屈曲；同样，仰卧时

患侧足底也不要接触平板等物体，以免引起阳性支持反应（positive supporting reaction），使足部跖屈。

（4）尽量避免半卧位的姿势，此种体位会加重患侧屈曲痉挛模式。

二、呼吸功能训练与咳嗽训练

1.呼吸功能训练

（1）腹式呼吸。腹式呼吸一般用于增加通气、减少呼吸做功、减轻呼吸困难、使呼吸形态正常化。

1）患者处于放松、舒适的体位，如斜躺卧位。

2）治疗师将手置于患者腹直肌上。嘱患者经鼻进行缓慢深吸气，腹部微微隆起。然后嘱患者放松，经口慢慢地呼气。见视频3-8-4。

3）让患者重复3～4次，然后放松，避免患者过度通气。

4）教患者如何自我监测。将患者的手置于上腹部，感受上腹部的活动。吸气时，患者的手应有轻微上升，呼气时下降。

5）当患者学会应用膈肌呼吸模式进行控制性呼吸时，保持肩部放松，在各种姿势下（坐位、站位）及活动中（步行、上楼梯）练习膈肌呼吸。

（2）局部呼吸运动。局部呼吸主要是用于增加肺部局部扩张，目的是增加肺通气、改善气体交换、协助肺泡复张、松动胸廓，以及增加呼吸肌的肌力、耐力和效率。因肺纤维化、疼痛、术后容易诱发防卫性肌肉收缩，导致肺扩张不全，从而出现特定肺区域换气不足的现象。因此，在特定情况下强调肺及胸壁有问题区域的扩张是很重要的。

局部呼吸运动——使用徒手压力，作为本体感觉输入，以鼓励胸部特定区域的扩张。其治疗步骤如下。

1）患者屈膝仰卧位或坐位，治疗师将双手置于患者欲扩张肺叶对应的胸廓上。

2）请患者呼气，感受到肋骨向下、向内移动时，手掌同时向下施压。

3）在吸气前瞬间，快速向下、向内牵张胸廓，诱发肋间外肌收缩。

4）请患者吸气时抵抗治疗师双手阻力，以扩张肋下区域，阻力宜轻微。见视频3-8-5。

5）之后患者再次呼气时，治疗师轻柔向下、向内挤压胸腔。

6）指导患者独立使用这种方法。患者可将双手置于肋骨上（图3-8-1）。

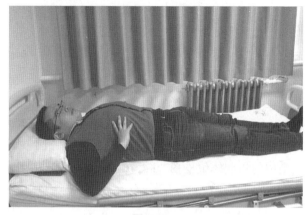

图 3-8-1

（3）缩唇呼吸。通过半开的嘴唇（圆唇）进行适当的主动呼气。这种方法主要是通过增加呼气时的阻力，降低呼吸速率，增加潮气量和肺泡内气体排出，减少肺内残气量。其训练步骤如下。

1）让患者处于舒适的姿势并尽可能地放松。

2）向患者解释呼气时必须放松并应避免腹肌收缩。

3）将双手置于患者腹肌上，以监测腹肌任何的收缩动作。

4）指导患者经鼻缓慢吸气。

5）然后让患者轻松做出缩唇姿势（吹口哨样），同时在4～6秒内将气体缓慢呼出。见视频3-8-6。

视频 3-8-4　腹式呼吸

视频 3-8-5　局部呼吸运动

视频 3-8-6　缩唇呼吸

（4）预防和缓解呼吸困难。许多慢性阻塞性肺疾病患者都可能遭受周期性呼吸困难发作的情况，特别是在用力或接触变应原时。当患者正常的呼吸模式被打乱后，就会产生呼吸困难。指导患者如何监测呼吸困难程度及通过控制性呼吸技巧、节律性活动来预防呼吸困难的发生及加剧非常重要。训练时让患者采用放松、身体前倾的姿势。这个姿势可刺激膈肌呼吸。

2.咳嗽训练 有效的咳嗽可以排出呼吸道阻塞物并保持肺部清洁，无效的咳嗽只会增加患者的痛苦和消耗体力。正常咳嗽包括一系列动作：深呼吸—吸气后短暂闭气—声门关闭且声带紧绷—腹肌收缩且横膈上升—使腹压增加—声门开放—瞬间爆发呼吸动作。其中任何步骤出现困难都可能降低咳嗽效率。

（1）有效的咳嗽训练。

1）评估患者能否进行自发性或反射性的咳嗽。

2）让患者处于放松、舒适姿势，坐位或身体前倾，颈部稍微屈曲。

3）指导患者膈肌呼吸，强调深吸气。

4）治疗师示范双重咳嗽及腹肌收缩。

5）让患者双手置于腹部，且在呼气时做3次哈气，以感觉腹肌收缩。

6）患者练习发[K]音以感觉声带绷紧、声门关闭及腹肌收缩。

7）当患者将这些动作结合时，指导患者做深而放松的吸气，接着做急剧的双重咳嗽。单独呼吸时的第2个咳嗽比较有效。

8）注意，训练中不要让患者通过喘气吸进空气，因为这样会使呼吸功增加，患者更容易疲劳，且有增加气道阻力及乱流的倾向，导致支气管痉挛。此外，还会将黏液或外来物向气道深处推进。

（2）诱发咳嗽训练。手法协助咳嗽：适用于腹肌无力者。手法压迫腹部可协助产生较大的腹压，从而进行强有力的咳嗽。手法可由治疗师或患者自己操作。

1）治疗师协助方法。方法一：患者取仰卧位，治疗师双手叠加置于患者上腹区，手指张开或交叉；患者尽可能深吸气后，治疗师在患者要咳嗽时向内、向上压迫腹部，将横膈往上推。方

法二：患者坐在椅子上，身体稍前倾，治疗师站在患者身后，双手穿过患者腋下，手指交叉置于剑突下方，在患者开始咳嗽时，治疗师给予向上、向内的手法压迫。

2）患者自我操作法。手臂交叉置于腹部或者手指交叉置于剑突下方。深吸气后，双手将腹部向内、向上推，且在想要咳嗽时身体前倾。

3）伤口固定法。适用于手术后因伤口疼痛而咳嗽受限者。咳嗽时，患者将双手紧紧地压在伤口上，以固定疼痛部位。如果患者触及不到伤口部位，则治疗师给予协助。

三、吞咽功能训练

1.口腔感觉训练技术

（1）感觉促进综合训练。患者开始吞咽之前给予感觉刺激，使其能够快速地启动吞咽。一般适合在进食/吞咽前增加口腔感觉。其方法包括以下几点。

1）把食物送入口中时，增加汤匙下压舌部的力量（视频3-8-7）。

2）给予需要咀嚼的食团，借助咀嚼运动提供最初的口腔刺激。对于咽期启动迟缓或咽肌收缩无力患者，食团大小应适宜（视频3-8-8）。

3）给予感觉较强的食物，如冰冷、有触感的食团。

4）鼓励患者自己动手进食，可使患者得到更多的感觉刺激。对于吞咽失用、食物感觉失认的患者鼓励多用。

（2）冷刺激训练。

1）训练方法。进食前以冷水进行口腔内清洁，后将冰棉棒置于患者口内前咽弓处并平稳地做垂直方向的摩擦 4~5 次。然后让患者做一次空吞咽或进食吞咽，如出现呕吐反射则应中止。见视频3-8-9。

2）治疗作用。提高食块知觉的敏感度；减少口腔过多的唾液分泌；通过刺激，给予脑皮质和脑干一个警戒性的感知刺激，提高对进食吞咽的注意力。

视频 3-8-7　增加汤匙力度

视频 3-8-8　需要咀嚼的食团

视频 3-8-9　冷水刺激，清洁口腔

（3）嗅觉刺激。嗅觉疗法又称芳香疗法，是通过芳香物质中的小分子物质（芳香小分子）刺激嗅觉来达到对嗅觉的调节以及促进嗅觉信息的传递。芳香小分子可以通过嗅觉通路直接刺激下丘脑垂体，进而分泌激素及神经调节物质等，以调节机体功能。芳香小分子可恢复刺激诱导的免疫抑制，调节神经内分泌。嗅觉刺激可改善感觉和反射活动。研究发现，这种嗅觉刺激无不良反应，也不需要患者有遵从口令的能力，只需经鼻吸入有气味的气体，对老年人来说是简便易行的训练方法，对气管切开或插胃管等严重吞咽障碍患者有一定的帮助。常用的嗅觉刺激物有黑胡椒、薄荷脑等。

2. 改变体位　通过改变咽腔体积，促进吞咽，减少吸入。具体方法：头后仰，利于食团向后运动，便于入咽；头前屈，可助喉上提、

闭合以保护气道，防止食团误入气管。见视频3-8-10。

选食与进食的注意事项：选择一口适量；调整食物形态；调整食团大小与性质；调整摄食姿势；调整进食速度；选用合适餐具。

3. 用力吞咽法　用力吞咽法也称作强力吞咽法。当吞咽时，所有的咽喉肌肉一起用力挤压，这可以使舌在口中沿着硬腭向后的每一点及舌根部都产生压力。每次进食吞咽后，也可采用空吞咽法，将口中食物吞咽下去。当咽部已有食物残留，如继续进食，容易引起误吸。因此，采用此方法可使食团全部咽下。见视频3-8-11。亦可每次进食吞咽后饮少量的水（1~2ml），继之再吞咽，这样既有利于刺激诱发吞咽反射，又能达到除去咽残留食物的目的，称为"交互吞咽"（视频3-8-12）。

视频 3-8-10　体位改变吞咽

视频 3-8-11　强力吞咽法

视频 3-8-12　交互吞咽法

四、皮肤护理与压疮预防

1. 皮肤护理　做好皮肤护理，是预防压疮的有效方法之一。可以通过以下方式进行皮肤护理。

（1）洗浴与清拭。注意保持皮肤清洁卫生，经常洗浴可改善全身血液循环。大小便失禁、出汗及分泌物过多的患者应及时擦洗干净，床铺要保持清洁干燥，平整无残渣，被褥污染后要及时更换。

（2）按摩。高龄、衰弱、营养不良者在早期皮肤完整时，可采用轻柔按摩法，如背部按摩和受压局部按摩，以促进血液循环。如皮肤持续发

红，不宜按摩以免加重损伤。

（3）加强营养。了解患者营养状况，及时通过饮食或其他途径补充蛋白质、维生素和微量元素等营养成分。改善全身营养状况，纠正贫血，有助于提高皮肤对缺血的耐受度，增强机体抵抗力和组织修复能力。要向患者说明加强营养的重要性，为患者提供膳食指导，使其达到平衡膳食。

（4）坚持运动。鼓励患者离床进行积极的功能训练，适当的康复运动可增加患者的活动能力，改善血液循环，增强体质。

（5）保护肢体，避免外伤。缺乏神经支配

或营养不良时，即使是很轻的皮肤损伤，也会发生感染，演变成与压疮相似的创面，故要加强对肢体的保护，避免过冷、过热、摩擦与碰撞。避免皮肤潮湿或过于干燥，局部皮肤可涂凡士林软膏。寒冷时注意皮肤保暖，以改善皮肤代谢。康复训练时注意防止外伤。

（6）对患者及家属进行皮肤护理和预防压疮的教育。由治疗师和护士向患者及其家属讲解有关预防知识，使患者及其家属了解各项预防措施的重要意义，并掌握各项措施。

1）每日观察全身皮肤至少一次，使之成为习惯，特别是压疮的好发部位。观察是否有组织受损征象，如发红、水疱、擦伤、肿胀等，若有，应及时给予处理。

2）确认患者可能范围内的减压手段，并指导其养成减压习惯。

3）勤更换衣物，衣服在坐骨、骶部不要有接缝，铺的床单不要有褶皱。

4）确认患者对按摩、轻叩法的理解程度，指导清拭、按摩、轻叩的正确方法。

5）说明训练、瘫痪、偏食与压疮的相互关系。

6）说明出院后压疮发生的危险性有可能增加。

2.压疮预防　压力、剪切力、摩擦力等都可能导致压疮，好发于机体功能活动少、肥胖、营养不良、排汗过多等人群。压疮是可以预防的，在做好皮肤护理的基础上，还可以进行以下操作。

（1）避免局部长期受压。

1）定时体位变换或定时翻身。这是预防压疮的基本方法，以尽可能地减少卧位时局部的压迫强度和受压时间为原则。卧床患者日间应每2小时翻身1次，必要时1小时翻身1次；夜间每3～4小时翻身1次。

2）体位变换要求。协助患者翻身时应动作轻柔，避免拖拽，以免皮肤和床面摩擦形成摩擦力而损伤皮肤。翻身后在身体空隙处放置足够的软枕以分散压力，体位固定后告知患者。最后轻轻将手伸入患者身下，确认床单无褶皱。

（2）选择理想的床垫和坐垫。理想的床垫和坐垫能给皮肤提供良好的理化环境（散热、温度等）。近年来，国内外应用的各种充气垫、电动压力轮替床垫、集成电路控制的防压疮装置、脊髓损伤患者特殊专用床等均可使压力均匀分布，避免局部持续受压，尤其是骨性突起部位。

五、二便功能训练

1.大便失禁的治疗

（1）饮食管理。多食稻米制品、小麦制品、香蕉、苹果汁等，以促进从结肠吸收水分；避免进食致腹泻食物，并辅以减少胃肠蠕动的药物。

（2）粪便管理。

1）体外集粪装置。该装置为一具有引流作用的小袋，其可以黏附于会阴、肛门或臀部，24小时更换1次，对于清洁会阴皮肤、保持会阴皮肤干燥极为有益。

2）内置引流系统。若外置引流袋不成功（如外阴或臀部皮肤破溃不能用外置引流袋），可短期应用内置引流系统，常用于卧床患者。容易引起溃疡、出血，少数患者可致免疫功能损害。

3）大便失禁裤。严重的腹泻或失禁者，用体外集粪方法不能解决时可用大便失禁裤，但易引起接触性皮炎以及臭味，不易被人们接受。

4）手法清除术。一些患者失禁的稀便是从肛周流出，表现为患者肛门不断有少量稀便流出，易误诊为腹泻而给予抗炎治疗。遇到这种情况，用手抠除嵌塞的大便后症状即消失。

5）皮肤护理。及时清理粪便，用温水清洗皮肤，保持会阴部皮肤干燥，适当用一些油膏及滑石粉保护皮肤。对于真菌皮疹，可外用制霉菌素软膏，每日2～3次。

（3）行为管理。适用于清醒能配合训练的脑卒中患者。

1）定时排便。可减少粪便在肠内堆积，减轻患者排便的欲望，在正常排便时间内加强粪便的排出。

2）盆底肌肉训练。反复收紧盆底肌肉，增加肌紧张，预防粪便溢出。缩肛动作、排尿时中断尿流、用力收缩腹部肌肉，均可达到训练盆底肌肉的目的。收缩10秒、放松10秒，每次训练20分钟，每日3次。

2.便秘的治疗

（1）饮食管理。养成良好的饮食习惯，增加高纤维素食物。高纤维素食物能使粪便膨胀，刺激结肠蠕动。高纤维素膳食必须配合适当液体（不含酒精、咖啡及利尿剂）的摄入，每日2.0～3.5L，以增加粪便重量、容积及流动性，减少粪便在结肠内通过的时间。

（2）行为管理。适用于清醒能配合训练的脑卒中患者。

1）定时排便。避免患者精神过度紧张或抑郁，养成每日定时排便的习惯，使直肠的排便运动产生条件反射。鼓励患者早餐后排便，每次排便10～15分钟，如不能排便，还可鼓励晚餐后再次排便。

2）排便训练。①排便体位：以蹲、坐的姿势为佳，可以使直肠与肛管达到有效的排便角度，如患者不能取上述位置排便，以左侧卧位较好。②牵拉肛门外括约肌：双手或单手于肛门周围有节奏地往外牵拉肛门外括约肌10～20次，以诱发便意及促进排便。③意念排便：平卧，双膝屈曲稍分开，轻抬臀部并提肛以收缩盆底肌10～20次。深吸气，往下腹部用力，做模拟排便动作，意念排便。④手指直肠刺激：为蹲位或坐位排便时最有效的刺激方法。戴指套，涂以润滑油或肥皂，示指伸入肛管内，做环行活动，每5分钟刺激30秒～2分钟，刺激3次，对不全粪便嵌塞收效良好。⑤手法清除粪便嵌塞：手指直肠刺激治疗失败时可以使用，用手清除大便时极易引起肛门外括约肌的损伤，尤其对感觉缺失者，可选用开塞露或黏性利多卡因胶状物滑润手套。⑥生物反馈治疗：据报道，生物反馈训练能使排便时高张力的肛门括约肌松弛。

3.神经源性膀胱康复护理技术　包括膀胱训练、间歇导尿术、留置导尿术。

（1）膀胱训练。根据学习理论和条件反射原理，通过训练者的主观意识活动或功能锻炼来改善膀胱的储尿和排尿功能。

1）习惯训练。根据老年人排尿规律安排如厕时间。

2）延时排尿。因膀胱逼尿肌过度活跃而产生尿急症状时，可采用此法。目标为形成3～4小时的排尿间期，无尿失禁发生。

3）排尿意识训练。每次放尿前5分钟，患者平卧，指导其全身放松，并让患者听流水声，想象自己在卫生间排尿，然后缓缓放尿。适用于留置导尿管的老年人。

4）盆底肌训练。反复收缩盆底肌群，以增强控尿能力。适用于盆底肌尚有收缩功能的尿失禁老年人。

5）训练前评估。膀胱训练前必须做好评估，以判断是否可以进行训练。

（2）间歇导尿术。是指将导尿管插入膀胱，排空尿液后立即拔除，按一定的时间间隔进行。分为无菌性间歇导尿术和清洁间歇导尿术，居家老年人可选择清洁间歇导尿术。

（3）留置导尿术。存在认知功能障碍或者其他需要留置导尿的老年人，可以请专业人员行留置导尿术。

六、老年人预防跌倒的护理技术

临床上，跌倒是一种突发的、不自主的体位改变，导致身体的任何部位（不包括双脚）意外"触及地面"。

1.跌倒因素

（1）内在因素。平衡调节功能减退、直立性低血压、身体虚弱、视力障碍、关节炎、眩晕、心悸等。

（2）外在因素。环境、衣着、医疗辅助器械、心理因素等。

2.康复评估　包括30秒坐站测试、计时起立-行走测试、Berg平衡量表、4阶段平衡性检测、2分钟步行检测、认知功能检测等。

3. 康复护理

（1）平衡功能训练。单脚站立：站立位，两眼睁开，任意抬起一只脚至屈髋屈膝90°左右，尝试能站立多长时间。睁眼站立游刃有余之后可以进阶为闭眼单脚站立，闭眼单脚站立初期要手扶固定扶手。见视频3-8-13。提踵运动：站立位，双腿自然分开，与肩同宽；躯干挺直，双足脚尖点地，脚跟抬起5cm，感受小腿肌肉收缩紧张。慢慢回到起始位。见视频3-8-14。

视频 3-8-13　单脚站立　　视频 3-8-14　提踵训练

视频 3-8-15　臀桥训练　　视频 3-8-16　直腿抬高训练　　视频 3-8-17　侧抬腿训练

（3）家庭、社区及医疗机构居住环境改善。常见的环境危险因素有：地面湿滑，物品摆放不合理，有障碍物，马桶、浴盆边无扶手，照明不足，等等。去除环境中的危险因素，可有效减少老年人跌倒发生。例如，居住环境保持过道通畅无障碍，地面干燥无水渍，设置"小心地滑"提示；浴室地面铺设防滑垫，浴室和洗手台设置扶手；室内光照充足，安装夜灯；安装座椅和座厕，检查设施的安全性能，保持其功能状态完好；意识不清或躁动不安者，应加床栏，并有家属陪伴。

（2）肌力训练。适宜的肌力训练可以增强老年人的下肢肌肉力量和核心肌群力量，提高平衡能力，进而预防老年人跌倒。①臀桥运动：仰卧位，双腿屈曲略宽于肩，呼气，脚跟踩地发力将臀部抬起至大腿与身体成一条直线，收紧腹部和背部。吸气，逐渐放松，身体逐渐下降，回到起始位。见视频3-8-15。②直腿抬高：仰卧位，髋背屈并保持膝关节的伸直状态，用大腿的力量使下肢抬起。见视频3-8-16。③侧抬腿训练：侧卧在床上；抬腿时，脚踝和脚尖向上勾起，然后将下肢向外侧抬起45°，最后回到起始位。再继续训练。如果外展肌力很差，可以先站立训练，侧方抬腿，待训练一段时间肌力增强后，可以再逐渐进行侧卧位的练习，见视频3-8-17。

（4）调整心态。老年人害怕跌倒，有跌倒史的老年人对跌倒有恐惧心理，从而不愿活动。但是，长期不活动会造成体质下降、反应力下降等，又增加了跌倒风险。因此，老年人需要调整心态和积极应对。

（5）跌倒风险健康教育。健康教育因其方便、易懂、成本低等优点，被认为是最好的预防跌倒的措施。

（吴　琛）

第九节　居家适老化改造

居家适老化改造是指通过研究老年人身体功能的变化，从特点和生活习惯出发，根据实际功能需要，做出具有针对性的居家环境设计，让老年人健康、自由、快乐地生活，有尊严地安度晚年。

一、改造原则

适老化生活设计应遵循安全、健康、便利、舒适、美观、智能6个原则。

1.安全　安全是居住环境适老化的基本保障。设计需全面考虑老年人的身心特点并符合人体工学，预防跌倒、保护助力、消除危险、守护安全，营造无障碍通行宜居环境。

2.健康　遵循国家行业标准，选择优质环保材料，呵护全家人健康生活。

3.便利　设计宜针对老年人的活动方式，合理安排空间布局，所选家具等应方便老年人使用。使老年人在洗漱清洁、备餐就餐、休闲会客、休息睡眠等活动中，活动空间与用品合理配置，处处便利。

4.舒适　坐卧起行无不妥帖，环境明亮、照度均匀、视线清晰，采光通风体感舒适，生活用品收纳整齐。舒适的居住环境有利于帮助老年人保持身心健康。

5.美观　打造赏心悦目的居家环境，彰显生活美学，引领并实现老年人对幸福生活的追求和享受。

6.智能　精心选配智能产品，如人体感应、语音控制、数据监控、紧急救助、智能物联，用科技守护健康，让生活更便捷愉快。

二、改造要求

老年人与其他年龄段人相比，在心理、生理及行为上都有一定特点，因此其对空间大小、功能布局、家具选择及摆放的要求也会有所不同。各空间适老化设计应从老年人实际需求出发，以老年人体工学数据作为基础进行深入研究。

（一）通道

1.门　入户门考虑搬运大件家具或紧急救援担架的通过，门洞宽度通常为1～1.2m，门锁应选用杆式门把手，开启的力度要符合患者的能力水平。

2.通道　确保路面平坦、没有或少有台阶、安装扶手等。通道中无障碍物，光线充足，照明良好。

3.斜坡　如需要安装斜坡，其长度与高度之比不应小于12：1。表面防滑处理，两侧安装扶手。

4.楼梯　如屋内设有楼梯，楼梯至少有1.2m的宽度，每阶高度不宜超过0.15m，深度不宜超过0.30m，两侧均应有0.65～0.85m高的扶手，梯面需要防滑处理。

5.走廊　供轮椅出入的走廊应有1.2m的宽度，单拐步行时通道所需宽度为0.70～0.90m，双拐步行时需要0.90～1.2m。

（二）卫生间

1.门　卫生间门应该向外开，保证室内有足够空间，更重要的是功能障碍者发生意外时，外面的人容易打开门施救，而不至于被轮椅或辅助器具挡在门前无法开启。

2.便器　一般选用马桶，与轮椅同高，两侧安装抓杆，高度一般为0.7m（图3-9-1）。

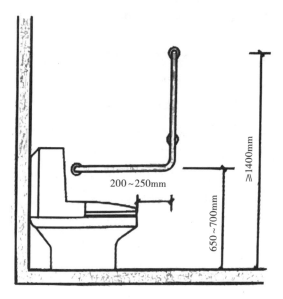

200~250mm

650~700mm

≥1400mm

图3-9-1　马桶及周围建议参数

3.洗手盆　洗手盆底最低处不应低于0.65m，以保证轮椅使用者的大腿部可进入池底下面，便于接近水池洗手和洗脸；池深不必太深，0.10m左右即可。水龙头最好采用长手柄式，以便操作；

排水口应位于患者够得到处。镜子中心应在离地 1.05～1.15m 高处，以便乘轮椅患者应用（图3-9-2）。

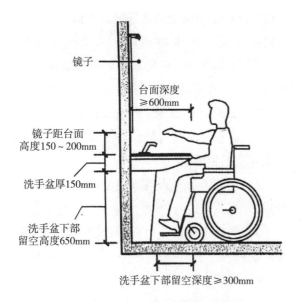

图 3-9-2　洗手盆及周围建议参数

4. **卫生间内安排**　在靠近浴位处应留有轮椅回转空间，卫生间内的轮椅使用面积不应小于 1.20m × 0.80m。在浴盆的一端，应设宽为0.30m 的洗浴座椅（图3-9-3）。在便器、浴盆、淋浴器邻近的墙壁上应安装扶手（图3-9-4）。

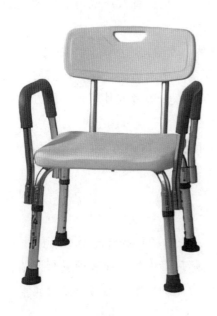

图 3-9-3　洗浴座椅

（三）卧室

（1）轮椅进入的房间至少要有 1.5m × 1.5m 的空间供轮椅转动，厨房桌面或餐桌的高度在可供轮椅进入的前提下不能高于0.8m。

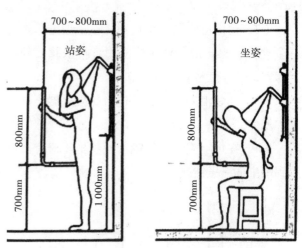

图 3-9-4　淋浴器邻近墙壁上的扶手建议参数

（2）床的高度应与轮椅的座位高度接近。非轮椅使用者，床的高度应以患者坐在床边，髋、膝关节保持约 90° 时，双脚可以平放在地面为宜。床垫要坚固、舒适，应在床边安装台灯、电话、呼救铃，床前至少要有1.5m × 1.5m 的空间供轮椅转动。

（3）电源插座、开关、电话应安装在方便、安全的位置，电源插座不应低于 0.5m，开关高度不应高于 1.2m（图3-9-5）。

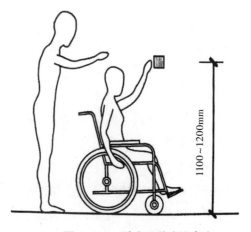

图 3-9-5　卧室开关建议高度

（四）厨房

（1）操作台板的高度应适合轮椅使用者的需要，高度一般不应超过0.85m，从地面到膝部的间隙不应低于0.65m，台板的深度至少应有 0.60m（图3-9-6）。

（2）台面应有利于将重物从一个地方移到另一个地方，桌子应能使轮椅使用者将双膝放到桌下为宜，其高度最好可以调节。

（3）加装消防设备并准备简易灭火器，预防火灾发生。

（4）在炉上安装反射镜，便于坐轮椅者可以看到锅中的烹煮情况。

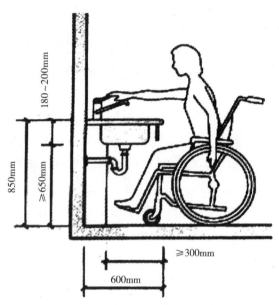

图 3-9-6　厨房操作台的建议参数

（五）其他

根据患者障碍情况，必要时可在床、沙发和餐桌旁安装扶手，以便患者完成转移或起立。如条件允许可安装语音环境控制系统，使患者独立完成开关电视、灯、空调、窗帘等动作。对于有认知功能障碍的老年患者，家庭住宅门口应做一些特殊显眼的标志，以免患者走失。还可在住宅内的各个房间门口做一些特殊装饰，帮助患者记忆和辨别各个房间的位置。有条件时，还应给患者安排家庭训练的场地。

三、环境改造流程

进行环境改造时通常需遵循以下流程。

1.对环境和患者的功能状况进行详细的评估　了解患者的功能情况、需要进行的活动、环境情况、个人及家庭的要求等。

2.分析活动受限的环境方面的因素

（1）首先考虑是否可以对活动进行调整，达到适应环境的目的。

（2）接着考虑是否可以通过调整物品的位置来解决。

（3）然后考虑是否可以通过使用辅助器具来解决活动问题。

（4）最后才考虑物理结构的改造。

3.出具环境改造方案　确定了环境改造方法后需出具具体的环境改造方案，如需进行物理结构的改造，还需出具图纸，对比改造前的图纸，详细标明需改造环境的位置、尺寸、具体要求等信息。

4.实施环境改造　根据环境改造方案，进行活动调整、物品重新摆放或使用辅助器具。需要进行物理结构改造的一般由患者家属自行施工或请工程队施工，施工过程按所确定的环境改造方案进行。

5.再评估　改造完成后需进行再次评估，确保使用者可安全使用改造的环境，对需要训练者进行环境适应训练，患者或其家属掌握方法后方可交付使用。

6.随访　定期进行随访，了解使用者环境适应情况和独立生活情况。

四、家访

1.目的　家访的目的在于对患者的居住环境及患者在实际环境中的作业表现进行评估，提出环境改造的意见和方案供患者及其家属参考、选择，同时为家属提供必要的辅导和咨询。

2.时机　家访的时机应该是在患者出院前的1~2周，以便提供时间，让家属为患者的出院做好必要的居家环境改造。

3.家访前的准备　除了要有主管医师及患者的要求和同意，同时也要与患者家属沟通，以征得家属的支持和配合。在对患者的资料和功能状况有详尽的了解后，列出你和患者认为最有可能发生问题的活动，以便在家访时有针对性地进行重点评估。要对患者所居住的区域和社区的情况有初步的了解，以便于安排交通工具和家访的时间，同时准备必要的工具，如软尺、相机、记录本等。家访时最好有家属和（或）患者在场。

4.家访内容　在家访中，对看到的物理环境危险因素应提供及时的改造建议。如果有必要对物理环境的结构进行改造，在经过准确的现场测量和考证之后，画出建筑和安装平面图，再由患者或其家属找合格的施工单位进行改造和安装，并办理有关的手续。对预先列举的活动包括自理和家务活动进行评估，同时找出患者的风险行为，提出活动方式、生活习惯方面的调整和改进建议。同时可以在实际环境中为患者家属或照顾者提供必要的知识，以及技术和技巧上的指导。如有必要，应确定下次随访的时间。

（郗淑燕　欧阳胜璋）

第十节　老年康复辅助器具的应用

对于功能已有丧失，不能独立进行各种日常生活活动的老年人，为了解决他们的困难，需设计一些专门的器具或器械来加强或代偿其已丧失的功能，这些器具统称为功能性辅助器具。可用来提高老年人的自理能力和生活质量。

一、进食类自助具

（一）直接操作的勺、叉、筷子类

1. 筷子上端加装弹簧　松手后弹簧的张力会使筷子自动分离，适用于手指伸肌力弱不能自行释放筷子的老年患者。见图3-10-1A。

2. 加长叉、勺、刀把手　适用于上肢活动受限，够不到碟或碗的老年患者。

3. 加粗叉、勺、刀把手　适用于手指屈曲受限或握力不足的患者，加粗的把手易于握持。见图3-10-1B。

4. 自制简易粗把勺　将勺插入一个小的球体中或把勺插入一个线团内均可达到此目的。

5. 勺把向下弯曲的勺　适用于不能将勺放在碟上的患者。

6. 勺、叉把手向一方弯曲的成角勺、叉　适用于患者手功能受限，勺或叉与碗和碟的角度无法正常配合，故改变勺或叉的角度以满足需要。见图3-10-1C。

7. 叉、勺合用勺　一头可当勺，一头可当叉，省去患者频繁更换叉、勺的麻烦。

（二）直接操作的刀类

若患者手指力弱，不能以示指掌面下压刀背，切物时，只好借助整个手和臂的力量来进行切割。

1.倒"T"形锯刀　利用垂直的大压力和呈锯齿状等优势，来克服切割的困难（图3-10-2A）。

2."I"形摇切刀　不仅可以握刀，而且可以利用向两边摇动的刀进行切割（图3-10-2B）。

3."L"形刀　亦通过用手握进行摇切（图3-10-2C）。

4.锯刀　可利用手和手臂的力量以及刀呈锯齿状的优势，来克服切割的困难（图3-10-2D）。

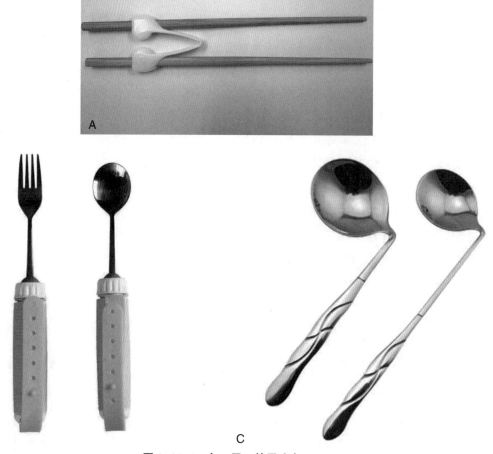

图 3-10-1　勺、叉、筷子改良

A.上端加装弹簧的筷子；B.加粗把手的勺、叉；C.把手向一方弯曲的勺

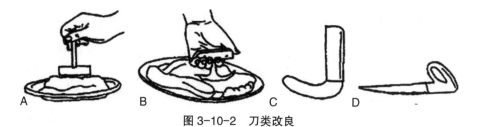

图 3-10-2　刀类改良

A.倒"T"形锯刀；B."I"形摇切刀；C."L"形刀；D.锯刀

5.刀、叉合用刀　一头当刀用，另一头可以当叉用，减少频繁更换刀和叉的麻烦。

（三）碟盘和杯类

1.分隔凹陷式碟子　可将盘中的菜分开。其边缘深陷，这样用勺取食物时，食物不易被推出碟外。对偏瘫等只能用一只手操勺进食的老年人很有帮助。见图3-10-3A。

2.配有碟挡的碟子　其作用亦为防止食物被患者推出碟外（图3-10-3B）。

3.有"C"形把的杯子　适用于握力不足的患者，用时四指一起穿入"C"形把的中空部分。见图3-10-3C。

4.有"T"形把的杯子　适用情况同上，将示指、中指、无名指以及小指分为上下两级手指，夹住其水平部分。

5.带吸管夹及吸管的杯子　若患者的手根本无法持杯时，可用长或长而弯的吸管插入杯中吸饮料。

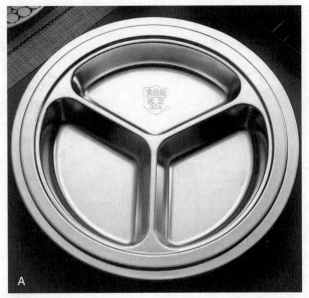

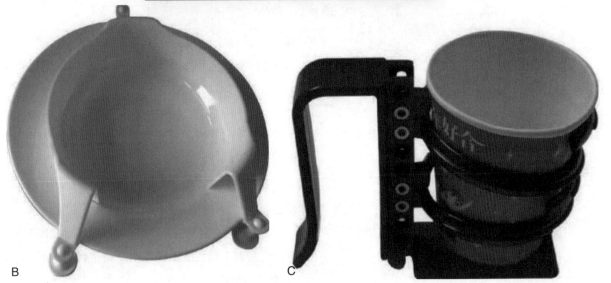

图 3-10-3　碟盘和杯类改良
A. 分隔凹陷式碟子；B. 配有碟挡的碟子；C. 带有 "C" 形把的杯子

二、多功能 "C" 形夹及 ADL 套

"C" 形夹有多种，有的为宽型，其中带有 ADL 套，套口有一 "V" 形缺口，以便将叉、勺、刀、笔等插入，"C" 形夹的开口从掌指关节套入，直至包住示指至小指的背面和掌面。有的为封闭型，无开口。还有的为开口型，带有可以转动的 ADL 套，可根据需要改变 ADL 套的方向。见图3-10-4。

三、"C" 形夹和长对掌支具联合应用

当患者仅能屈肘，而腕部活动困难无分指动作时，单用 "C" 形夹也困难。为了防止垂腕畸形和加强腕的力量，常将长对掌支具或背腕夹板与 "C" 形夹配合应用，$C_5 \sim C_6$脊髓损伤的患者常需这种用具。在长对掌支具中，最远端的部分是开放的或封闭的 "C" 形夹，可以用于偏瘫手可能出现垂腕畸形时，或其他神经系统疾病后腕、手无力，而且有可能出现垂腕畸形时。见图3-10-5。

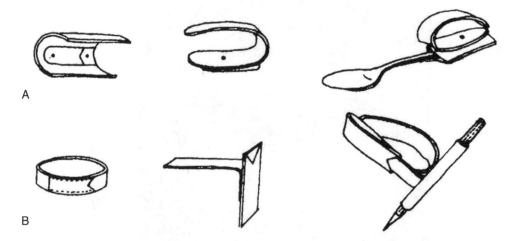

图 3-10-4 多功能 "C" 形夹及 ADL 套

A.勺插入多功能 "C" 形夹及 ADL 套；B.笔插入多功能 "C" 形夹及 ADL 套

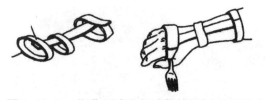

图 3-10-5 "C" 形夹和长对掌支具联合应用形夹

四、梳洗修饰类自助具

（1）有延长把及弯曲成角的梳子（图3-10-6A）。当患者活动范围受限，手够不到头时可以使用。

（2）有延长把的镜子（图3-10-6B）。

（3）把柄上配有 "C" 形夹和把柄用蛇形管制成的镜子（图3-10-6C）。便于持握，角度可随老年人需要而变换。

（4）带有 "T" 形把的刷子（图3-10-6C）。手功能不佳的老年人用此刷梳头较易。

五、其他修饰类自助具

（1）插有 "C" 形夹及ADL套的牙刷（图3-10-7A）。供手指无力而抓握不住的老年人用。

（2）带有两个橡皮吸盘的刷子。利用吸盘将刷子固定在洗脸池旁，手指可在刷子上来回刷洗，只有一只手功能正常者就可把手刷干净。

（3）由吸盘固定的指甲刀。如右手瘫痪患者

很难用手持指甲刀给健手剪指甲，利用 "C" 形夹就可以用患手手掌的尺侧、前臂或肘按压指甲刀给健手剪指甲。

（4）用下颏操作的指甲刀（图3-10-7B）。当另一只手完全无功能甚至上述指甲刀也不能用时可用此种方法。

（5）固定在手上的普通剃须刀。常用于手指功能不佳，不能可靠使用普通剃须刀的患者。

（6）带有 "C" 形夹的电动剃须刀（图3-10-7C）。常用于手指功能不佳，不能可靠使用电动剃须刀的患者。

六、穿着类自助具

（1）穿衣棒。包括两种常见类型：①拉穿和拉脱型；②单一的拉钩型（图3-10-8A）。

（2）系纽扣器（图3-10-8B）。

（3）拉环锁（图3-10-8C）。

（4）穿裤自助具（图3-10-8D）。

（5）穿袜自助具（图3-10-8E）。

七、排便、排尿自助具

（1）肛门刺激器。排便功能障碍时用手持此器刺激肛门引起排便，还可在其顶部插入肛门栓子（图3-10-9A）。

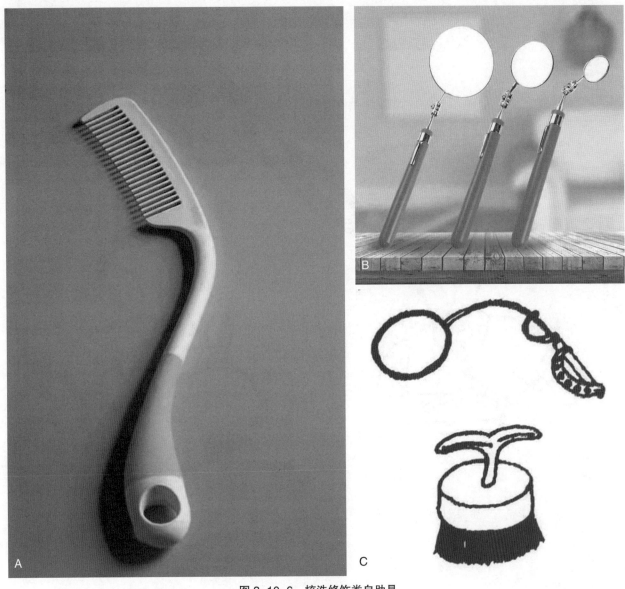

图 3-10-6 梳洗修饰类自助具

A.有延长把及弯曲成角的梳子；B.有延长把的镜子；C.把柄上配有"C"形夹的镜子和带有"T"形把的刷子

（2）大便纸夹持器（图3-10-9B）。

（3）助起式便器（图3-10-9C）。

（4）自行导尿器具（图3-10-9D）。

八、沐浴自助具

老年人自行沐浴往往困难较多，如有条件最好备有专用的淋浴轮椅（图3-10-10A），该椅由塑料和不锈钢制成，坐板中有洞或制成栅栏式。患者坐淋浴轮椅进入浴室，借助于水温控制阀易

于操作的粗把的手持水龙头自己淋浴。皂液最好放于倒装瓶内，使用时按压喷液口即可，如无此设备可将肥皂放在由吸盘固定的皂盒中，再用毛巾缝一连指手套，沾湿手套后涂上肥皂擦洗全身。洗后背往往较难，常需用倒"U"形背刷（图3-10-10B）。

如无专用淋浴轮椅，需在浴池中沐浴。浴池内外均应有充足、牢固的扶手，并且浴室内应安装报警器，以防不测。

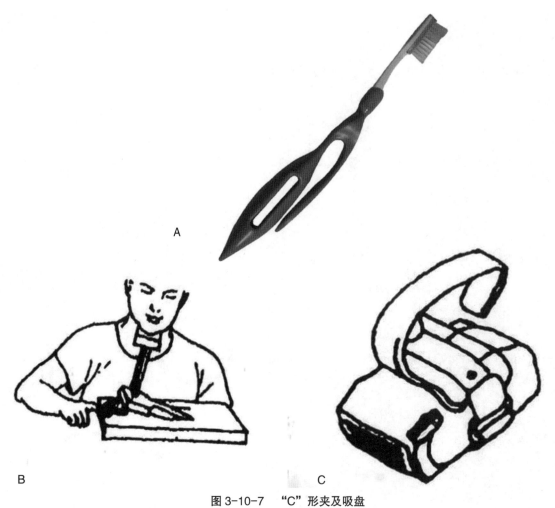

图 3-10-7 "C"形夹及吸盘

A. 带有 "C" 形夹及 ADL 套的牙刷；B. 用下颌操作的指甲刀；C. 带有 "C" 形夹的电动剃须刀

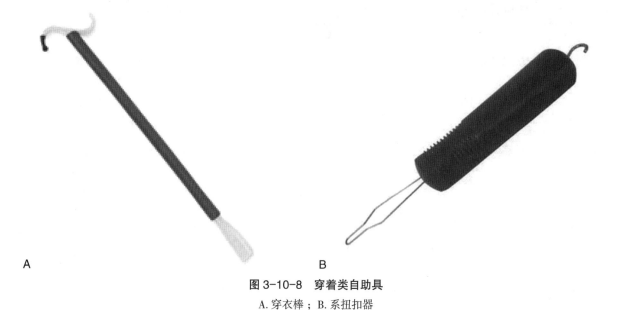

图 3-10-8 穿着类自助具

A. 穿衣棒；B. 系扭扣器

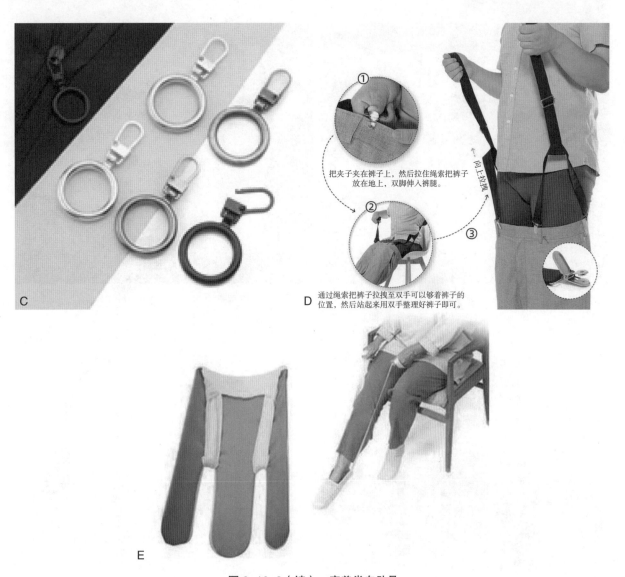

把夹子夹在裤子上，然后拉住绳索把裤子
放在地上，双脚伸入裤腿。

通过绳索把裤子拉拽至双手可以够着裤子的
位置，然后站起来用双手整理好裤子即可。

图 3-10-8（续） 穿着类自助具
C. 拉环锁；D. 穿裤自助具；E. 穿袜自助具

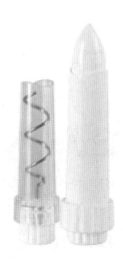

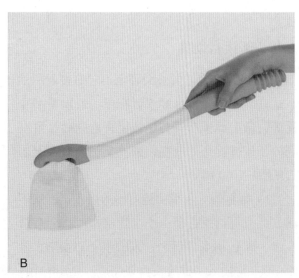

图 3-10-9 排便、排尿自助具
A. 肛门刺激器；B. 大便纸夹持器

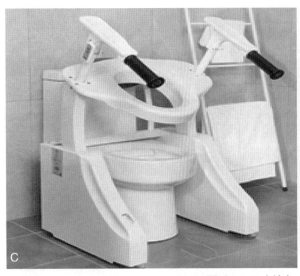

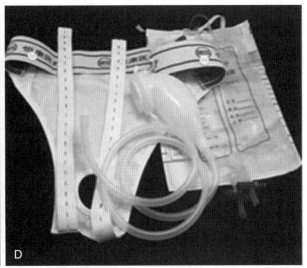

图 3-10-9（续）　排便、排尿自助具

C. 助起式便器；D. 自行导尿器具

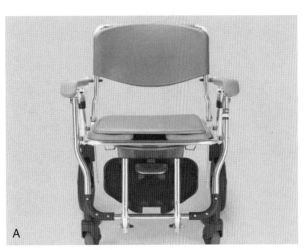

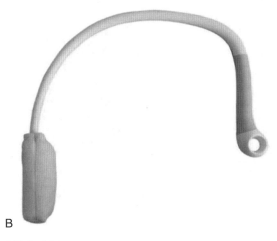

图 3-10-10　沐浴自助具

A. 淋浴轮椅；B. 倒 "U" 形背刷

九、阅读自助具

（1）棱片眼镜。供长期卧床不起的患者阅读用。这些老年患者双目仰视天花板，难以看书和电视等，戴上此镜后，利用棱镜折射原理，可以看到放于床脚外边的电视，或放于胸前书架上的书。见图 3-10-11A。

（2）翻页器。手指功能不佳的患者，手指不灵活，此时可给手指套一小半橡皮指套，会有帮助。如手指无功能，则翻书页的动作可以由腕操纵"C"形夹再插入一橡皮头棒来完成。见图 3-10-11B。除此之外，还可用按钮或气孔式翻页器。

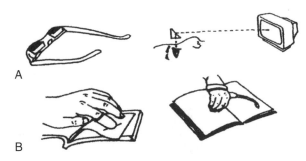

图 3-10-11　阅读自助具

A. 棱片眼镜；B. 翻页器

十、书写打字自助具

书写往往需要良好的持笔功能，拇指、示指、中指三指功能不佳或不协调时书写就有困难，有的老年人手指功能很差，甚至握不住笔，这就需用书写打字自助具（图3-10-12）。

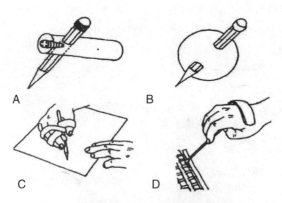

图 3-10-12 书写打字自助具

A. 用短木棒加粗的持笔器；B. 用球加粗的持笔器；C. 用热塑性塑料条自行绕制的持笔器；D. 打字自助具

（1）用短木棒加粗的持笔器，供握笔力弱者用。将笔横在一粗短的木棒中。

（2）用球加粗的持笔器，用途同上，但更方便。将笔穿插在一球形物中。

（3）用热塑性塑料条自行绕制的持笔器，绕好后可脱下，用时再将手指和笔插进即可。

（4）类似于"C"形夹的持笔器。

（5）配合手腕支具用的持笔器。

（6）打字自助具。

十一、通信自助具

手功能差、打电话握不住电话筒把时，可夹上"C"形夹来解决。如仍有困难可把电话筒支在蛇形管上。拨号码盘时若因手指不灵活而有困难，可手握一粗笔杆代拨。通信自助具见图3-10-13。

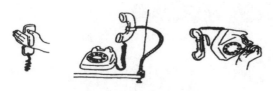

图 3-10-13 通信自助具

十二、取物自助具

不能下床或离不开轮椅的老年患者，当书本或其他物品掉在地面上时，难以捡起，此时应在床头或椅背上挂上取物器。其一端为扳机式控制把，扣动时另一端的开口即闭合，可夹住物品，长度依需要选制。取物自助具见图3-10-14。

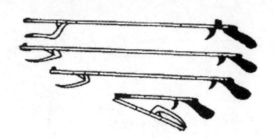

图 3-10-14 取物自助具

十三、文娱类自助具

在文娱活动中，棋类、麻将牌等的玩耍较容易，但把持扑克牌则需手指具有良好的功能。为让手指功能差者也能玩扑克牌，设计了一种条状夹持器，可把牌插于其中，随需要取出。扑克牌夹持器见图3-10-15。

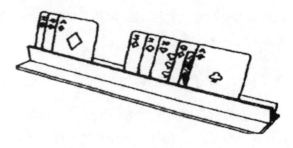

图 3-10-15 扑克牌夹持器

十四、厨房自助具

（1）特制切板。背面有橡皮吸盘，可固定在台面上；左上方有直角挡板，如被切物在板面滑动，可以将其推挤到挡板处再切。见图3-10-16A。如切土豆、洋葱等，可把它们插在钉子上再切，这样切板也适用于仅一只手有功能的患者。

（2）锯状切刀。供手无力者用，刀柄呈圈状。见图3-10-16B。

（3）各种加工板。可供患者用一只手将菜加工为丝、泥、片，或削皮。见图3-10-16C。

（4）由吸盘固定的开盖器。见图3-10-16D。

（5）水壶倒水辅助器。矮架上有一活动板，将板抬起可助倒水。见图3-10-16E。

（6）洗碗、杯的刷子。下方由吸盘固定，单手持碗、杯即可清洗。见图3-10-16F。

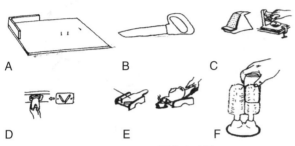

图 3-10-16　厨房自助具

A. 特制切板；B. 锯状切刀；C. 加工板；D. 开盖器；E. 水壶倒水辅助器；F. 洗碗、杯的刷子

十五、擦地自助具

手功能不佳者难以拧干拖布，用此器时将湿拖布放在可旋转的位置，由上向下用力挤压即可（图3-10-17）。至于扫地，除用长把扫帚外，簸箕亦需接一长把手。

十六、开门自助具

手无力的患者旋动圆的门把手常有困难，此时可用一反"S"形棒，内贴塑料、橡皮等加上摩擦的材料，套在门把上，再按动另一端。如仍不能解决，可以将门把改造成摆动式的（图3-10-18）。

十七、步行自助具

（1）拐杖。拐杖可分为手杖、前臂拐、腋拐和平台拐。见图3-10-19。

（2）助行器。适用于双上肢可抓握并有力量支撑的人，可辅助行走。见图3-10-20。

（3）电动轮椅。适用于行动不便的老年人，可通过操作小的操纵杆来实现轮椅的移动，行走省时省力且行走的距离长。见图3-10-21。

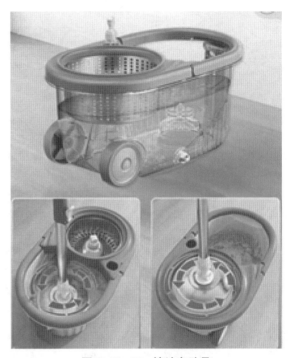

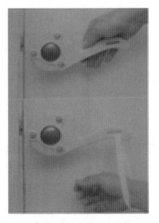
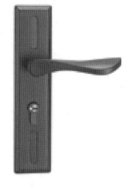

图 3-10-17　擦地自助具

图 3-10-18　开门自助具

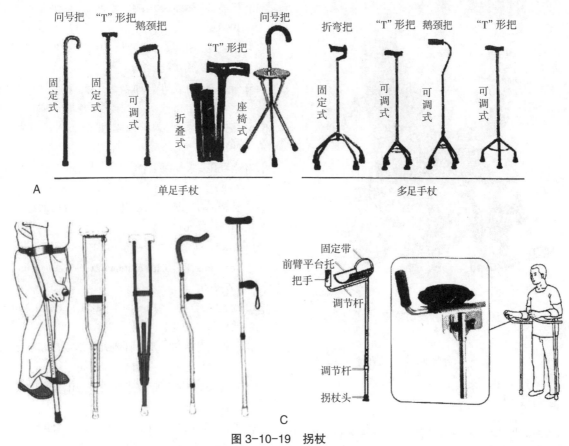

图 3-10-19　拐杖

A. 手仗；B. 前臂拐和腋拐；C. 平台拐

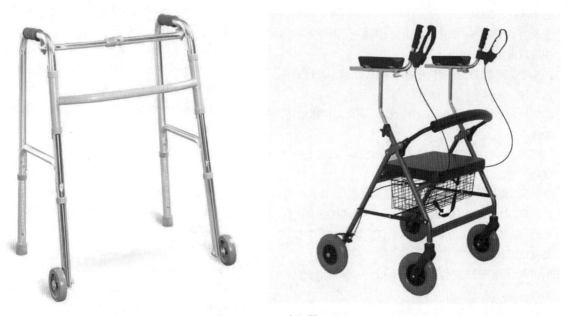

图 3-10-20　助行器

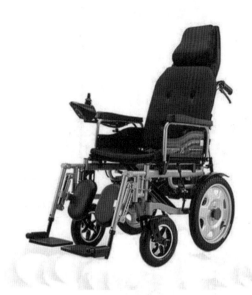

图 3-10-21　电动轮椅

（郝淑燕　欧阳胜璋）

参考文献

[1] 戴维斯 . 循序渐进：偏瘫患者的全面康复治疗 [M]. 刘钦刚译 .2 版 . 北京：华夏出版社，2014.

[2] 章稼，王于领 . 运动治疗技术 [M].3 版 . 北京：人民卫生出版社，2020.

[3] 左天香，黄雪英 . 常见疾病康复 [M].2 版 . 北京：中国中医药出版社，2020.

[4] 闵水平，孙晓莉 . 作业治疗技术 [M] . 北京：人民卫生出版社，2014.

[5] 张绍岚，何小花 . 疾病康复 [M]. 北京：人民卫生出版社，2014.

[6] 窦祖林 . 吞咽障碍评估与治疗 [M]. 北京：人民卫生出版社，2017.

[7] 李胜利 . 言语治疗学 [M]. 北京：华夏出版社，2014.

[8] 彭德忠 . 社区康复 [M]. 北京：人民卫生出版社，2012.

[9] 张通 . 脑卒中的功能障碍与康复 [M]. 北京：科学技术文献出版社，2007.

[10] 纪树荣 . 运动疗法技术学 [M].2 版 . 北京：华夏出版社，2011.

[11] 励建安 . 临床运动疗法学 [M]. 北京：华夏出版社，2005.

[12] 乔志恒，范维铭 . 物理治疗学全书 [M]. 北京：科学技术文献出版社，2001.

[13] 杨静宜 . 体疗康复 [M]. 北京：北京体育大学出版社，1996.

[14] 朱庸连，张皓，何静杰 . 神经康复学 [M].2 版 . 北京：人民军医出版社，2010.

[15] 李淑芳，王秀华，闻蕙甄，等 . 老年及特殊人群健康运动处方 [M]. 沈阳：辽宁科学技术出版社，2020.

[16] 燕铁斌 . 物理治疗学 [M]. 北京：人民卫生出版社，2013.

[17] 南登昆 . 康复医学 [M].4 版 . 北京：人民卫生出版社，2008.

[18] 黄晓琳，燕铁斌 . 康复医学 [M].5 版 . 北京：人民卫生出版社，2013.

[19] Carolyn Kisner.Therapeutic Exercise Foundations and Techniques[M].Sixth Edition.F.A.Davis Company，2012：157-160.

[20] 励建安，江钟立 . 康复医学 [M]. 3 版 . 北京: 科学出版社，2016.

[21] 舒彬，孙强三 . 骨骼肌肉康复学治疗方法 [M]. 北京：人民卫生出版社，2015.

[22] 励建安 . 康复治疗技术新进展 [M]. 北京：人民军医出版社，2015.

[23] 郭伟，秦宇红，赵岳 . 老年及特殊人群健康运动处方 [M]. 沈阳：辽宁科学技术出版社，2020.

[24] 刘锦仪，陈伟，吴志刚，等 . 低负荷训练对帕金森病患者步态及平衡功能的效果 [J]. 中国康复理论与实践，2016，22（1）：19-22.

[25] 邓金平，刘小霞 . 适量规律有氧运动对社区老年人体质水平及生活质量的影响 [J]. 中国老年医学杂志，2014，34（14）：3994-3996.

[26] 王勇 . 体育舞蹈对中老年人身心健康的影响 [C]// 重庆工程图学学会第十四届图学研讨会交流暨第二届 CAD 应用、CAI 软件演示交流大会论文集 .2004：63-64.

[27] 辛江纪 . 浅析大众健美操对中老年人身心健康的影响 [J]. 体育风尚，2019（5）：2.

[28] 江发英，翁克姬，陈丹凤 . 专科康复操对老年患者心肺功能的影响 [J]. 心血管康复医学杂志，2020,29（05）：545-548.

[29] 陈宇杰，冷美玲 . 太极拳运动对老年人平衡能力的干预研究 [J]. 武术研究，2022，7（1）：64-67.

[30] 张勇，李旭丰，夏辉珍 . 配合呼吸太极拳练习对女性老年人肺功能的影响 [J]. 牡丹江师范学院学报（自然科学版），2022（1）：69-71.

第四章

老年常见疾病康复与案例分析

第一节　老年肌少症康复

一、老年肌少症简介

肌少症（sarcopenia）又称骨骼肌减少症、肌容量减少症、肌肉衰减症，是一种与年龄增长相关的，进展性、广泛性的全身骨骼肌质量与功能丧失，合并体能下降、生存质量降低及跌倒与死亡等不良事件风险增加的临床综合征。其具有发病率高、进展隐匿、进行性加重、不良影响范围广泛等特点。肌少症在老年人群中发病率较高，肌肉衰减促使骨质疏松、骨关节炎等疾病发展，互为因果，是造成老年人残疾和行动障碍的重要因素之一。相关数据显示，在60～70岁的老年人中，肌少症发病率为5%～13%；在80岁及以上老年人中，肌少症发病率高达11%～50%。据推测，全球目前约有5000万人罹患肌少症，预计至2050年患病人数将高达5亿。

老年肌少症将给社会造成沉重负担，其中包括医疗费用及康复费用。《中国老年人肌少症诊疗专家共识》（2021）指出，营养+运动可增强老年人肌肉、改善躯体功能，推荐在营养补充的基础上进行抗阻训练，并同时联合有氧运动、拉伸运动和平衡运动以改善躯体功能。对于合并慢性疾病的老年人，须在基础疾病控制稳定后制订个体化的运动处方。早期发现和干预肌少症的危险因素对提高老年人的生活质量、减少并发症、避免严重后果具有重要意义。

二、老年肌少症康复案例

（一）病史介绍

1.基本情况　患者，男性，82岁，退休干部。

2.主诉　四肢进行性无力伴肌肉萎缩1月余。

3.病残史　患者于1个多月前无明显诱因出现四肢无力，搀扶下可行走，伴有头晕，言语清晰度减退，饮水呛咳，发病2小时出现嗜睡症状，立即就诊于某三甲医院急诊。行相关检查提示：右侧颈内动脉C_7动脉瘤、蛛网膜下腔出血、脑室出血。收住神经外科立即全麻下行脑动脉瘤栓塞术，并给予脱水降颅压等药物对症治疗。术后一直处于卧床状态，意识逐渐转清，但精神较差，认知能力减退，饮水呛咳，鼻饲饮食，食欲欠佳，进食较少。言语欠清晰，咳嗽及呼吸力弱。四肢无力进行性加重，肌肉进一步萎缩，近1个月体重减轻约5kg，日常生活无法自理。为求进一步康复治疗遂来我院。

4.既往史　冠状动脉支架植入术后2年，高血压病史10余年，口服降压药治疗，血压控制良好。发病前日常生活可自理。

5.家族史及个人史　否认家族性遗传病史。生于原籍，无疫区旅居史；无吸烟、饮酒史。

6.其他　否认重大心理创伤史。退休前为科研工作人员，80岁前仍可从事编书等工作。日常活动较少，居住于楼房，有电梯。

7.患者及其家属康复意愿　助行器辅助下室内及社区内独立行走，日常生活部分自理。

（二）检查评估

1.查体　发育正常，营养不良，神清，听理解可完成2步指令，轻度构音障碍，认知功能障碍，记忆力、计算力减退，注意力及定向力正常。咽反射减弱，舌运动欠灵活。脑神经检查（-），各关节活动度无明显受限，四肢、躯干肌肉萎缩明显，皮肤皱褶明显增加（图4-1-1），双上肢肌力4级，双下肢肌力3级，肌张力对称减低。四肢腱反射（＋），双侧巴宾斯基征（－）。感觉及共济查体无异常。不能完成翻身、坐起、转移、洗漱、如厕等日常生活活动，不能独坐及独立步行。心、肺、腹查体无明显异常。

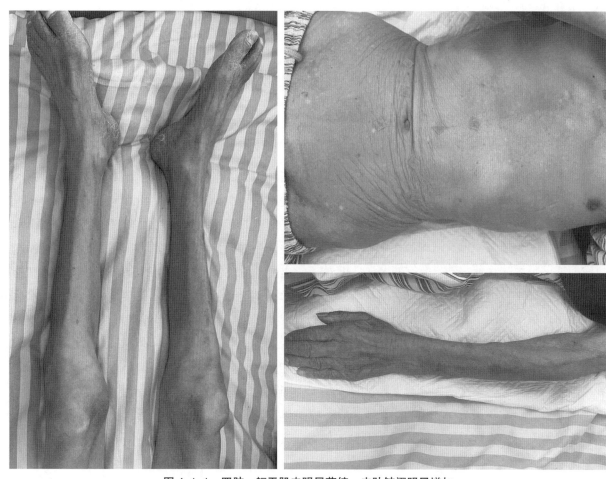

图4-1-1　四肢、躯干肌肉明显萎缩，皮肤皱褶明显增加

2.辅助检查　头颅CT示动脉瘤栓塞术后、腔隙性脑梗死。骨密度检查提示重度骨质疏松。实验室检查提示低蛋白血症、贫血。

3.康复评估

（1）营养状况评估。微型营养评定量表评分7分，为重度营养不良。

（2）认知功能评估。MMSE 25分，主要为记忆力、计算力减低。

（3）言语吞咽功能评定。洼田饮水试验Ⅲ级，改良Frenchay构音障碍评定B级。

（4）骨骼肌质量评定。小腿围左侧22cm，右侧23cm；双能X线吸收测定法（DXA），结果为0.5g/cm²。

（5）骨骼肌功能评定。利用弹簧式握力器及液压式握力器测定握力为12kg，成套简短肌肉功能测定4分，平衡目测评分法为0分。步速及步态无法完成。

（6）基础性日常生活活动能力评估。改良Barthel指数15分，为重度依赖。

（7）工具性日常生活活动能力评估。FAQ 25分，家庭及社会参与能力减退。

（三）疾病与功能诊断

1.临床诊断

（1）老年肌少症。

（2）颅内动脉瘤术后。

（3）冠状动脉支架植入术后。

（4）高血压3级（极高危）。

（5）低蛋白血症。

（6）贫血。

（7）重度营养不良。

（8）重度骨质疏松。

2.功能诊断

（1）认知功能障碍。

（2）吞咽功能障碍。

（3）言语功能障碍。

（4）四肢运动功能障碍。

（5）平衡功能障碍。

（6）呼吸功能障碍。

（7）日常生活重度依赖。

（8）社会参与能力下降。

（四）康复治疗方案及转归

1.营养治疗

（1）补充足量优质蛋白。总蛋白推荐摄入量为1.2～1.5g/（kg·d），建议每周摄入肉类4～5次，配合口服乳清蛋白粉5～10g/d，蛋白质应均匀分配到每餐中。

（2）补充维生素D。为减少跌倒和骨折的发生，维生素D补充剂量应为700～1000IU/d。

（3）补充脂肪酸、亮氨酸等营养物质。建议全日总热量为1000kcal，给予肠内营养粉6平勺/次，每日3～4次。

2.康复治疗

（1）康复短期目标。3周内改善营养不良状况，改善肢体运动功能，达到坐位平衡2级，可轮椅活动。改善言语清晰度，可经口进食软食及固体食物，可经口饮水。

（2）康复长期目标。助行器辅助下独立室外行走，日常生活部分自理。

3.康复治疗计划

（1）物理治疗。遵循循序渐进的原则。

1）以提高肌肉力量及耐力为目的的康复治疗技术。①通过弹力带抗阻训练、举哑铃、上肢手摇车等进行上肢肌肉耐力训练；②利用沙袋进行下肢抗阻训练；③通过起立床训练、踏车训练增加下肢肌肉耐力。

2）以改善平衡、步行能力为目的的康复治疗技术（图4-1-2）。①通过摇床坐过渡到床边坐，建立坐位平衡；②加强患肢本体感觉输入；③进一步行床椅转移训练，加强患者对躯干及近端肢体的控制能力；④行走前准备训练（图4-1-2）。

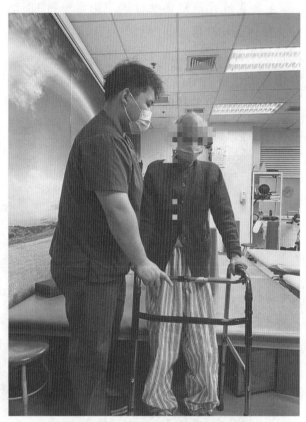

图 4-1-2 行走前准备训练

3）以提升心肺功能为目的的康复治疗技术。①摇床长坐位下腹式呼吸及缩唇呼吸训练；②利用呼吸训练器进行呼吸肌训练；③采用主动循环呼吸技术（ACBT）进行排痰训练。

（2）作业治疗。①床上模拟穿衣、进食、修饰训练，提升卧床情况下的生活自理能力；②床上翻身训练及床椅转移训练；③利用小木钉、串珠等进行精细运动训练。

（3）言语及吞咽治疗。①口颜面感觉、运动训练；②构音清晰度训练，音长、音量训练；③咽反射诱发训练，直接摄食训练；④呼吸训练和咳嗽训练。

（4）认知疗法。①使用卡片、联想记忆法训练记忆力；②计算力训练。改善记忆力及计算力，可增加康复主动性。

（5）传统康复治疗。如中医药及针灸治疗。

（6）家属健康宣教。对患者及陪护人员进行防骨折、防跌倒的健康宣教。调动患者的主动性，督促患者完成各项康复任务。

4.康复治疗计划调整情况　患者经过3周治疗，整体运动功能、肌肉耐力及营养状况均有不同程度改善，可安全经口进食软食及流质食物，言语交流正常。坐位平衡2级，可轮椅活动，辅助下可站立。营养状况评估：微型营养评定量表评分10分。骨骼肌质量评定：小腿围左侧23cm，

右侧23.5cm；双能X线吸收测定法（DXA），结果为0.55g/cm²。利用弹簧式握力器及液压式握力器测定握力为18kg，成套简短肌肉功能测定5分。基础性日常生活活动能力评估：改良Barthel指数45分，为中度依赖。制订下一步康复目标：进一步加强营养支持治疗，改善营养不良；改善言语清晰度；加强躯干及四肢肌肉力量，助行器辅助下室内短距离行走，提高日常生活能力。

5.患者转归　中期评定后患者按照康复计划继续康复治疗3周，中期康复目标基本完成。可独自完成翻身、起坐、床椅转移、助行器辅助下站立、助行器辅助下室内行走3～5m，改良Barthel指数60分，跌倒风险较前降低。微型营养评定量表评分14分。仍需进一步康复治疗（图4-1-3）。

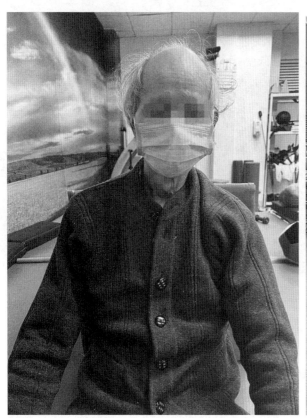
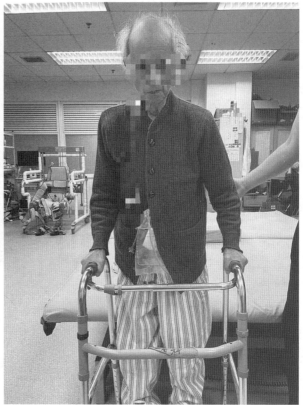

图4-1-3　患者功能好转

三、案例分析

本例患者脑动脉瘤术后一直处于卧床状态，主动运动明显减少，四肢肌肉迅速萎缩，骨骼肌容积明显减少，四肢肌力渐进性减退，自主活动受限，日常生活重度依赖。实验室提示中度营养不良、重度骨质疏松。综合考虑老年肌少症诊断明确，病因主要为术后卧床导致肌蛋白丢失，热量及蛋白质摄入不足等导致蛋白质合成与分解失衡。患者存在营养障碍、运动功能障碍及运动

耐力减低、平衡功能障碍、认知障碍、吞咽障碍等。因此，不仅要关注营养状态的恢复，还要关注认知功能、吞咽功能的康复，以保证营养物质的正常摄入。康复治疗过程中，注重患者肌肉力量的训练，增加核心稳定性以改善运动耐力；改善平衡功能，为行走提供基础，同时加强上肢功能及日常生活训练。另外，在治疗过程中，一方面尽可能利用康复手段恢复患者功能，另一方面也需要请营养科评估并指导营养治疗方案，最终达到改善骨骼肌力量、减少躯体功能障碍、提高日常生活活动能力的目的。该患者期望自己能在助行器辅助下实现室内及社区内独立行走，考虑其高龄、骨折风险较高，且伴有认知障碍，建议出行时有家人陪护，以提高安全性，降低跌倒风险。患者吞咽肌群也出现萎缩，导致吞咽能力差，饮水呛咳，有误吸风险，应调整饮食状态，保证进食安全性。最后，重视与患者及长期照顾者的沟通及健康宣教，应充分调动患者的主动性，确保康复治疗的顺利进行。

四、知识延伸

1.老年肌少症康复目标　老年肌少症康复的主要目标是改善患者营养状态，提高生活自理能力和生活质量，减少社会和家庭的负担。如可能，力争恢复一定的家务能力和社会参与能力。

2.老年肌少症康复原则

（1）进行全面康复评定。老年肌少症主要从肌肉量、肌肉力量、肌肉质量、躯体功能四方面进行评估。社区医疗机构使用"筛查—评估—诊断-干预"的肌少症诊疗流程，大型综合医院或专科医院还应同时评估引起继发性肌少症的病因。

（2）营养评估及支持治疗。《中国老年患者肠外肠内营养应用指南》（2020）指出，营养不良是肌少症发生的重要原因，也是其干预的主要靶点。所有患肌少症和可能患肌少症的老年人应进行必要的营养筛查，常使用微型营养评定量表。平衡蛋白质和能量的补充作为综合治疗的一部分，可能对预防和逆转肌少症有效。应将补充维生素D纳入辅助治疗，以减少跌倒和骨折的发生。

（3）明确老年肌少症患者发病机制的复杂性，掌握康复强度。多种疾病并存且有许多预后影响因素，甚至有些患者的肌容积减少已不可逆，个体差异很大。因此，在制订和实施康复方案时应遵循个体化原则。康复应从低强度开始，循序渐进，注意平衡和柔韧性，逐渐过渡至中等强度甚至高强度，注意观察患者耐力情况。

（4）综合各种因素确定康复目标。综合考虑患者年龄、一般状况、患者及其家属期望、康复评定结果，以及可利用的医疗和社会资源来确定康复目标。充分调动患者的主观能动性也是评价康复潜能的一个指标。

（5）老年肌少症的预防和治疗同样重要。推荐有氧运动及抗阻运动，适合老年人的有氧运动主要包括：步行、慢跑、骑自行车、游泳、跳绳、划船和爬楼梯等。抗阻运动主要包括：坐位抬腿、静力靠墙蹲、举哑铃、拉弹力带等。研究显示，太极拳训练也可作为预防肌少症的措施之一。长期坚持，量力而行，避免运动不当引起损伤。

（佟　帅　董小瑾）

第二节　老年骨质疏松和脆性骨折康复

一、老年骨质疏松和脆性骨折简介

骨质疏松症是一种以骨量减低、骨组织微结构损坏，导致骨脆性增加、易发生骨折为特征的全身性骨病。2001年美国国立卫生研究院（National Institutes of Health，NIH）指出，骨质疏松症是以骨强度下降和骨折风险增加为特征的骨骼疾病，骨强度涵盖骨量和骨质量两大要素。

骨质疏松症分为原发性骨质疏松症和继发性骨质疏松症两大类。其中，原发性骨质疏松症包括绝经后骨质疏松症（Ⅰ型）、老年骨质疏松症（Ⅱ型）和特发性骨质疏松症（包括青少年型）。继发性骨质疏松症，是指由任何影响骨代谢的疾病和（或）药物及其他明确病因导致的骨质疏松。骨质疏松症是一种与增龄相关的骨骼疾病，随着年龄增长发病率增高。双能X线吸收测定法（DXA）测量的骨密度是目前通用的骨质疏松症诊断标准。对于绝经后女性、50岁以上男性，建议参照WHO推荐的诊断标准：腰椎、股骨颈、全髋或桡骨1/3的T值≤-2.5；低创伤性椎体或髋部骨折（不考虑骨密度）；T值介于-1.0～2.5，且肱骨近端、骨盆或前臂远端脆性骨折；T值介于-1.0～2.5，且骨折风险评估工具提示高骨折风险（阈值基于国家而不同）。随着我国人口老龄化日益严重，老年骨质疏松症已成为严重影响中老年人群健康的慢性病之一。随着社会人口老龄化，骨质疏松症和骨质疏松性骨折发病率不断上升。而目前我国老年骨质疏松症诊疗现状并不理想。

老年骨质疏松症的发病因素和发病机制是多方面的，增龄造成的器官功能减退是主要因素。除内分泌因素外，多种细胞因子也会影响骨代谢，降低成骨活性。钙和维生素D的摄入不足，皮肤中维生素D原向维生素D的转化不足，肾功能减退，维生素D的羟化不足，骨髓间充质干细胞成骨分化能力下降，肌肉衰退，对骨骼的应力刺激减少，对骨代谢调节障碍；凡此种种，都会影响骨代谢，使得成骨不足、破骨有余、骨丢失、骨结构损害，从而形成骨质疏松。此外，老年人往往多种疾病共存，这些疾病及相关的治疗药物都可能引起继发性骨质疏松症。

二、老年骨质疏松和脆性骨折案例（髋部骨折）

（一）病史介绍

1.基本情况　患者女性，65岁。

2.主诉　四肢肌肉痉挛6年，加重1周。

3.现病史　患者于6年前出现四肢肌肉痉挛，表现为双手、双下肢肌肉痉挛，左侧明显，每日3～4次，持续2～3秒后可缓解，近1周受凉及劳累后加重，无关节痛，身高较年轻时减低2cm。于我科行DXA检查提示骨质疏松，给予"阿仑膦酸钠"治疗，半年后自行停药。4年前再次于我科就诊，DXA示腰椎骨密度0.798g/cm²、T值-2.3，左髋骨密度0.587g/cm²、T值-2.9，左桡骨远端1/3骨密度0.515g/cm²、T值-2.9，提示骨质疏松。我科诊断为"重度骨质疏松"，给予"锝［⁹⁹Tc］亚甲基二膦酸盐（云克）、唑来膦酸钠、骨化三醇、碳酸钙、依降钙素"治疗后，肌肉痉挛较前减轻，仍时有劳累后左髋关节酸胀、肌肉痉挛。2017～2020年连续予以"唑来膦酸钠"治疗，左髋关节酸胀、肌肉痉挛较前减轻。自发病以来，患者饮食睡眠可，无尿频、尿急、尿痛，无腹痛腹泻，体重无变化。

4.既往史　类风湿关节炎29年，累及肩、肘、膝、掌指关节等，既往查类风湿因子阳性，红细胞沉降率升高，给予"甲泼尼龙（6mg，半年后减停）、甲氨蝶呤（每周5mg）"治疗。1年前左髋关节脆性骨折病史。

5.家族史及个人史　无家族遗传史。生于原籍，久居本地，未到过疫区及牧区。无吸烟、饮酒等不良嗜好。无工业毒物、粉尘、放射性物质接触史。无性病、冶游史。

6.其他　婚育史：已婚，孕一产一，16岁月经初潮，月经正常，48岁绝经。

7.患者康复意愿　患者康复意愿较强，能够配合检查治疗。

（二）检查评估

1.查体　双肘关节肿胀（-）、压痛（-），活动轻度受限。双手尺侧偏。右踝关节肿胀（+）、压痛（+），活动受限；左踝关节肿胀（+）、压痛（-），活动稍受限。双足跖趾关节肿胀（-）、压痛（-），趾间关节肿胀（-）、压痛（-）。左下肢肌张力1级，余肌张力正常，四肢肌力5级。

2.实验室检查 生化检查（2021-11-18）：补体C1q 241mg/L、总蛋白 60.8g/L、间接胆红素2.34μmol/L、葡萄糖3.82mmol/L、白蛋白39.5g/L。血、尿、便常规正常。

3.影像学检查

（1）超声检查。腹部超声（2021-11-18）：肝、胆、胰、脾未见明显异常，双肾未见明显异常。

（2）X线检查。

1）四肢X线片（2021-11-17）。右踝关节骨关节炎改变，请结合临床。左肘关节X线征象，陈旧骨折？请结合病史。左肘关节对位欠佳，左尺桡骨近端、肱骨远端形态欠佳，关节间隙窄。

2）DXA检查提示骨质疏松。①腰椎：2017年，骨密度0.798g/cm²，T值2.3；2018年，骨密度0.799g/cm²，T值-2.3；2019年，骨密度0.820g/cm²，T值2.1；2020年，骨密度0.815g/cm²，T值2.1；2021年，骨密度0.817g/cm²，T值2.1。②髋：2017年，骨密度0.587g/cm²，T值2.9；2018年，骨密度0.632g/cm²，T值2.5；2019年，骨密度0.622g/cm²，T值2.6；2020年，骨密度0.626g/cm²，T值2.7；2021年，骨密度0.585g/cm²，T值2.9。③前臂：2017年，骨密度0.409g/cm²，T值3.0；2018年，骨密度0.437g/cm²，T值2.5；2019年，骨密度0.427g/cm²，T值2.7；2020年，骨密度0.421g/cm²，T值2.8；2021年，骨密度0.445g/cm²，T值2.3。

（三）疾病与功能诊断

1.临床诊断

（1）重度骨质疏松。

（2）类风湿关节炎。

（3）重症肌无力。

（4）肝功能异常。

（5）高脂血症。

（6）颈动脉粥样硬化伴斑块形成。

（7）高尿酸血症。

（8）左肘关节陈旧性骨折？

2.功能诊断

（1）肢体活动受限。

（2）肌肉力量下降。

（3）日常生活活动能力下降。

（四）康复治疗方案及转归

1.康复目标 缓解症状，改善关节活动度，增强肌肉力量，预防关节畸形。

2.康复治疗计划

（1）物理治疗。①力量训练：通过增强目标肌肉的收缩活动，增加对骨局部的应力。遵循超量负荷原理，循序渐进地增加训练负荷，可以通过克服沙袋、橡皮筋阻力或者利用自身体重等实现训练目的。②牵伸训练：通过关节被动活动及软组织牵伸对局部骨组织产生应力，同时可以刺激本体感受器。在力量训练前后，也可针对性开展牵伸训练，比如腰背肌的牵伸运动等。③有氧运动：是指人体在氧气充分供应的情况下进行的体育锻炼。即在运动过程中，人体吸入的氧气与需求相等，达到生理上的平衡状态。可进行快走、有氧操、跳舞等，这类运动可有效训练大肌群，低-中等强度并且持续时间超过20分钟的有氧训练还可以增强心肺功能，调节激素分泌，有效预防骨质疏松。④平衡协调训练：可进一步减少因骨质疏松所致骨折的风险，如平衡仪训练、平衡板训练及一些球类活动（拍球、抛球或颠球）等。⑤医疗体操：可综合应用力量训练、有氧训练、牵伸训练、平衡训练等运动方法。训练中可采取徒手操或器械操、个体训练或群体训练等不同模式，增进训练的趣味性。以上运动频率每天20~30分钟，每周3~5次即可。

上肢牵伸训练见图4-2-1，桥式运动示范见图4-2-2。

（2）物理因子治疗。①日光疗法：光照可以使皮肤维生素合成增加，促进骨钙沉着。②高频电疗：如短波、超短波、微波及分米波疗法等，具有止痛、改善循环的作用。③脉冲电磁场刺激疗法：近年来，国内外的医学专家研究发现，物理因子治疗在骨质疏松症治疗方面起重要的作用，如脉冲电磁场刺激可以促进成骨细胞中钙离子的内流，使成骨作用显著增强，从而改善骨代谢；同时还可以加速骨组织的生长，提高骨矿含量和骨密度，从而加速骨折的愈合。

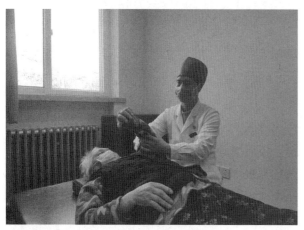

图 4-2-1　上肢牵伸训练

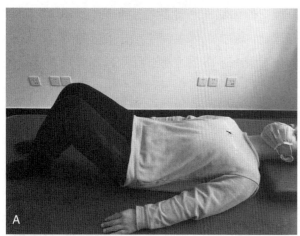

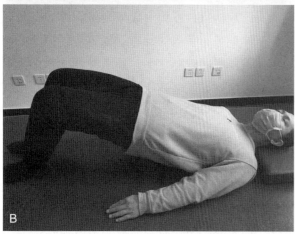

图 4-2-2　桥式运动示范
A. 起始动作；B. 臀桥动作

（3）传统康复治疗。针灸治疗可针刺阳陵泉、太冲、太溪、血海穴。每日1次，平补平泻手法，共计10次。

（4）健康宣教。合理膳食，多食富含钙质的食品，如牛奶、豆制品、虾、鱼、海带、木耳、黑芝麻等。改变不良生活习惯，禁烟酒，少食高糖、高脂、高盐类食物。适量运动，充足阳光照射，规律锻炼，循序渐进，持之以恒，时刻要有防摔倒的安全意识。

3.康复治疗计划调整情况　后期以家庭作业治疗为主，如拖地、清扫、手洗衣服等；回归社区生活，强身健体，如练习八段锦。

4.患者转归　经过2个月的康复治疗，患者踝关节肿胀减退，疼痛减轻，肌肉痉挛情况得到改善，日常生活活动能力也得到提高。有氧运动时间由原来的每次10分钟提高到20分钟，步行距离由原来的每次200m提高到500m。

三、案例分析

该患者为老年绝经后女性，既往有类风湿激素治疗病史，未及时监测及补充钙剂。1年前髋部脆性骨折为重度骨质疏松。经过系统规范的抗骨质疏松治疗，肌肉痉挛明显好转，骨密度值也得到一定程度的提高，为以后的良好生活质量打下坚实的基础。骨质疏松的治疗是长期的过程，早期发现、早期诊断、及时治疗非常必要。研究表明，骨量在人的一生中不断地发生变化：骨量在成长期逐年增加，大约到30岁达到高峰，然后随着年龄的增长骨量慢慢减少，骨量减少以每年0.3%～0.5%的速度进行。绝经妇女及长期卧床患者的骨量急速下降。老年人年骨量减少率为1%，绝经妇女年减少率为2%～3%。由此可见，该患者更易出现骨质疏松的情况。骨质疏松的预防尤为重要。今后的生活中除了口服药之外，还应把康复锻炼融入日常生活当中。康复锻炼对于降低骨折风险非常重要，可提高骨密度、增加肌肉质量、促进力量增加和改善动态平衡、降低跌倒风险。根据患者病情有以下建议：①坚持康复处方的训练，每日2次；②室外散步、开展体育活动，对骨量增加有益；③注意运动训练的科学性，否则不仅不能提高骨密度，反会由于方法不当可能导致腰椎压缩性骨折；④在运动训练中要严格按照康复处方进行，并且要定期到康复门诊复诊调整处方；⑤要有安全意识，防止跌倒造成骨折。

四、知识延伸

1.预防跌倒　患者跌倒时，常会因髋部着地而发生髋部骨折，这不仅影响患者自身的生活能力，也会导致其产生恐惧心理，严重时还可能危及生命。老年人一定要加强对于预防跌倒的重视，做事情量力而行。

实际生活中，我们发现很多老年人都有不愿意麻烦子女或者有不服老的心理，做一些自己力所不能及的事情，这样就会加大跌倒发生的概率。要避免在雨雪天外出，穿着长短适宜、柔软的裤子，选择大小合适、底部带有深纹理的防滑鞋。老年人的居所地面不宜打蜡、潮湿，否则也易滑倒。厨房和卫生间地面应选用防滑地板，保持清洁干燥，水渍要及时清理。居所环境宽敞明亮，室内的灯光不宜过暗，照明开关应安装于易触及的地方。过道通畅无杂物，上下楼梯时要扶好扶手。日常生活中很多老年人最常用的辅助器具就是拐杖，拐杖选择有讲究：穿平底鞋站立，双手自然下垂，测量出手腕部皮肤横纹到地面的距离就是要选择的拐杖的长度，另外还应选择底端有橡胶的拐杖。

2.定期检测骨密度　很多老年人发生跌倒与服用药物相关，常见的容易引起跌倒的药物种类包括降压药、降糖药、利尿药、镇静催眠药等。如遇身体不适，一定要及时到医院就诊，按医嘱增减药物。定期到医院检测骨密度，早发现，早治疗。

警惕骨质疏松和预防跌倒不仅需要老年人重视，还需要全社会共同关注。无论是医护人员还是家庭成员，都应积极采取措施，帮助老年人减少跌倒的发生，降低骨质疏松性骨折风险，提高老年人生活质量。

3.合理饮食，补充维生素D及钙　加强日常饮食中的蛋白质、钙剂和维生素D的摄入，如牛奶、豆制品、坚果类、蔬菜、鸡蛋等。多晒太阳，适量补充钙片和维生素D。补充原则如下。

（1）维生素D。骨质疏松患者应维持血清25-（OH）D$\geqslant$30ng/ml［推荐范围：30～50ng/ml］。必要时可进行维生素D_3补充，1000～2000IU/d。肥胖、吸收不良和高龄患者可能需要更高的维生素D_3补充剂量。

（2）钙。建议患者可通过日常饮食摄入足量的钙。推荐50岁及以上的女性钙的摄入总量（包括饮食和补充剂）为1200mg/d。钙剂的补充原则：优选饮食补充钙（我国膳食元素钙400mg/d，需额外补充500～600mg/d）。饮食不能满足钙的需求，可使用钙剂补充。每日需要补钙600mg以上的人，应分次服用以利吸收。碳酸钙：含元素钙40%，建议与食物同服，以免胃肠道不适（便秘和腹胀）。枸橼酸钙：有胃肠道不适、胃酸缺乏、草酸盐结石的患者可选择枸橼酸钙。

4.适当进行体育锻炼　如散步、太极拳等既可以防止骨钙流失，又能增强老年人的平衡能力和步态的稳定性。运动还可以改善机体敏捷性、增加肌肉力量和骨密度等，降低跌倒的风险，从而减少骨质疏松骨折的发生。骨质疏松症患者开始新的运动训练前应咨询临床医师，进行相关评估，选择适合的运动方式。

对于老年骨质疏松或骨质疏松高风险的患者，可进行有氧运动、抗阻运动和柔韧性训练，有氧运动包括健步走、游泳及太极拳等，抗阻运动包括仰卧位的直腿抬高训练及单腿站立的后伸训练，柔韧训练包括各种方式的静态拉伸。系统评价结果显示，运动（45～60分钟/次，3～4次/周，持续5周以上）能明显改善患者的灵活性、平衡性、肌肉功能等，其中，进行组合运动（高速运动+模拟功能任务）对提高患者身体功能更有效。患者可根据个人情况选择合适的运动，多种形式的运动锻炼方式（如负重训练及肌肉功能锻炼），可有效防止与年龄相关的骨量流失、改善身体灵活度、增加肌肉力量，从而增加骨强度并降低跌倒及骨折风险。有研究表明，水上运动及陆地运动均可显著提高患者骨密度，但与水上运动相比，陆地运动改善腰椎骨密度的效果更显著，所以对于身体功能较好、无骨质疏松骨折高风险及无明显活动受限的老年人首选陆地运动。但对于身体基本条件差、骨质疏松骨折高风险、椎体骨质疏松骨折及不能耐受较高强度运动的患者，可以选择较低冲击性训练，如水上运动、太极拳、平衡训练及步态训练等。同时，对于不能自主运动的患者，累积高剂量和低量级全身振动可以显著改善腰椎骨密度。

5.及时康复 康复治疗项目主要包括：①维持关节活动度训练，利用各种有效的措施来维持关节活动功能；②维持或增强肌力训练，如仰卧位锻炼核心力量的双桥运动和直腿抬高训练，以及单腿站立的后伸训练、靠墙半蹲训练等；③伸展训练，如身体大关节的静态拉伸，可提高机体的柔韧性；④步行训练，采用各种步态进行训练，如正常步行、足尖步行、足跟步行、上下楼梯、上下坡路等。

（张　杰　闫林瑶）

第三节　老年脑卒中康复

一、老年脑卒中简介

脑卒中（stroke）是指急性起病、迅速出现局限性或弥漫性脑功能缺失征象的脑血管临床事件，包括缺血性的脑血栓形成、脑栓塞、腔隙性脑梗死，以及出血性的脑出血和蛛网膜下腔出血。脑卒中在神经系统疾病中的患病顺位随年龄增长明显改变，0～44岁为第11位，45～59岁升至第2位，60岁以上为第1位。脑卒中在我国是多发病，我国每年新发脑卒中约150万例。近年来，脑卒中的发病率、患病率、死亡率等随年龄增长而成倍地增加，老年人脑卒中的发病率（1325.7/10万）、患病率（2210.3/10万）和死亡率（883.1/10万），分别是老年前期的3.5倍、1.8倍和4.5倍。

脑卒中幸存者中70%～80%遗留有不同程度的残疾。一组资料显示，生活不能自理者高达42.3%，老年人残疾率更高。老年人卧床不起者约一半是由脑卒中引起的。大量国内外数据表明，经早期正规治疗、康复的患者，70%～90%在6个月内能行走，30%能恢复一些工作，24%上下肢活动功能基本恢复。《中国脑卒中康复治疗指南》（2018）指出，脑卒中后进行有效的康复能加速康复的进程，减轻功能上的残疾，节约社会资源。为此，开展老年脑卒中康复，改善患者的功能障碍，提高其生活自理能力，使他们最大限度地回归社会具有重要的意义。

二、老年脑卒中康复案例

（一）病史介绍

1.基本情况 患者男性，78岁。右利手。

2.主诉 右侧肢体活动不利1月余。

3.病残史 患者于1个多月前无明显诱因突发右侧肢体活动不利伴言语不清，无头痛、呕吐，渐出现神志不清，就诊于当地医院急诊，行头颅CT示"左侧放射冠区脑梗死"，予以对症支持、营养神经等保守治疗，患者症状渐稳定，肢体功能渐恢复。现患者生命体征平稳，仍有右侧肢体活动不利，为求进一步康复收入我院。入院后完善相关检查，给予抗血小板、调节血脂、扩张冠状动脉、降压、改善脑循环代谢、营养神经等治疗，同时进行康复功能评定及物理治疗、作业治疗、水疗、物理因子治疗等全面康复干预。

4.既往史 高血压、高脂血症、冠心病10余年。

5.家族史及个人史 否认家族性遗传病史。生于原籍，无疫区旅居史；吸烟史40余年，平均1～2

包/天；饮酒史30年，3~5两/天（1两=50ml）。

6.其他 否认重大心理创伤史。退休前为园林工作人员，退休后每日从事部分园艺工作。居住于平房，无电梯。

7.患者康复意愿 独立步行，日常生活自理。

（二）检查评估

1.查体 发育正常，营养中等，全身皮肤黏膜无黄染，浅表淋巴结未触及肿大；双肺呼吸音粗，未闻及干、湿性啰音；心音有力，心率76次/分，律齐，各瓣膜听诊区未闻及病理性杂音；腹平软，肝脾未及；脊柱四肢无畸形；神清语利，计算力、记忆力、定向力粗测正常，无失用、失认；粗测视野无缺损，双侧瞳孔等大等圆，直径约3mm，光反应（+）；双眼运动自如，无眼震；双侧鼻唇沟对称，伸舌不偏；左肢肌力5级，右肢肌力3级；四肢腱反射（++），左巴宾斯基征（-），右巴宾斯基征（+）；右踝阵挛（+），右侧浅感觉轻度减退；闭目难立征睁眼（-）。

2.影像学检查 头颅MRI示左放射冠区脑梗死。

3.康复评估 老年男性，神清，情绪稳定，听理解力正常，交流无障碍。记忆力、计算力、定向力、注意力等粗测正常；无知觉障碍。口语表达欠流利，右侧中枢性面舌瘫。右利手。右侧运动功能评定：Brunnstrom分期，右上肢Ⅲ期，右手Ⅲ期，右下肢Ⅳ期；Fugl-Meyer运动功能评定56分；改良Ashworth分级，右上肢伸肌张力1+级、屈肌张力1级，右下肢肌张力1+级；坐位平衡3级，立位平衡1级，Berg平衡评价量表13分，平衡功能差，有较高跌倒风险；Holden步行能力1级，偏瘫步态，需持续性帮助；躯干控制能力Sheikh评定量表50分；右侧肢体深、浅感觉及复合感觉减退。日常生活活动能力评定：穿衣、进食、转移、行走受限，日常生活部分辅助，改良Barthel指数50分。

（三）疾病与功能诊断

1.临床诊断

（1）脑梗死恢复期（放射冠区）。

（2）高血压3级（极高危）。

（3）冠状动脉粥样硬化性心脏病。

2.功能诊断

（1）右侧肢体运动功能障碍。

（2）日常生活活动能力中度功能缺陷。

（3）社会参与能力下降。

（四）康复治疗方案及转归

1.康复目标

（1）短期目标。3周内改善右侧肢体运动功能，提高下肢步行能力至Holden 3级。

（2）长期目标。监护或单拐辅助下独立室外步行，日常生活自理。

2.康复治疗计划

（1）物理治疗。

1）以提高躯干控制能力及核心力量为目的的康复治疗技术。①头颈部的旋转控制能力训练；②加强患者对躯干、骨盆的控制能力，如手法增强躯干抗重力伸展能力、利用床上的单双桥运动锻炼躯干肌肉的力量和控制；③改善关节活动，降低躯干及右侧肢体的肌张力；④加强康复训练技能要点的宣教。见图4-3-1。

2）以改善平衡、步行能力为目的的康复治疗技术。①通过改变坐位及立位支撑面大小来进行平衡能力训练（图4-3-2）；②加强患肢本体感觉输入以及肌力、耐力的训练；③负重及重心转移训练；④步行前准备训练及步行训练（视频4-3-1）。

（2）作业治疗。①床及轮椅良肢位摆放；②躯体运动功能训练：加强患者对躯干及近端肢体的控制能力；③穿衣、进食、如厕、床-轮椅转移等基础性日常生活活动训练（视频4-3-2）。

（3）水疗。应用水中治疗技术改善患者的平衡及步行能力。①水中站立平衡：患者在水中借助浮力实现双脚站立，之后训练抵抗治疗师制造的波浪，维持平衡；②水中躯干控制训练：应用救生圈托住患者颈部与腰骶部使患者漂浮，增强患者躯干控制能力；③水中步行动作准备训练：嘱患者手扶浴槽中的扶手，通过单腿负重训练髋膝关节的控制能力和平衡能力；④单腿站立后踢

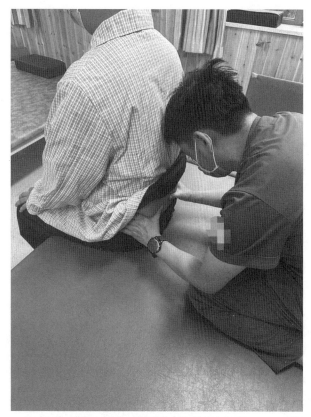

图 4-3-1　躯干抗重力伸展训练

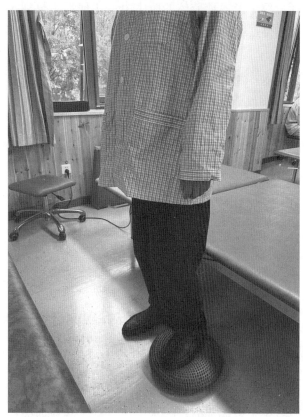

图 4-3-2　平衡训练

腿、屈膝屈髋90°：单腿站立后踢腿训练患者的伸髋动作和平衡能力，屈髋屈膝90°训练股四头肌、股二头肌等肌肉间的协调性；⑤水中减重步行训练：在治疗师的保护与指导下于水中运动平板上进行，速度由慢至快，训练患者的步行能力。

（4）传统康复治疗。中医药及针灸治疗。

（5）家属健康宣教。让患者及长期照顾者了解功能障碍康复重点，鼓励患者积极、主动参与治疗，督促患者完成延续性康复任务。转移、步行过程中注意预防跌倒，自我训练时注意避免劳累，鼓励患者多参与日常生活活动，尤其鼓励使用右手进行日常生活动作训练，提高自理能力。

3.康复治疗计划调整情况　经过3周治疗，整体运动功能、步行能力及手功能均有不同程度提高。右侧肢体运动功能评定：Brunnstrom分期，右上肢Ⅳ期，手Ⅳ期，下肢Ⅴ期；Fugl-Meyer运动功能评定70分；改良Ashworth分级，右肘屈肌张力1级，坐位平衡3级，立位平衡2级，Berg平衡评价量表36分，有一定平衡能力，有跌倒风险；Holden步行能力3级，偏瘫步态；躯干控制能力Sheikh评定量表87分；右侧肢体浅感觉减退。日常生活活动能力评定：独立进食、行走部分受限，日常生活部分辅助，改良Barthel指数65分。目前仍存在如下功能障碍：①Holden步行能力3级，偏瘫步态，步行启动速度慢，患侧支撑期短，髋关节外旋，骨盆侧移不充分；摆动期患侧髋屈无力，骨盆上提，髋内收内旋差，轻度足内翻；②患侧上肢未参与协调步行；③右手精细运动完成较差，参与日常生活活动少。根据患者目前功能障碍，制订下一步康复目标为监护下步行200m以上，纠正步态，提高上下楼梯能力（视频4-3-3）；改善右手精细运动，提高日常生活自理能力。康复计划调整为以提高手功能及日常生活活动能力、矫正步态、提高步行能力为主。

视频 4-3-1　辅助步行训练

视频 4-3-2　如厕训练

视频 4-3-3　上下楼梯训练

4.患者转归　中期评定后患者按照康复计划继续康复治疗2周，康复目标基本完成。步态及协调性明显改善，Holden步行能力达到4级，可独立平地步行300m以上。可独自完成床椅转移、床坐站转移，单拐辅助下可独立室外功能性步行，可在监护下上下楼梯，Berg平衡评价量表49分，跌倒风险较前显著降低。

三、案例分析

本例患者脑梗死诊断明确，临床症状以偏瘫、肢体运动功能障碍为主，分析病灶位于放射冠区，累及部分锥体束，与大脑中动脉分支阻塞有关；患者存在平衡功能障碍、运动功能障碍及运动耐力减低、深浅感觉障碍等；早期康复训练时不仅要注重运动功能恢复，也要关注感觉功能康复。在康复治疗过程中，注重患者核心控制能力训练，增加核心稳定性以改善肢体近端控制；同时促进患侧肢体分离运动，循序渐进提高平衡及步行能力，加强患手主动参与及精细运动训练；患者年龄较大，为减少运动负荷，避免意外损伤，选择在水中减重下对患者进行核心控制、步态调整及步行能力训练。另外，在治疗过程中，一方面尽可能利用康复手段恢复患者功能；另一方面也需要充分评估了解患者的代偿功能，考虑应用辅助器具等康复工程技术，最终达到提高日常生活活动能力的目的。该患者期望自己能独立行走，但考虑其年龄较大，下肢协调性及运动速度仍有下降，尽管平衡功能及跌倒风险已经有了明显改善，但我们仍建议患者在室外步行时使用拐杖，从心理及实际功能层面提高安全性，降低意外情况下的跌倒风险。另外，在康复治疗过程中，特别要注意患者的心理问题，重视与患者及长期照顾者的沟通及健康宣教，结合功能情况及患者主观愿望共同制订康复治疗目标，取得共识，使患者及其家属在治疗过程中能够充分配合，发挥最大主动性。

四、知识延伸

1.老年脑卒中康复目标　在我国，60岁及以上的老年人多已退休，所以老年脑卒中康复的主要目标是提高生活自理能力和生活质量，减少卧床不起、长期依赖医院和护理机构的情况，减少社会和家庭的负担。如可能，力争恢复一定的家务能力和社会参与能力。

2.老年脑卒中康复原则

（1）进行全面康复评定。在进行康复治疗之前，首先应进行全面评定。明确患者的障碍种类及程度，哪些是脑卒中引起的，哪些是衰老引起的；哪些是影响患者目前生活状况、康复效果和预后的主要因素；哪些是可逆的和可治疗的，哪些是需要优先处理的；患者存在哪些潜在的风险（如潜在的并发症、跌倒、病情加重、死亡等）。

（2）清楚老年脑卒中患者病情的复杂性、康复的困难性。总体而言，老年患者多种疾病及多种障碍共存，有许多预后影响因素，体质差，不能耐受大的活动量，易发生并发症，病情易波动，多种疾病及处理之间易相互干扰，恢复慢，甚至有些患者不能重获已丧失的功能和能力，但个体差异很大。所以，在选择和实施康复方案时应非常谨慎。

（3）综合各种因素确定康复目标。应综合考虑患者年龄、身体状况、患者及其家属期望、康复评定结果及可利用的医疗和社会资源来确定康复目标。充分调动患者的主观能动性也是评价康复潜能的一个指标。主观能动性高的患者比主观能动性低的患者的康复潜能大。

（4）强调任务导向性锻炼，简化康复程序。由有经验的多学科康复团队实施康复方案以确保最佳的康复效果。应采取任务导向性锻炼，简化康复程序，活动量遵循"少量多次"的原则。重点进行基本动作训练，尽快提高生活自理能力。老年脑卒中康复"求快（自理快）和实用、不求好（治愈）"，不可为了追求"运动模式"，而人为推迟步行训练开始时间。

（5）强调主动、预防性康复，避免失用和误用。由于疾病和衰老，患者的许多功能和能力已有明显的损害，如进一步出现失用，则很可能使老年人丧失康复的机会。与青年脑卒中相比，老年脑卒中患者更易发生失用，失用对老年患者的影响往往更明显、更严重，所以针对老年脑卒中

患者，早下床、早活动非常重要。

（6）坚持康复治疗连续性。康复治疗是一个从急性期至后遗症期的连续过程，既要注意急性期的预防性康复、恢复期的促进性康复，又要注意后遗症期的维持和适应性康复。应充分利用社区资源进行社区康复。

（7）充分利用辅助器具。辅助器具（如支具、拐杖、助行器等）有助于老年患者尽早开始活动。

（8）注重康复安全性。老年患者对内外环境变化、康复刺激和压力的耐受性及适应能力下降，易发生安全事件。进行伴发病和危险因素的管理对确保康复效果和患者生存至关重要。

（宋佳凝　王丛笑）

第四节　老年帕金森病康复

一、老年帕金森病简介

帕金森病（Parkinson disease，PD）是一种常见于中老年人，以中脑黑质多巴胺神经元进行性退变为主，多系统受累的缓慢进展的神经系统变性疾病。主要临床表现包括运动症状（运动迟缓、静止性震颤、肌肉僵硬、姿势异常、步态障碍等）和非运动症状（认知障碍、情绪障碍、睡眠障碍、二便异常、疼痛和疲劳等）。帕金森病发病主要与年龄相关，也与遗传和环境有一定关联性。

据统计，我国65岁以上老年人的患病率为1.7%。目前，我国帕金森病患者已经超过200万例，占全世界帕金森病患者人数的50%。帕金森病带来的神经损害是不可逆的，是一种不可治愈的疾病，但越早诊断、越早干预，患者病情越能得到有效的控制和缓解。目前，帕金森病患者需要通过药物、手术、康复等多种方式进行治疗，早期康复治疗的介入可以让老年帕金森患者维持较好的身体状况。

二、老年帕金森病康复案例

（一）病史介绍

1.基本情况　患者男性，72岁。右利手。

2.主诉　右侧肢体抖动、僵硬、动作不灵活7年，累及左侧5年，伴饮水呛咳2月余。

3.病残史　患者于7年前无明显诱因出现右手不自主抖动，以安静状态下明显，紧张、激动时加重，平静放松后减轻，睡眠后消失；伴右侧肢体活动不灵活、僵硬，如写字慢、越写越慢、越写越小。症状逐渐加重，涉及右下肢。5年前左侧肢体亦出现上述症状，切菜、系扣等动作缓慢。走路慢，小碎步，起床、迈步、转身费力，呈弯腰驼背姿势，症状缓慢加重。5年前开始口服美多芭（多巴丝肼片），上述症状明显改善。但2年前因逐渐出现药效减退，患者自行逐渐增加药量。约半年前开始出现服药2~3小时后肢体不自主扭动表现，且一天之中上述症状波动明显。2个月前出现饮水呛咳症状，吃固体和糊状物尚可，为求进一步诊治收入我院。

4.既往史 高血压20余年，糖尿病10余年。

5.家族史及个人史 否认家族性遗传病史。生于原籍，否认传染病史，否认疫区旅居史；吸烟史30余年，0.5～1包/天；饮酒史20年，1～3两/天。

6.其他 否认重大心理创伤史。退休前为公务员，退休后每日参与唱歌、跳舞等娱乐活动。居住于楼房2层，无电梯。

7.患者康复意愿 肢体灵活，独立步行，饮水无呛咳，日常生活自理。

（二）检查评估

1.查体 体温 36.5℃，脉搏118次/分，呼吸20次/分，血压120/82mmHg。营养中等，全身皮肤黏膜无黄染，浅表淋巴结未触及肿大；双肺呼吸音粗，未闻及干、湿性啰音；心音有力，律齐，各瓣膜听诊区未闻及病理性杂音；腹平软，肝脾未及；脊柱四肢无畸形；神清，听理解力正常，讲话声音稍低沉，语调单一，构音稍欠清晰；面部表情减少，瞬目减少，偶有流涎；咽反射（+），软腭上抬可；脑神经查体（-）；四肢肌力5级；四肢肌张力高，上肢呈齿轮样增高，下肢呈铅管样增高，右侧重于左侧，双侧肢体3～5Hz粗大搓丸样静止性震颤，小写征明显；躯体深浅感觉对称正常；四肢腱反射（++），病理征（-），闭目难立征睁眼（-）；指鼻试验、跟膝胫试验稳准；慌张步态，步幅小，行走时躯干前屈，双上臂无伴随动作。

2.实验室和影像学检查

（1）实验室检查。血生化、风湿免疫指标、甲状腺功能：均未见异常。血清铜、铜蓝蛋白：未见异常。眼科检查：未见K-F环。脑脊液：生化、常规未见明显异常。基因筛查：*PARKIN*基因、*DYT5*基因等检测未见明显异常。

（2）影像学检查。①MRI：未见明显异常；②正电子发射断层扫描（PET）：双侧壳核及尾状核多巴胺转运体分布减少，双侧壳核代谢升高。

3.康复评定 认知功能评价，MMSE 30分；改良Frenchay构音障碍评定B级，日常交流声音55dB；洼田饮水试验Ⅳ级；Beck抑郁自评量表

15分，轻度抑郁；统一帕金森评定量表"关"期59分，"开"期15分；39项帕金森生活质量量表87分。日常生活活动能力评定：穿衣、进食、转移、行走部分受限，改良Barthel指数50分，中度功能缺陷。Berg平衡评价量表38分，有跌倒风险；Holden步行能力2级。

（三）疾病与功能诊断

1.临床诊断

（1）帕金森病（HY分期4期）。

（2）高血压3级（极高危）。

（3）2型糖尿病。

2.功能诊断

（1）肢体运动功能障碍。

（2）吞咽功能障碍。

（3）构音功能障碍（运动过弱型）。

（4）情绪障碍（轻度抑郁）。

（5）日常生活活动能力中度功能缺陷。

（6）社会参与能力下降。

（四）康复治疗方案及转归

1.康复目标

（1）短期目标。3周内改善吞咽功能，洼田饮水试验Ⅱ级；改善构音清晰度，日常交流声音分贝达75dB；改善情绪；改善肢体运动功能，缓解肌张力，纠正异常步态，提高下肢步行能力至Holden 3级。

（2）长期目标。延缓症状发展，监护下独立室外步行，饮水无呛咳，日常生活自理。

2.康复治疗计划

（1）物理治疗。基于患者的症状（肌张力障碍、平衡和步态障碍、协调障碍等），遵循循证理念，设计出针对性的肌力练习、牵伸练习、姿势纠正练习、步态练习等训练方案，且贯穿于患者的整个治疗过程。

1）以改善肢体强直为目的的康复治疗技术。①放松训练；②上肢、下肢和躯干肌肉牵伸训练（图4-4-1）；③PNF技术；④物理因子治疗（如水疗、温热疗法）、中医推拿；⑤太极拳、八段锦等体育锻炼。

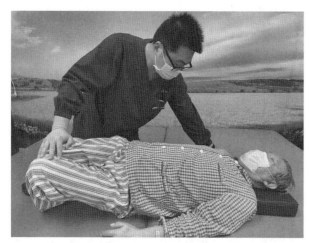

图 4-4-1 牵伸训练

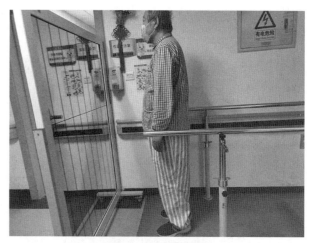

图 4-4-3 姿势调整

2）以调整异常脊柱姿势为目的的康复治疗技术。①通过姿势镜或照片了解自身的异常情况（图4-4-2），并在日常生活中积极地进行调整（图4-4-3）；②加强虚弱肌肉如脊柱核心肌肉、臀部肌肉的力量练习；③加强康复宣教，告知患者在日常生活中尽量有意识地主动延伸脊柱，将骨盆调整回中立位（图4-4-4）。

3）以提高平衡和步行能力为目的的康复治疗技术。①通过改变坐位及立位支撑面大小来进行平衡能力训练（图4-4-5）；②加强患肢本体感觉输入；③肌力训练；④负重及重心转移训练；⑤分阶段针对性训练起步、步态、转弯、止步，可以利用彩色平行线或地砖线作为视觉提示，利用节拍器或节奏性口令作为听觉提示。

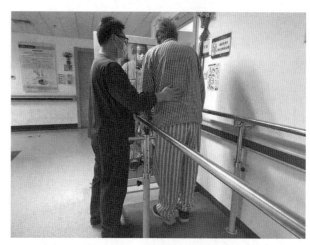

图 4-4-4 指导患者调整姿势

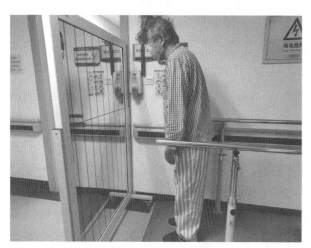

图 4-4-2 姿势观察

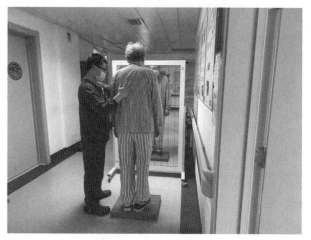

图 4-4-5 平衡训练

（2）作业治疗。由于震颤和强直，该患者手功能受到很大影响，日常生活活动能力下降。作业治疗主要是指导患者手功能训练和提高日常生活活动能力。精细活动训练可改善帕金森病患者的手功能，进而在一定程度上提升其生活自理能力，改善生活质量，减少疾病对其的影响。日常生活活动训练可以通过一些简单有效的活动技巧，降低帕金森病患者的活动难度，使常见的活动完成得更快、更好，患者能更轻松地进行自我照料。

1）改善手部精细活动的康复治疗技术。①手指行走训练；②手指上下楼梯训练（图4-4-6）；③顶格画线训练。

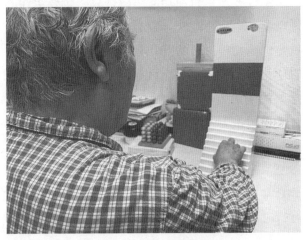

图4-4-6 手指上下楼梯训练

2）改善日常生活活动能力的康复治疗技术。①穿衣裤步骤和技巧训练；②进食训练；③床椅转移训练；④执行功能训练；⑤在日常生活中使用多种提示来促进患者更好地完成日常活动，如颜色鲜明的标语和声音提示。

（3）言语和吞咽治疗。言语治疗侧重从呼吸训练开始，指导患者声带放松的技巧，利用LSVT-LOUD技术和音乐训练技术帮助患者更大声、更清晰地发音，以更好地进行言语交流。吞咽治疗包括基础吞咽训练、口颜面肌肉力量训练、流口水的治疗、食物性状的调整和安全进食的指导，以帮助患者更为安全、有效地进食。

1）改善言语清晰度的康复治疗技术。①呼吸训练，如腹式呼吸、缩唇呼吸或使用呼吸训练器进行呼吸训练；②声带放松训练，如打嘟法或Lax-Vox训练；③LSVT-LOUD训练（图4-4-7）；④音乐训练。

2）改善吞咽功能的康复治疗技术。①基础吞咽训练，包括声门上吞咽法、舌肌训练、咀嚼训练、吞咽舌肌训练等；②口颜面肌肉力量训练（图4-4-8），如嘟嘴训练、示齿训练、鼓腮训练、舌肌训练、下颌张口训练等；③流口水的治疗，包括口唇闭合训练、口部感觉知觉训练、口部肌肉训练、Beckman训练等；④食物形状调整和安全进食指导。

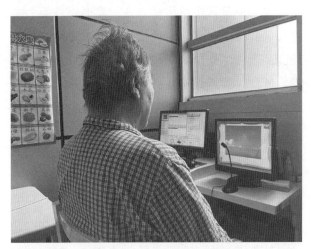

图 4-4-7 LSVT-LOUD 训练

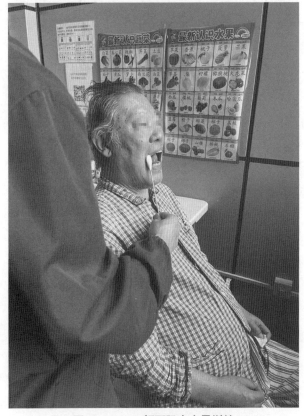

图 4-4-8 口颜面肌肉力量训练

（4）传统康复治疗。中医药及针灸治疗。

（5）家属健康宣教。让患者及长期照顾者了解老年帕金森病功能障碍的康复重点，鼓励患者积极、主动参与治疗，督促患者完成延续性康复任务；转移、步行过程中注意预防跌倒，自我训练时注意避免劳累，鼓励患者多参与日常生活活动，提高自理能力。可进行居家环境改造，增加居住环境中颜色鲜明的指导语标识，以帮助患者更好地完成日常生活活动。在进食时需注意：避免大口、快速进食；避免疲劳时进食；避免卧床进食及进食后立即卧床；注意进食前、后清洁口腔。进食时若遇到窒息的情况，常表现为口唇发绀、呼吸困难等，可以使用海姆立克急救法抢救生命。

3.康复治疗计划调整情况　经过3周治疗，整体运动功能、步行能力及手功能均有不同程度的提高。Berg平衡评价量表41分，Holden步行能力3级，改良Barthel指数65分。洼田饮水试验Ⅲ级。情绪明显改善，Beck抑郁自评量表10分。目前仍存在如下功能障碍：①肌张力、姿势及步态异常，运动及平衡障碍；②双手精细运动完成较差，参与日常生活活动少；③饮水偶尔呛咳，构音障碍改善不明显。根据患者目前功能障碍，制订下一步康复目标为监护下步行200m以上，纠正步态，改善双手精细运动，改善构音清晰度和吞咽功能，提高日常生活自理能力。康复计划调整为以提高步行能力、手功能、日常生活活动能力、吞咽功能以及构音清晰度为主。

4.患者转归　中期评定后患者按照康复计划继续康复治疗3周，康复目标基本完成。情绪好转，改良Frenchay构音障碍评定A级，言语交流和吞咽能力明显提高。洼田饮水试验Ⅱ级，呛咳风险较前显著降低。进食速度仍较慢，步态及协调性明显改善，可监护下独立步行300m以上；跌倒风险较前显著降低。

三、案例分析

本例患者为老年男性，慢性起病，病情呈进行性加重，7年内相继出现双侧肢体僵硬乃至全身的姿势和动作异常，表现为平衡功能障碍、运动功能障碍、吞咽及构音障碍、情绪障碍等，结合影像及实验室检查，考虑老年帕金森病诊断明确。药物控制不佳，整个过程无康复治疗介入。康复治疗需要：针对肌强直、肢体僵硬，行肌肉松弛训练；针对运动功能障碍，行肢体牵伸训练，保持关节活动度；针对步行困难，行步态和姿势训练等；加强患手主动参与及精细运动训练。不仅要注重目前功能障碍恢复，也要关注心理康复，给予心理疏导，必要时可结合抗抑郁、抗焦虑药物等进行治疗。另外，应考虑患者主观愿望共同制订康复治疗目标，取得共识，并进行宣教使患者及其家属在治疗过程中能够充分配合，发挥最大主动性。最后，应考虑帕金森病带来的不可逆的神经损害且呈进行性加重的特点，康复治疗并不能完全缓解各项功能障碍，是以改善日常生活质量为目标，仍需结合药物，必要且可行时可考虑手术治疗。

四、知识延伸

1.老年帕金森病康复目标　在我国，65岁及以上的老年人多已退休，所以老年帕金森病康复的主要目标是早期介入以延缓疾病的进展，改善多种功能障碍，提高患者的生活自理能力和社会参与能力。

2.老年帕金森病康复原则

（1）进行全面康复评定。在进行康复治疗之前，首先应进行全面评定。明确患者的障碍种类及程度，哪些是帕金森病引起的，哪些是衰老引起的；哪些是影响患者目前生活状况、康复效果和预后的主要因素；哪些是需要优先处理的；患者存在哪些潜在的风险（如潜在的并发症、跌倒、病情加重、死亡等）。

（2）清楚老年帕金森病患者病情的复杂性、康复的困难性。帕金森病带来的神经损害是不可逆的且呈进行性加重的特点，老年患者多种疾病及多种障碍共存，有许多预后影响因素，体质差，不能耐受大的活动量，易发生并发症，病情易波动，多种疾病及处理之间易相互干扰，恢复慢，个体差异很大。所以，在选择和实施康复方案时需综合考虑。对于早期患者，以自我管理和促进积极主动的生活方式为主，鼓励参加体育运动，如健步走、太极拳、瑜伽和舞蹈等，适度进行有氧训练（如活动平板等）、抗阻训练以及双重任务训练，减少白天静坐，改善体能，推迟活动受限的发生。对于中期患者，以进行主动功能训练，维持或提高活动能力和预防跌倒为主，尤其是平衡训练、步态训练和上肢功能活动训练；可采用心理提示、外部提示和认知运动策略。对于晚期患者，以维持心肺等重要器官功能为主，同时避免压疮、关节挛缩和静脉血栓等并发症，及时进行床上或轮椅上的体位变换，以及辅助下的主动运动训练。

（3）综合各种因素确定康复目标。应综合考虑患者年龄、身体状况、患者及家属期望、康复评定结果及可利用的医疗和社会资源来确定康复目标。充分调动患者的主观能动性也是评价康复潜能的一个指标。主观能动性高的患者比主观能动性低的患者的康复潜能大。

（4）强调任务导向性锻炼，简化康复程序。由有经验的多学科康复团队实施康复方案以确保最佳的康复效果。应采取任务导向性锻炼，简化康复程序，活动量遵循"少量多次"的原则。重点进行基本动作训练，尽快提高生活自理能力。

（5）强调早期康复、加强自我管理。帕金森病的症状复杂多样，常导致多种不同程度的功能障碍，再加之老年患者的体力、耐力下降，严重影响了患者的日常生活活动能力，从而造成生活质量下降。早期康复介入可以有效改善帕金森患者的多种功能障碍，提高生活自理能力，甚至可延缓疾病的进展。康复治疗是在药物治疗的基础上，强调自我管理和参与，最大限度地延缓疾病进展，改善各种功能障碍，提高功能独立性和整体适应性，尽可能减少继发性障碍和各种并发症，改善日常生活活动能力，最终改善帕金森病患者的生活质量。

（6）坚持康复治疗连续性。康复治疗是一个从早期至后期的连续过程，既要注意早期的预防性康复，又要注意中晚期的替代性和适应性康复。应充分利用社区资源进行社区康复。

（7）充分利用辅助器具。如特殊进食工具、助行器等有利于老年患者进食和活动安全。

（8）注重康复安全性。老年患者对内外环境变化、康复刺激和压力的耐受性及适应能力下降，易发生安全事件。进行伴发病和危险因素的管理对确保康复效果和患者生存至关重要。

（佟　帅　董小瑾）

第五节　老年膝骨关节炎关节置换术后康复

一、概述

骨关节炎是一种以关节软骨损害为主，并累及整个关节组织的最常见的关节疾病，最终发生关节软骨退变、纤维化、断裂、缺损及整个关节面的损害。表现为关节疼痛、僵硬、肥大及活动受限。好发于膝、髋、颈椎和腰椎等负重关节及远端指间关节、近端指间关节。本病好发于中老年人，是老年人致残的主要原因。

1.全膝关节置换术（total knee replacement，TKR）定义　将人工材料制作的全膝关节结构植入人体以替代病损的自体关节，从而获得膝关节功能。TKR的成功很大程度上取决于外科技术、器械、患者的依从性，以及术前与术后的康复护理和治疗。目前TKR手术所采用的假体主要是一个约束式的假体系统以置换2个或3个膝关节腔。假体通常采用的固定方法包括骨水泥固定和非骨水泥固定。

2.TKR手术适应证和禁忌证

（1）手术适应证。①严重的膝关节疼痛、不稳或畸形，经保守治疗无效或效果不显著；②各种无菌性膝关节炎，如类风湿关节炎、少数创伤性关节炎等；③胫骨高位截骨术失败后的骨关节炎；④原发性或继发性的骨软骨坏死性疾病。

（2）手术禁忌证。

1）绝对禁忌证。①新近或反复的膝关节感染；②败血症或系统性感染；③痛性膝关节实体融合（痛性愈合型的膝关节融合通常是由反射性交感神经营养不良导致，手术对此无帮助）。

2）相对禁忌证。①严重骨质疏松；②合并严重的糖尿病；③心肺功能不全；④无痛的功能良好的关节强直；⑤膝关节结核治愈。

二、老年膝骨关节炎关节置换术后康复案例

（一）病史介绍

1.基本情况　患者女性，60岁，身高160cm，体重70kg。

2.主诉　右膝术后活动不利1个月。

3.现病史　患者于5年前无明显诱因出现右侧膝关节晨僵、疼痛，晨僵时间≤30分钟。初始疼痛间断性发作，活动后加重。近3个月来疼痛呈持续性发作，伴右侧膝关节肿胀、无力、周围肌肉萎缩，膝关节呈屈曲状态，无法下地行走。经针灸、敷药等保守治疗无效，1个月前在腰麻下行"右全膝关节置换术"。出院后，患者在家自行康复训练，术后4周，右膝关节仍有疼痛肿胀，关节屈伸活动受限，不能独行及上下楼梯，就诊于我院。

4.既往史　高血压5年，血压最高180/90mmHg，平时口服硝苯地平缓释片，血压控制在130/85mmHg左右。否认糖尿病、冠心病、传染病等病史，否认其他手术史。

5.家族史及个人史　否认家族性遗传病史，

生于原籍，久居本地，无高盐饮食等不良生活习惯，否认嗜酒史、吸烟史。无疫水、疫源接触史。无工业毒物、粉尘、放射性物质接触史。否认冶游史。

6.其他　否认重大心理创伤史。平日性格外向，退休前为办公室职员。居住于电梯楼房。

7.患者康复意愿　减轻疼痛肿胀，独立步行，日常生活自理。

（二）检查评估

1.查体　体温36.8℃，脉搏85次/分，呼吸18次/分，血压130/80mmHg。神清，语利。双肺呼吸音清；心律齐，各瓣膜区未闻及病理性杂音；腹软，肝脾肋下未触及。脊柱生理弯曲正常，无明显侧弯，各椎体棘突无明显压痛、叩击痛。

2.康复评定　右膝关节正中可见一长约10cm的手术瘢痕，愈合良好，瘢痕移动性差。右膝关节轻度肿胀，膝周皮温略高，右膝关节内侧压痛（＋）；左膝关节无肿胀，膝关节周围皮温正常，左膝关节内侧压痛（－）。右侧髌骨活动度差，左侧髌骨活动度正常。双膝主动关节活动度（左/右）：0°-120°/0°-10°-60°。右侧股四头肌肌力3级、腘绳肌肌力4级、胫前肌肌力4+级，左下肢肌力5级；余肢体各关节活动度、肌力正常。肌围度（髌上5cm），右侧40cm，左侧37cm。肢体远端皮温、血运可，四肢皮肤感觉正常。立位平衡2级，疼痛（VAS法）7分，Barthel指数75分（转移10分、穿衣5分、上楼梯0分、洗澡0分）。体重70kg。

3.影像学检查

（1）右膝关节X线片。右膝关节置换术后改变（图4-5-1）。

（2）双下肢血管超声。未见明显异常。

（三）疾病与功能诊断

1.临床诊断

（1）右全膝关节置换术后。

（2）高血压3级（极高危）。

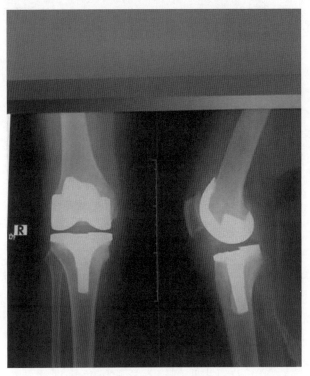

图 4-5-1 右膝关节 X 线片

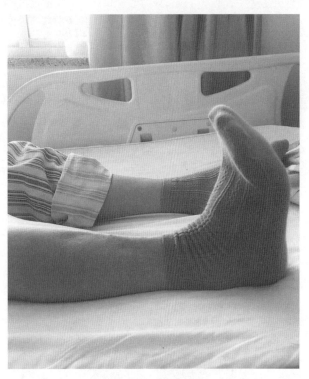

图 4-5-2 踝泵训练

2.功能诊断

（1）右下肢功能障碍。

（2）右下肢疼痛。

（四）康复治疗方案及转归

1.康复目标

（1）近期目标（4周）。减轻右膝关节肿胀、疼痛，股四头肌肌力达到4级，右膝关节主动活动度达到0°～100°，可自主穿衣、洗澡。

（2）远期目标（8周）。右下肢肌力基本正常，右膝主动屈曲120°，立位平衡3级，逐渐恢复正常步态，可自行上下楼梯，日常生活基本自理。

2.康复治疗计划

（1）消除肿胀、缓解疼痛。①塞来昔布胶囊0.2g，每日2次，以控制炎症、减轻疼痛；②膝关节周围向心性按摩促进血液循环；③踝泵训练：20个/组，每日3组（图4-5-2）。④股四头肌等长收缩训练：10秒/组，每日3组；⑤红光治疗、爪型肌内效贴布消除患肢肿痛。

（2）改善右膝关节活动度。①髌骨松动训练（图4-5-3）及膝关节松动训练；②主动关节活动度和被动关节活动度训练（图4-5-4、4-5-5）；③大腿后侧肌群牵伸放松训练。

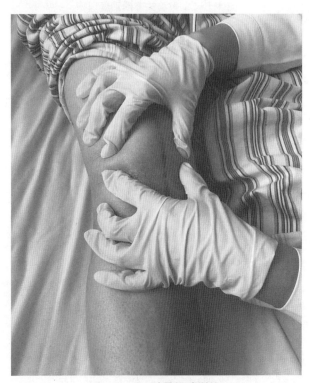

图 4-5-3 髌骨松动训练

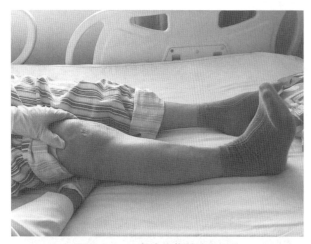

图 4-5-4 主动关节活动度训练

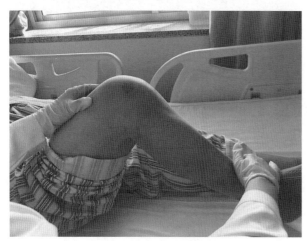

图 4-5-5 被动关节活动度训练

（3）增强双下肢肌力。①股四头肌等长收缩训练、髋周肌群各个方向向心收缩训练：15个/组，每日3组；②站立位下负重训练：50kg负重站立，负重逐渐增加，5分钟/组，每日3组（图4-5-6）。③仰卧位踩瑜伽球训练：10个/组，每日3组；④站立位迈步训练（注意伸髋伸膝）；⑤助行架辅助下步行训练（视频4-5-1）；⑥踏车训练：渐进抗阻，每日训练20分钟。

（4）日常生活活动能力训练。包括穿衣、洗澡、转移训练等。

3.康复治疗计划调整情况 经过4周康复治疗，右膝关节肿胀减轻，肌围度（髌上5cm）右侧38cm、左侧37cm；瘢痕移动度改善，膝关节周围皮温正常，膝关节内侧压痛减轻；右侧髌骨活动度较前改善；右膝关节主动活动度为

0°～100°；右股四头肌肌力4级，腘绳肌肌力5级，胫前肌肌力5级；可自主穿衣。目前仍存在以下问题。①右膝关节内侧稍肿胀，疼痛（VAS法）1分，膝关节主动活动时疼痛，有弹响；②关节活动度：左下肢各个关节活动度均正常，右髋、踝关节主动及被动活动度正常，膝关节主动活动度为0°～100°，被动活动度为0°～110°，髌骨活动稍受限；③肌力：左下肢肌力5级，右髋、踝关节周围肌群5级，右膝屈曲肌群5级，伸展肌群4级；④平衡功能：立位平衡2级，助行器辅助下行走时屈髋屈膝明显，右下肢支撑期短；⑤Barthel指数85分，轻度依赖：转移15分、穿衣10分、上楼梯0分、洗澡0分。治疗计划调整如下。①强化右膝关节活动训练：坐位抱膝扩大关节活动度等；②下肢肌力训练：站立位下负重训练及重心转移训练；③患侧单腿蹲起练习：20～30次/组，每日3组；④独立步行、上下台阶训练及洗澡练习。

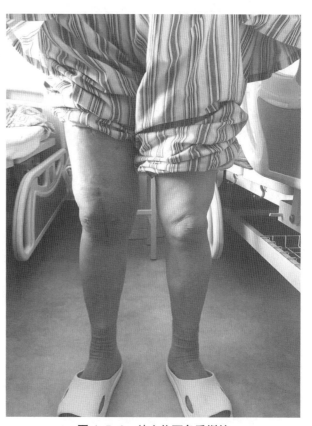

图 4-5-6 站立位下负重训练

视频 4-5-1 助行器行走

4.患者转归 中期评定后患者按照康复计划继续康复训练4周，康复目标基本完成，右下肢肌力5级，右膝主动屈曲120°，立位平衡3级，正常步态，可自行上下楼梯，日常生活自理。

三、案例分析

本例患者TKR术后1个月未经过正规康复，自行康复效果欠佳，膝关节屈伸活动受限明显，右膝周围肌肉力量弱且不均衡。因此，下肢负重练习前需加强膝周肌肉力量训练，肌力均衡后再逐步进行步行训练和上下楼梯训练。膝关节肿痛明显，肿胀和疼痛两者互相作用，相互影响，可通过物理因子、手法治疗缓解症状。康复计划实施前需告知患者康复过程中肿胀和疼痛会反复出现，应做好康复宣教：抬高患肢，同时减少术后双下肢下垂坐位时间，不要坐太矮的椅子。康复过程中注意控制运动量，避免过度疲劳，保持正确姿势，减少损伤。患者体重较大，需改变生活方式，减轻体重对双膝关节的不利影响。

四、知识延伸

1.全膝关节置换术后的康复目标

（1）防止压疮。

（2）预防深静脉血栓生成和肺栓塞的发生。

（3）恢复充分的膝关节活动度。

（4）加强膝关节周围肌肉的力量和膝关节的稳定性。

（5）加快患者持拐或独立步行的进度。

（6）恢复患者独立的日常生活活动能力。

（7）提高生活质量。

2.全膝关节置换术后的注意事项

（1）被动屈膝练习每2日1次，在疼痛耐受范围内尽量达到要求的角度。每2日伸膝练习1次，练习屈膝和练习伸膝之间要相隔1天。

（2）屈膝练习后立刻冰敷15～20分钟。平日如发现肿胀和疼痛，可每隔2小时再次冰敷。

（3）如出现关节疼痛剧烈并伴有发热现象，请及时咨询医师。

3.全膝关节置换术后康复方案

（1）手术当天。①术后患肢摆放于伸直位，枕头垫于小腿及足跟下，以抬高患肢预防肿胀。②麻醉消退后开始活动足趾及踝关节，如可能，即开始踝泵训练：5分钟/组，每小时1组。此练习对于预防肿胀及深静脉血栓生成，促进患肢血液循环具有重要意义，应认真练习。③根据情况开始体外加压治疗，以进一步促进患肢血液循环。

（2）术后1天。①股四头肌及腘绳肌等长收缩练习：在不增加疼痛的前提下尽可能多做，每日300次以上。②根据情况开始持续被动活动（continuous passive motion，CPM）练习：30分钟/次，1～2次/日。机器调节至最慢速度，以减少屈伸次数，每次屈伸角度应到位，并在屈曲最大角度处保持10～30秒，待患者耐受时再逐渐增大活动范围，如患者疼痛较轻可在治疗结束前于最大屈曲角度处保持5分钟。练习后冰敷15分钟。③伸展练习：足跟处垫高，轻负荷加于膝关节，30分钟/次，每日2次。

（3）术后2天。①继续并加强以上练习。②CPM练习：0°～60°，根据手术类型及患者自身条件确定屈曲角度。

（4）术后3天（根据引流情况拔出引流管）。①CPM练习：逐渐增大角度（在微痛情况下），如患者疼痛、肿胀、体温等情况良好，可每天5°～10°增大活动范围。②如果疼痛轻微，可开始直抬腿练习：5次/组，每天2～3组。如疼痛明显或患者虚弱，暂缓该练习。③经常保持坐位，不可长时间卧床，以免发生直立性低血压。④保护下下地站立，患腿微痛范围内负重，助行器保护下短距离行走（仅限去卫生间等必须活动）。时间不可过长，明显虚弱者暂缓练习。

（5）术后4天。①CPM练习：继续加大范围。

②加强伸展练习。③负重及平衡练习：5分钟/次，每日3次。

（6）术后5天。①继续并加强以上练习。②步行练习（使用步行器，在帮助下进行），并逐渐延长行走距离。③练习用拐行走。④体位转移练习：如上下床、椅子上的起坐练习等。

（7）术后1周。①继续CPM练习至被动达到100°以上，主动屈膝可达90°。②坐位垂腿：至极限处保持10分钟。必要时可于踝关节处加负荷。每日1～2次，力求屈曲角度每日有所进展。

（8）术后2周。①髌骨松动训练（拆线后进行）：每方向20次，每日2～3次。②患腿完全负重。③被动屈曲练习：被动屈曲角度大于110°，主动屈曲角度大于90°。④提踵练习：保持10秒，30次/组，每日2～4组，组间休息30秒。

（9）术后3周。①屈膝角度每周增长10°左右。如疼痛不明显，则尽快加大活动范围。②开始侧抬腿练习：30次/组，每日2～4组，组间休息30秒。③开始后抬腿练习：30次/组，每日2～4组，组间休息30秒。④抗重力伸膝练习，10～20次/组，每日2～3组。

（10）术后4周。①开始静蹲练习：2分钟/次，间隔5秒，5次/组，每日2组。②俯卧位勾腿练习：屈膝至无痛角度保持10～15秒，30次/组，每日4组。练习后冰敷。③跨步练习：10次/组，组间休息30秒，每日2～4组。④如有条件可开始固定自行车练习，无负荷至轻负荷。10～15分钟/次，每日2次。

（11）术后1～3个月。①强化肌力和关节活动度练习。②开始患侧单腿蹲起练习：20～30次/组，组间休息30秒，每日2～4组。③台阶前向下练习：10次/组，组间休息30秒，每日2～4组。

（12）术后3个月以后。逐渐恢复体育活动，可以根据自身情况安排跳舞、游泳、打高尔夫球、没有距离限制的步行和不剧烈的网球运动，但应避免剧烈运动。若想置换过的膝关节没有一点异样感，往往需要9～12个月的适应。

注意：此术后的康复方案是按高屈曲度、骨水泥固定型假体制订的。其他类型的假体应根据不同情况对方案中的相关内容进行调整。另外，虽然使用同一假体，按此方案进行功能恢复时，只能将此方案当作一般原则，不同患者的具体情况不同，如果需要进行调整，还应以手术医师的指导为标准。

（李林娟　谭祥芹）

第六节　老年慢性阻塞性肺疾病康复

一、老年慢性阻塞性肺疾病概述

（一）慢性阻塞性肺疾病的病理生理特点

慢性阻塞性肺疾病（chronic obstructive plumonary diseases，COPD）的病理生理学改变包括：气道和肺实质慢性炎症所致的黏液分泌增多、纤毛功能失调、气流受限、过度充气、气体交换异常、肺动脉高压和肺心病及全身不良反应。

黏液分泌增多和纤毛功能失调可导致慢性咳嗽及咳痰。小气道炎症、纤维化和管腔分泌物增加会引起FEV_1、FEV_1/FVC降低。

小气道阻塞后出现气体陷闭，可导致肺泡过度充气。过度充气使功能残气量增加和吸气容积下降，从而引起呼吸困难和运动能力受限。目前认为，过度充气在疾病早期即可出现，是引起活动后气短的主要原因。

随着疾病的进展，气道阻塞、肺实质和肺血管床的破坏加重，使肺通气和气体交换能力进一步下降，导致低氧血症及高碳酸血症。长期慢性缺氧可引起肺血管广泛收缩和肺动脉高压。肺血管内膜增生、纤维化和闭塞可造成肺循环重构。COPD后期出现肺动脉高压，进而发生慢性肺源性心脏病及右心功能不全。

COPD的炎症反应不仅局限于肺部，亦产生全身不良效应。患者发生骨质疏松、抑郁、慢性贫血及心血管疾病的风险增加。COPD全身不良效应具有重要的临床意义，会影响患者的生活质量和预后。

（二）COPD患者外周肌肉功能障碍的原因及影响

COPD患者中普遍存在外周肌肉功能障碍，表现为肌力下降、肌肉质量下降、肌纤维类型转变、氧化能力下降及线粒体功能障碍等。肌肉萎缩是COPD患者独立于肺功能的重要预后指标。活动减少、炎症、营养不良、氧化应激、低氧血症、使用皮质类固醇均可加重外周肌肉功能障碍。肌肉减少和肌肉有氧代谢降低是导致身体功能受损的重要原因，可导致运动耐量降低、生活质量下降，并可增加死亡率。

引起COPD患者外周骨骼肌功能障碍的原因是复杂而多样的，具体见表4-6-1。

表4-6-1　引起COPD患者外周骨骼肌功能障碍的原因

引起肌肉减少和肌肉萎缩的症状及刺激因素	引起肌肉功能障碍的细胞内因素	引起肌肉功能障碍的外在因素
·不活动	·泛素－蛋白酶体途径激活	·过度充气导致的膈肌功能障碍
·营养不良	·溶酶体－自噬途径激活	·胸壁的骨性重塑
·吸烟	·合成代谢受抑制	·乳酸的过度产生和低水平的运动耐量
·感染或感染急性加重	·钙失敏	
·高碳酸血症	·肌纤维受损	
·低氧血症	·氧化应激与线粒体功能障碍	
·类固醇激素的使用		

不活动、营养不良和吸烟，会激活细胞内因素，导致骨骼肌中蛋白质的丢失，损害外周肌肉的功能，同时还会改变胸壁的结构形状，从而损害呼吸肌的功能。而这些又会导致更进一步的不活动和体适能下降，进而加重外周肌肉的功能障碍。

二、老年COPD康复案例

（一）病史介绍

1.基本情况　患者男性，67岁，退休。

2.主诉　外伤后四肢活动及感觉障碍，气管切开后咳痰不利2月余。

3.现病史　患者于入院前2个月骑自行车时被汽车撞倒，出现颈部疼痛伴四肢无力，感觉丧失，完善CT、MRI等检查示C_4骨折，急性颈髓损伤。4天后全麻下行"颈椎后路单开门椎管扩大减压术"，术后第2日拔除气管插管，但出现发热，体温最高38.9℃，痰多，为黄色黏痰，予无创呼吸机辅助通气、抗感染治疗。半月后出现嗜睡，血气分析示Ⅱ型呼吸衰竭，予经口气管插管、呼吸机辅助呼吸，经治疗后患者神志转清，但仍有间断发热，痰多，为黄色黏痰，无力咳出，行气管切开，为行康复治疗收入我科。

4.既往史　既往有硅沉着病、石棉肺病、COPD，肺纤维化病史30年。

5.家族史及个人史　无家族性遗传病史；吸烟史30年，戒烟10年。

6.患者康复意愿　可脱离呼吸机，坐轮椅至户外活动。

（二）检查评估

1.查体　体温36.3℃，脉搏73次/分，呼吸23次/分↑，血压172/79mmHg↑。视诊可见患者桶状胸，经气切处呼吸机支持呼吸，为高位脊髓损伤患者常见的反常呼吸模式，吸气时腹部膨隆明显，咳嗽力弱，需依靠吸引技术进行气道廓清。触诊可查患者胸廓僵硬，无弹性，肋骨角增宽，肋间隙变窄，肋间肌弹性差。患者为C_5不完全损伤，受伤分级（AIS）C级，FIM量表评分为39分，日常生活重度依赖。

2. 实验室检查　动脉血气分析：（呼吸机给氧浓度50%）pH 7.36，$PaCO_2$ 67mmHg↑，PaO_2 89mmHg，乳酸（Lac）0.3mmol/L，BE 10.6mmol/L↑。血常规：WBC 8.50×10^9/L，NEU% 82.7%，RBC 2.46×10^{12}/L，Hb 82g/L↓，CRP 49.2mg/L↑。痰培养：肺炎克雷伯菌，多重耐药。

3. 影像学检查

（1）胸部X线片（图4-6-1）。双肺可见肺气肿、局限性肺不张，双侧胸膜肥厚并钙化，肋膈角变钝。

（2）胸部CT（图4-6-2）。双肺肺气肿、肺大泡，两肺下叶后基底段局限性不张，双侧胸膜弥漫增厚并钙化，左侧胸腔包裹性积液。

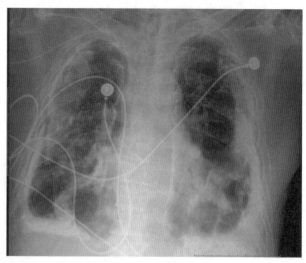

图4-6-1　胸部X线片

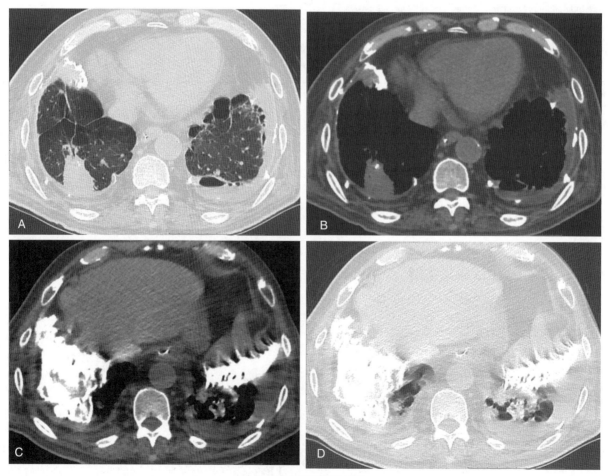

图4-6-2　胸部CT图片

（三）疾病与功能诊断

1.临床诊断

（1）颈脊髓损伤。

（2）COPD。

（3）肺纤维化。

2.功能诊断

（1）呼吸功能障碍。

（2）日常生活参与受限。

（四）康复治疗方案及预后

1.康复目标

（1）短期目标。改善胸廓顺应性，调整呼吸模式，提高呼吸肌力量。

（2）长期目标。辅助下日常生活参与，自主气道廓清。

2.训练计划

（1）胸廓柔韧性训练。①上肢主动辅助运动；②肋间肌松动术；③胸廓松动术；④肋椎关节训练。

（2）呼吸技术及气道廓清技术。①缩唇呼吸；②振动手法；③前胸按压辅助技术。

（3）呼吸肌力量训练。①抗阻吸气肌力量训练；②卷腹运动。

（4）坐位平衡训练。长坐位平衡→辅助下端坐位平衡→监护下端坐位物品够取。

（5）日常生活活动能力训练。辅助下翻身及转移训练。

3.治疗结局　通过上述康复治疗，患者双上肢近端肌力达到4+级，远端肌力达到4-级，双下肢肌力0级。可进行写字、用勺子自行进食、洗脸、转移、长时间坐起、抬臀，日常生活活动中可自行完成床与轮椅间的转移。胸廓活动度改善，可自主咳痰，成功呼吸机脱机，胸部CT示两下肺肺不张较前好转（图4-6-3），拔除气切套管，出院时已经掌握呼吸训练器的使用方法，可自行排痰。FIM量表评估结果为日常生活中度依赖，相比康复治疗前，患者的日常生活活动能力有所提高。这不仅提高了个人生活质量，还为家属减少了人力及经济等各方面的消耗。

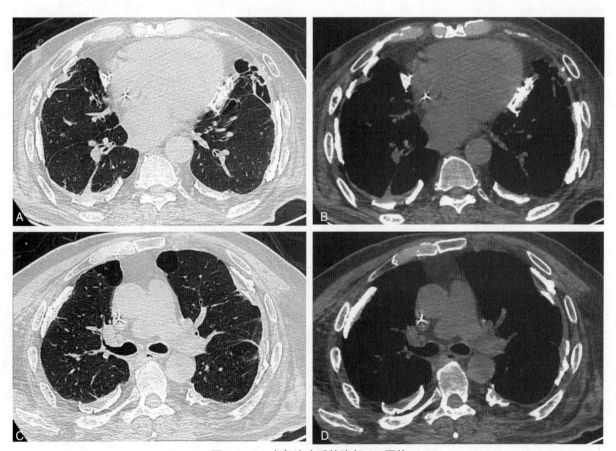

图4-6-3　康复治疗后的胸部CT图片

三、案例分析

这是一例高位脊髓损伤合并呼吸系统功能障碍的病例，该患者的功能障碍主要为分泌物清除受限，且既往有COPD病史。气道黏液纤毛清除作用（mucociliary clearance，MCC）是呼吸系统的重要防御机制之一，它由黏液和纤毛两部分组成，不仅要求具有足够数量结构完整的纤毛，而且要求黏液具有最佳的黏弹性和厚度。正常生理情况下，气道存在少量黏液。COPD的特征是细支气管、肺实质、肺血管中出现巨噬细胞、中性粒细胞与淋巴细胞。所有这些炎症细胞、上皮细胞及其他一些结构细胞会释放多种炎症介质。慢性炎症会使黏液过度分泌，导致结构改变，使小气道狭窄，并破坏肺实质致肺泡附着物丢失、肺弹性下降。反过来，小气道丢失将导致纤毛异常及气流受限。纤毛结构和功能异常或黏液流变学特征发生改变，均使MCC受损。MCC受损不仅会使感染加重，还会加重呼吸道梗阻，致使气流受限进一步加重，形成恶性循环。

该患者为老年男性，既往有硅沉着病、石棉肺病、COPD病史。此次突发颈髓损伤，导致呼吸肌失神经支配肌力下降，肢体活动受限。胸廓活动度差，反常腹式呼吸，易发生肺部感染，且感染不易控制。上述原因均导致该患者分泌物清除障碍。因此，综合评估后，为患者进行有针对性的呼吸康复训练是改善患者预后、预防不良并发症的主要手段。

四、知识延伸

（一）分泌物清除障碍的主要物理治疗技术

此病例中，患者存在多种导致气道廓清障碍的因素，因此，需要通过以下措施来帮助患者：①改善胸廓柔韧性以减少外周阻力并改善通气；②指导患者进行合适的呼吸训练，并与气道廓清技术相配合，以降低分泌物清除时的气道阻力；③改善患者的呼吸肌力量，以利于进行气道廓清及维持正常呼吸模式。

对该患者来说，单独的呼吸控制是不足以缓解低效通气模式的，胸廓本身无法充分扩张及活动使得胸廓没有足够的活动范围来满足通气需要。因此，在促进良好且充分的呼吸前应先对肋骨及胸廓软组织进行松动，以提高胸廓在3个通气平面扩张的潜力。在进行松动技术前，首先为患者选择合适的体位，使治疗的获益最大化。每次双侧胸廓治疗时间约为20分钟，主要采取以下几种方法进行。

（1）上肢主动辅助运动。用于增加胸廓活动范围，牵伸肩胛带及胸廓软组织。患者处于侧卧位，进行上肢前屈运动或上肢外展运动，最大限度地扩张胸部和侧肋部；侧卧位下肩部环绕运动也可用于增加肩胛胸廓关节的活动范围，尤其可以牵伸胸大肌、斜方肌等肌肉。

（2）肋间肌松动术。将手指置于肋间，对肋间内肌、肋间外肌进行按摩和松动，帮助肌肉恢复弹性。

（3）胸廓松动术。行肋骨扭转训练，并活动胸椎和肩胛带，以帮助增加胸廓的活动范围。

（4）肋椎关节训练（图4-6-4）。治疗师双手交叉置于患者对侧胸廓中侧面，双手像拧毛巾一样，在呼气末向侧方肋骨施压，吸气始去除压力，从上至下逐一肋间伸张，左右两侧胸廓轮流施压，增大肋椎关节的可动性。也可双手分别置于两侧胸廓做幅度较大的拧毛巾动作。

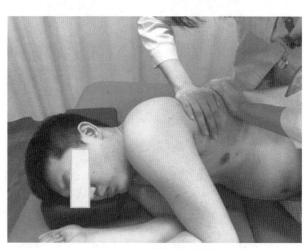

图4-6-4 肋椎关节训练

（二）结合患者特点适用的气道廓清装置

结合本例患者情况，起初教授患者主动循环呼吸技术（ACBT），但患者难以掌握正确的呵气技术，于是提出是否可以应用一些震荡呼气正压装置进行气道廓清（图4-6-5）。这些装置操作简单，可以降低肺部过度充气和气道不稳定性，而且呼气正压不仅可以维持气道稳定性，且相较于常规的胸部物理治疗更能提高呼气流速。Flutter比Acapella小巧，但使用时有体位限制（必须坐位），这对于该患者来说并不十分方便，所以最后选择使用Acapella。它有多种型号，临床常用的有绿色款（适用于呼气流速可以保持在15L/min及以上的患者）和蓝色款（适用于呼气流速低于15L/min的患者），根据患者情况，最后使用的是蓝色款。10～15分钟/次，每日2次，阻力为3.5mm，注意用后清洗晒干。

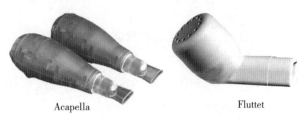

Acapella Fluttet

图 4-6-5 气道廓清装置

（姜宏英 席家宁）

第七节 老年冠状动脉粥样硬化性心脏病康复

一、老年冠状动脉粥样硬化性心脏病概述

冠状动脉粥样硬化性心脏病指冠状动脉发生粥样硬化引起管腔狭窄或闭塞，导致心肌缺血缺氧或坏死而引起的心脏病，简称"冠心病"，也称缺血性心脏病。动脉粥样硬化是老年人发生冠心病最多见的病因，常伴有高血压、高脂血症及糖尿病。

根据冠状动脉病变部位、范围和程度不同，常分为以下5种类型：①隐匿型或无症状型冠心病；②心绞痛；③心肌梗死；④缺血性心肌病；⑤猝死。近年趋向于根据发病特点和治疗原则不同分为2大类：①慢性心肌缺血综合征；②急性冠脉综合征。前者包括稳定型心绞痛、缺血性心肌病和隐匿性冠心病等；后者包括不稳定型心绞痛、非ST段抬高型心肌梗死和ST段抬高型心肌梗死，也有将冠心病猝死包括在内。

当冠状动脉供血与心肌需血之间发生矛盾，冠状动脉血流量不能满足心肌代谢需要时，就会引起心肌缺血缺氧。急剧的、暂时的缺血缺氧会引起心绞痛，而持续的、严重的心肌缺血可引起心肌坏死，即为心肌梗死。

冠心病康复是综合性心血管病管理的医疗模式，是包括运动治疗在内的心理-生物-社会综合医疗保健。发病前的预防和发病后的康复，是心血管病全程管理中的重要组成部分。心脏康复能够延缓动脉粥样硬化发展进程，降低急性缺血性冠状动脉事件的发生率和住院率，改善患者预后。

二、老年冠状动脉粥样硬化性心脏病康复案例

（一）病史介绍

1.基本情况 患者男性，78岁。主因"间断胸闷、胸痛9年，再发加重3小时"入院。

2.现病史 患者9年前无明显诱因出现胸闷，伴咽痛、剑突下疼痛及后背部放射痛，伴反酸、胃灼热，为持续性，可耐受，诊断为"急性心肌梗死"，急诊行冠状动脉造影（具体不详），于左回旋支（LCX）植入一枚支架，术后胸闷、胸痛未再发作。8年前复查冠状动脉造影，于左前降支（LAD）植入一枚支架，造影提示右冠状动脉（RCA）狭窄70%，未特殊处理，术后病情

平稳。3小时前，患者游泳后再发胸闷、胸痛，为前胸烧灼样疼痛，伴心悸、出汗，无肩背部放射痛，含服速效救心丸数粒无缓解，心电图示下壁、右室导联心肌缺血，抗血小板、扩冠治疗症状无明显缓解，现为行急诊冠状动脉造影收入院。

3.既往史　血脂代谢异常9年，腰椎间盘突出症10年，骨质疏松10年。

4.个人史　吸烟30年，3～4支/天，已戒烟10年；少量次酒。

5.其他　发病前日常生活自理。与妻子（78岁）一起生活，有医疗保险。

6.患者康复意愿　生活自理，回归日常生活。

（二）检查评估

1.查体　血压127/88mmHg，神清，精神差。心前区无异常隆起及凹陷，心尖搏动可，心尖搏动位于胸骨左侧第五肋间锁骨中线内0.5cm，各瓣膜区未触及震颤，叩诊心界不大，心率72次/分，律齐，P2=A2，第一心音正常，各瓣膜听诊区未闻及病理性杂音及额外心音，无心包摩擦音。双下肢无水肿，双侧足背动脉搏动可。可独立翻身坐起，坐位平衡可，立位平衡差，步行稳定性差。

2.实验室检查

（1）心电图。窦性心律，Ⅱ、Ⅲ、aVF、V3R、V4R、V5R导联ST段抬高0.1～0.2mV，Ⅰ、aVL导联ST段压低0.1mV。

（2）心肌酶。CK-MB 25ng/ml，TNI 1.242ng/ml，TNT 0.086ng/ml。

3.影像学检查

（1）急诊冠状动脉造影。冠状动脉粥样硬化性心脏病、三支血管病变（累及LAD、LCX、RCA），LM（－）。LADp支架内血流通畅，LADm 40%～50%节段性狭窄，前向血流TIMI 3级；LCXp 40%～50%节段性狭窄，LCXd支架内血流通畅，前向血流TIMI 3级；RCAp 100%闭塞，前向血流TIMI 0级，于RCA植入一枚支架。

（2）超声心动图。左房、左室内径增大，左室射血分数减低（Simpson法测得射血分数约为

46%），左室下壁、后壁及右室壁运动幅度减低。升主动脉及主动脉窦内径增宽。

（三）疾病与功能诊断

1.冠状动脉粥样硬化性心脏病

（1）急性下壁、右室心肌梗死。

（2）陈旧性心肌梗死。

（3）三支血管病变（累及LAD、LCX、RCA）。

（4）LAD、LCX经皮冠状动脉支架植入术后。

（5）心功能Ⅰ级。

（6）左心功能不全。

（7）右房、右室增大。

（8）血脂代谢异常。

（9）腰椎间盘突出症。

（10）骨质疏松。

2.功能诊断

（1）平衡功能障碍。

（2）情绪障碍。

（3）日常生活参与受限。

（4）社会参与能力减退。

（四）康复治疗方案及转归

1.急性期心脏康复

（1）康复目的。通过监测患者在完成日常生活时心率、血压、血氧的变化，判断其主观运动感受是否与客观生命体征变化相匹配。若患者主观运动感受并不劳累，但客观生命体征波动较明显，则要教会患者控制运动强度，防控运动风险。

（2）康复内容。以床上、床旁及病房内的低强度运动为主，包括呼吸训练、柔韧性训练、有氧训练及放松训练。出院前进行6分钟步行能力测试，根据结果给予出院指导，制订患者出院后2周的运动处方。

2.恢复期心脏康复

（1）康复目的。完善心肺运动负荷试验及运动功能评估，制订个体化的康复训练计划，使患者建立正确的运动、饮食及生活习惯，学会调整

情绪的方法，提高日常生活自理能力。

（2）康复评估。徒手运动功能评估，包括柔韧性、平衡性、协调性及体成分分析；心肺运动负荷试验评估；营养评估；心理评估。

（3）康复内容。

1）患者教育。监测血压、心率情况，保持大便通畅。定期复查血常规、肝肾功能、血脂、心电图。养成良好的作息与睡眠习惯，保证睡眠质量。

2）药物处方。阿司匹林、氯吡格雷抗血小板，他汀类控制血脂，酒石酸美托洛尔控制心室率，沙库巴曲缬沙坦改善心功能。

3）运动处方。包括呼吸训练、柔韧性训练、力量训练、平衡训练、有氧训练、步行训练及日常生活活动训练。根据FITT原则，有氧运动强度从低强度运动开始，逐渐过渡至中等强度运动。有氧运动频率为每周3次，每次30分钟，以四肢联动训练为主。力量运动强度为30%～40% 1RM，频率每周2次，每次10～15分钟，从抗自身重力过渡至弹力带、哑铃训练。

4）营养处方。进行体成分分析、营养膳食调查，计算每日所需热量及食物份数，在此基础上指导患者合理膳食，多吃富含纤维的食物，如各种蔬菜、水果、糙米、全谷类及豆类，帮助排便、预防便秘、稳定血糖及降低血胆固醇。选用植物性油脂，多采用水煮、清蒸、凉拌、烧、烤、卤、炖等方式烹调；禁食肥肉、动物内脏、鱼卵、奶油等胆固醇高的食物；可多选择脂肪含量较少的鱼肉、去皮鸡肉等，同时保证摄入充足的维生素、钙和微量元素。

5）心理处方。进行心理评估及干预，包括动机访谈、认知行为干预、正念训练等。

3.患者转归　通过综合康复训练，患者心功能改善，左室射血分数上升至50%（发病初期为46%），左房内径及左室舒张末期内径分别为6.1cm和3.7cm，未见进一步增大。血脂控制平稳，高密度脂蛋白胆固醇水平由发病初期的0.79mmol/L升高至1.05mmol/L，低密度脂蛋白胆固醇控制在1.8mmol/L以下；体重由80kg降至71.7kg。平衡功能、握力均得到不同程度的改善，6分钟步行距离及峰值耗氧量明显增加。患者的焦虑、抑郁情绪缓解，日常生活能够自理。具体功能改善情况见表4-7-1。

表 4-7-1　患者心脏康复训练效果比较

项目	初评	中评	末评
血脂			
总胆固醇 （mmol/L）	2.88	2.95	3.28
甘油三酯 （mmol/L）	1.41	1.14	1.08
高密度脂蛋白胆固醇 （mmol/L）	0.79	1.01	1.05
低密度脂蛋白胆固醇 （mmol/L）	1.57	1.67	1.7
超声心动图			
左室射血分数 （%）	46	48	50
左室舒张末期内径 （cm）	6	6.5	6.1
左房内径 （cm）	3.8	3.7	3.7
室壁运动异常	节段性	节段性	节段性

续表

项目	初评	中评	末评
体成分			
体重（kg）	80	72.8	71.7
BMI	27.7	25.2	24.8
腰围（cm）	97	92	90
柔韧性			
坐椅前伸（左/右，cm）	7/16	8/11	25/25
抓背试验（左/右，cm）	−7/−9	−2/−5	2.5/0
改良转体（左/右，cm）	77/77	67/69	63/66
平衡			
起立行走测试（秒）	6.49	6.17	6.41
5次坐站（秒）	11.16	12.09	10.55
功能性前伸（cm）	24	29	31
肌力			
握力	24/22.2	24.7/22.2	30.5/28.6
有氧耐力			
6分钟步行距离（m）	325	415	455
峰值耗氧量［ml/（kg·min）］	16.2	17.6	19.3

三、案例分析

本例患者为老年男性，因急性下壁、右室心肌梗死行急诊经皮冠状动脉支架植入术后给予综合心脏康复干预，包括患者教育、药物处方、运动处方、营养及心理处方。治疗后，患者心功能改善，射血分数较发病初期有所上升，左房内径及左室舒张末期内径未见进一步增大；血脂控制平稳，高密度脂蛋白胆固醇水平升高，低密度脂蛋白胆固醇达标；体重持续下降，平衡功能、握力及有氧耐力均得到不同程度的改善，患者的焦虑、抑郁情绪缓解，日常生活能够自理。在整个康复训练过程中，无不良事件发生。

该患者存在腰椎间盘突出症、骨质疏松病史，在运动形式选择上，以四肢联动训练为主，同时避免跑、跳类运动。运动强度从低强度开始，在完善心肺运动负荷试验评估后，结合评估结果调整运动处方。

四、知识延伸

因急性冠脉综合征等心脏事件住院治疗后的所有患者，尤其是65岁以上的老年患者发生失能的风险均增加，包括再次发生心血管事件的风险。大量研究已经证实，对于65岁以上的老年患者，行心脏康复均安全有效。

心脏康复可改善老年冠心病患者的躯体功能，提高老年人的认知功能、独立生活能力和社会参与能力，促进急性心血管事件的恢复，改善生存质量并提高生存率。心脏康复可以重新引导老年人在安全的环境中进行功能恢复。通过心脏康复中的运动干预，可以降低糖尿病、高血压、吸烟、血脂异常和不良心理社会因素导致后续不良事件的风险。

所有接受心脏康复干预的患者都要接受评估，以明确体力活动的潜在风险，并确定是否存在运动疗法禁忌证。在制订运动处方时，需要根据老年患者的特点调整运动处方内容。具体包括：①考虑衰老相关的心血管改变，包括最大耗氧量下降、外周组织最大氧摄取效率降低、最大心率降低等；②考虑与锻炼不足相关的改变；③考虑冠心病或其他心血管疾病所致心功能不全的相关改变；④考虑可能影响活动度的合并症，包括关节炎和外周血管疾病。

老年人在进行运动时，必须更加注重并增加热身时间，包括柔韧性训练和关节活动度训练，这样才能保证肌肉骨骼和心肺功能状态适合锻炼。运动后的放松活动也同样重要，以便运动后热量负荷能够逐渐消散，并使运动训练诱发的外周血管扩张逐渐消失，以免引发低血压。老年人运动心率恢复到静息状态的速度更慢，因此在不同运动形式之间或在高低强度运动交替进行时，高强度运动需要更长的休息期。衰老会伴随皮肤血流量减少，这会导致运动时出汗和体温调节效率降低，因此，应降低老年人在潮湿或热环境中的运动强度。有氧训练应从低强度开始，然后逐渐增加运动强度和时间，以免出现不适和发生损伤。每次运动训练应控制在老年患者感到轻微疲劳的程度。如果老年患者在较低训练强度时无症状，且没有剧烈运动的禁忌证，根据训练前运动测试的结果，可以逐渐增加运动强度。老年冠心病患者的力量训练旨在改善肌肉功能并增加肌肉量，也可以提高有氧运动能力，是老年冠状动脉疾病患者重要的运动康复项目。除了下肢力量外，建议增加上肢手臂训练。

综上所述，老年冠心病患者在制订康复处方时，需综合考虑该人群特点，以达到最佳疗效。

（谢 瑛）

第八节 老年功能性便秘康复

一、老年功能性便秘概述

功能性便秘（functional constipation，FC）是由多种原因引起的老年人常见病症之一。随着饮食结构的变化、老年人生理上的改变，以及在精神心理、社会等多种因素的影响下，便秘不仅严重影响老年人的生活质量，增加心理负担，还易引发心脑血管等疾病，甚至可能因其诱发疾病的病情严重而致死。另外，临床治疗常选用泻剂，其长期运用会影响肠道内环境，干扰肠道功能，有些药物的使用甚至可引起结肠黑变。

（一）定义

功能性便秘属于原发性便秘，是一种肠道运动障碍，指除外肠道或全身器质性疾病及药物因素，以结直肠及肛门功能性改变为特征的排便障碍。临床上常见主要症状有粪便干燥硬结、排出困难、排便次数减少、排便后有残留感或不适感，可伴有腹胀、腹痛、口渴、恶心、会阴胀痛等症状。

1.发病机制 排便的生理过程复杂，需大脑皮质、初级排便中枢、外周神经共同作用引起结肠、直肠和肛门括约肌等协调运动而完成。任何一个环节发生障碍都可导致便秘。便秘也可以看作不同病理过程的最终表现。功能性便秘的病因学并不十分明确。研究表明，功能性便秘与进食、老年性胃肠道功能下降、精神因素等有关。许多功能性便秘的患者，有明显的食物因素，如低渣饮食。

老年人年老体弱，肠平滑肌、腹肌、膈肌等萎缩，功能下降，同时老年人运动量减少，饮食减少，再加上咀嚼能力下降，使肠道缺乏刺激，内容物传输减慢。因此，结肠传输减慢、排便动力障碍及肠神经肌肉病变是老年人功能性便秘的主要原因。

2.临床表现　粪便性状常成为患者的特有主诉。直肠便秘者排出的粪便多为粗大块状，而结肠便秘则多为小粒，类似羊粪状。硬便的机械性刺激引起直肠黏膜分泌黏液，常覆在硬粪的表面及缝隙间，有时呈黏液膜状排出。有时在排便过程中，伴有突发的腹痛，继而有恶臭稀便排出。多数患者体征不明显。由于粪块在乙状结肠与直肠内长时间停滞，患者常有左下腹胀感、里急后重、欲便不畅等症状。长期便秘的部分患者也可出现痔疮、食欲不振、口苦、精神萎靡、头晕乏力、全身酸痛等症状。

（二）流行病学

据流行病学资料显示，功能性便秘在世界范围内非常普遍。中国成人便秘患病率为4%~6%，60岁以上为22%，其中长期卧床的老年患者患病率高达80%。老年住院患者的患病率亦高达33.5%。另外，老年人功能性便秘的患病率随年龄增长而升高，84岁及以上老年人中，男性、女性患病率分别可高达26%和34%。

一般来说，此病受精神因素影响，且女性发病率高于男性，随着年龄的增长，便秘的发生率和程度也随之增加。随着社会的老龄化、现代生活节奏的加快和饮食习惯的改变，便秘已成为影响现代人生活质量的重要因素之一。因此，早期预防和合理治疗对减轻便秘后果和社会负担十分重要。

（三）分类

功能性便秘根据其病理生理可分为4个亚型：慢性传输型便秘、出口梗阻型便秘、混合型便秘、正常传输型便秘。前3种亚型老年人群比较常见。

1.慢性传输型便秘　其是功能性便秘最常见的类型，是指由于结肠动力障碍，使内容物滞留于结肠或结肠通过缓慢的便秘，由于结肠动力降低，导致结肠内容物推进缓慢，排空迟缓。患者主诉多为排便次数少、粪便质地坚硬、无便意。不透X线标记物法检查提示结肠通过时间延缓可确立诊断。治疗上首选促肠动力剂。

2.出口梗阻型便秘　具有正常的结肠传输功能，由肛管、直肠的功能异常（非器质性病变）如排便反射缺失、盆底肌痉挛综合征或排便时肛门括约肌不协调所致。患者主诉是排便困难、肛门直肠阻塞感、排便时需要用手协助。多发生于儿童、女性和老年人。治疗上可选择生物反馈治疗。

3.混合型便秘　具有结肠传输减慢的特点，也存在肛管、直肠功能异常，或二者均不典型，治疗上因人而异。

4.正常传输型便秘　多见于便秘型肠易激综合征，腹痛、腹部不适与便秘相关，排便后症状可缓解，老年人较少见。

二、老年功能性便秘康复案例

（一）病史介绍

患者男性，78岁，身体瘦弱。自述便秘十几年，最近便秘加重，4~5天排便一次，大便干结如羊粪，排便时屏气用力仍不易排出，过程中不伴有腹痛，有时需手法帮助排便，每次排便约1小时，且日常伴有腹胀不适。小便次数多，经常口苦，精神倦怠，气短乏力，食欲欠佳，心烦失眠，喜食油炸食物。有高血压、冠心病史多年，无腹部手术史、恶性肿瘤病史。

（二）检查评估

1.一般检查

（1）查体。患者腹部膨隆，触诊时患者腹部坚硬，尤其左下腹部坚硬明显，且腹部器官被动活动较正常人差。

（2）肛门直肠指诊。无粪便滞留，肛管括约肌和耻骨直肠肌的功能状况下降，肛管和直肠无狭窄及占位病变。

2.辅助检查

（1）血常规、粪便常规、粪便隐血试验未见异常。

（2）结肠镜检查。肠道准备欠佳。进镜顺利达回肠末端，未见异常。缓慢退镜观察：回盲瓣呈唇形，阑尾开口呈新月形；升结肠呈隧道样，皱襞排列呈正三角形，黏膜光滑，血管纹理清晰；肝曲亦呈盲袋状，外侧可见淡蓝色的肝脏投影；横结肠肠腔如筒状，黏膜光滑；脾曲呈盲袋状，上方可透见淡蓝色的脾脏；降结肠肠腔形态较恒定，呈短直隧道样，血管纹理清晰；乙状结肠肠腔迂曲多变，黏膜光滑，血管纹理清晰；直肠肠内有3个宽大的直肠瓣，直肠黏膜光滑、血管网清晰，轻度炎性改变。

其他辅助检查应患者家属要求未进行。

（3）量表评估。

1）Bristol大便性状量表：属于1型坚果状粪便。

2）Wexner便秘评分量表：18分。

3）便秘患者生活质量自评量表（PAC-QOL）：63分。

4）疼痛强度的评估（VAS）：0分。

（三）疾病与功能诊断

（1）功能性便秘。

（2）高血压3级（极高危）。

（3）冠状动脉粥样硬化性心脏病。

（四）康复治疗方案及转归

1.治疗方案

（1）合理膳食。增加纤维素（25~35g/d）和水分摄入（1.5~2.0L/d）。建议日常饮食清淡，并且要规律，不要暴饮暴食。少吃油腻、辛辣刺激性食物。多吃含有粗纤维的食物，如小米、燕麦、薏仁、芹菜、菠菜、韭菜、火龙果、香蕉、木耳、苹果等，以及有助于肠胃蠕动的食物，如酸奶。

（2）建立良好的排便习惯。建议患者在晨起或餐后2小时内尝试排便，排便时集中注意力，减少外界因素的干扰。每次大便时间不宜过长。

（3）适当功能运动。①医疗体操可促进肠道生理运动，柔和地前后晃动2分钟、左右晃动2分钟，然后以腹部为中心顺时针转动3分钟。1个循环为1组，2组/次，5次/周。②垂直律动治疗：全身律动机共有1~7档，垂直律动频率为3~10Hz，振幅4mm。被检者全身放松，双腿自然站立于律动机平台上。

（4）物理因子治疗。①超声治疗：采用频率为1MHz的超声能作用于腹部肠功能异常部位。移动法，1W/cm²。10分钟/次，1次/天，5次/周。②音频电刺激治疗：于腹部肠功能异常部位两侧并置，耐受剂量，20分钟/次，1次/天，5次/周。③生物反馈刺激：训练患者正确控制肛门外括约肌的舒缩，30分钟/次，2次/周。

（5）缓解情绪。与患者家人沟通，增加对患者的陪伴，同时嘱患者多听一些舒缓的音乐，缓解情绪。

（6）注意事项。该患者年龄较大，治疗过程中如有明显不适，马上停止治疗。

2.患者转归　经过10周治疗，患者情况明显好转。Bristol大便性状量表提示3型有褶皱的粪便，Wexner便秘评分量表得分15分，PAC-QOL得分50分。后因个人原因停止治疗。

三、案例分析

根据患者的主诉、日常生活习惯及检查结果，该患者属于典型的老年功能性便秘。

老年功能性便秘与其特定的病理、生理因素相关，老年人膈肌、腹肌、肛提肌与结肠壁平滑肌收缩能力普遍下降，盆底功能存在不同程度的失调。同时，随着年龄增长，胃肠黏膜萎缩、分泌液减少，粪质容易干燥而排便困难。另外，老年人饮食需求的降低、咀嚼能力的下降、运动量的减少使肠道缺乏刺激，也是肠道蠕动减慢、肠内容物存留时间过长的因素。焦虑、抑郁是便秘发病过程中的危险因素，全身器质性疾病及药物等因素亦可引发便秘。依据功能性便秘的诊断标准，该患者可确诊为功能性便秘。由于患者的辅助检查不完整，未能进行明确的分型，根据病情考虑为混合型便秘可能性比较大。

在患者治疗过程中，可以根据病情变化情况适当选择药物治疗，临床中常使用容积性泻药、渗透性泻药、刺激性泻药、润滑性泻药、促动力药物、微生态制剂等。也可根据情况选择中药治疗。在该患者的治疗过程中，开始时患者家属拒绝药物治疗，要求尝试非药物治疗，治疗无效后才同意进行药物治疗。另外，由于患者存在高血压、冠心病，且年龄较大，治疗过程中应多关注患者身体状况。

四、知识延伸

1.老年功能性便秘康复目标 功能性便秘作为肛肠疾病的一种良性病变，常因其错综复杂的病因造成治疗效果不理想，并给患者带来身体、心理的双重困扰。功能性便秘的治疗宜采取综合措施和整体康复治疗，以达到缓解各种症状的目的。治疗原则：①去除病因；②合理安排生活，劳逸结合；③养成良好的排便习惯；④个体化治疗。

2.在诊治老年功能性便秘时应注意

（1）进行全面康复评定，明确疾病诊断。在进行康复治疗之前，首先应进行全面评定，明确患者的障碍种类及程度。可根据病史选择适当的辅助检查。血常规、粪便常规、粪便隐血试验是排除结直肠器质性病变的重要而又简单的检查；必要时行激素水平和代谢方面检查。胃肠X线检查可以帮助排除肿瘤、结核、巨结肠症、梗阻等器质性病变造成的便秘；钡灌肠或结肠镜检查是排除结直肠器质性病变的重要检查。对于长期慢性便秘患者，可以酌情选择肛门直肠感觉检查、肛门括约肌肌电图检查、结肠转运功能检查、肛肠动力学检查、盆底肌电图检查、球囊逼出试验等检查。

需要注意的是，针对有关便秘的特殊检查，应在详细询问病史并进行各种常规检查，如肛门直肠指诊、钡灌肠或结肠镜检查（除外结直肠器质性病变）后选用。对老年患者尤其是对高龄患者或者有重要脏器疾病、活动不便的老年患者，应充分考虑和评估患者对筛选检查的接受程度和可行性，避免过度检查。

根据功能性便秘的诊断标准，功能性便秘需满足以下条件。

1）必须符合以下2项或2项以上：至少25%的排便感到费力；至少25%的排便为干球状便或硬便；至少25%的排便有肛门直肠阻塞感或梗阻感；至少25%的排便需要手法帮助（如用手指助便、盆底支持）；便次＜3次/周。

2）在不使用泻药时很少出现稀便。

3）没有足够的证据诊断肠易激综合征。

患者须在诊断前6个月出现症状，在最近3个月满足诊断标准。

（2）清楚老年功能性便秘患者病情的复杂性、康复的困难性。总体而言，老年人"多病一体"的特点提示我们，功能性便秘的治疗不能仅局限于功能性便秘，还需重视与便秘相关的合并症的干预，并考虑某些药物的影响，做到整体与局部结合，统筹兼顾。因此，在选择和实施康复方案时应非常谨慎。

（3）综合各种因素确定康复目标，调动患者主动性。应综合考虑患者年龄、身体状况、基础疾病情况、康复评定结果等来确定康复目标。充分调动患者的主观能动性、增强患者自我管理是治疗功能性便秘良好的开端。

（4）坚持康复治疗连续性。功能性便秘的治疗是一个逐步改善的不间断的过程，连续性的康复治疗是功能性便秘康复的前提。

（5）康复治疗在老年功能性便秘的应用中越来越广泛。如物理因子治疗中的超声波治疗可产生细胞震荡，从而产生细胞"内按摩"作用。中频电疗具有镇痛、抗炎、松解粘连的作用。内脏调理技术有利于改善肠道动力。以功能恢复为核心的理念已逐渐深入肠道康复中，康复治疗将是肠道相关功能障碍患者的首选。

（郝淑燕 王丛笑）

第九节 老年糖尿病康复

一、老年糖尿病概述

糖尿病是以高血糖为主要特征的代谢性紊乱疾病，具体发病机制至今尚无定论，主要受环境、基因、饮食、生活方式等因素的影响。随着经济发展及城镇化和老龄化，我国的糖尿病患病率逐年增加，糖尿病已经成为危害国民健康的第三大慢性非传染性疾病。目前，我国的糖尿病防治任务依然艰巨。

二、老年糖尿病康复案例

（一）病史介绍

1.基本情况 患者女性，73岁，已退休。

2.主诉 发现血糖升高25年，控制不佳3周。

3.现病史 患者25年前体检时发现血糖升高，无明显多饮、多食、多尿，无体重下降，就诊于当地医院内分泌科。行相关检查诊断为"2型糖尿病"，给予阿卡波糖片口服治疗，血糖控制不佳，然后给予盐酸二甲双胍、吡格列酮、甘精胰岛素联合降糖治疗。夜间偶有心慌、出汗症状，发作时未测量血糖，进食后症状可缓解，未给予重视。平素未监测血糖。3周前于当地某三甲医院门诊要求调整降糖药物，给予达格列净、利格列汀、甘精胰岛素注射液联合降糖治疗，监测血糖，空腹血糖波动在9~11mmol/L，餐后2小时血糖波动在20~27mmol/L，无"三多一少"症状、无视物模糊、无肢体麻木，有心慌、出汗。为求进一步系统治疗就诊于我院，门诊以"2型糖尿病"收入院。发病以来饮食睡眠可，二便正常。近期体重无明显变化。

4.既往史 高血压33年，平素服用苯磺酸氨氯地平片（5mg/d）、氯沙坦钾氢氯噻嗪（1片/日）、酒石酸美托洛尔片（12.5mg/次，2次/日）。高脂血症20年，平素服用阿昔莫司分散片（0.25g/次，2次/日）、阿托伐他汀钙片（2mg，睡前口服）。颈动脉粥样硬化并伴有斑块形成6年，服用阿司匹林肠溶片（100mg/d）。肠道菌群失调1年，间断应用双歧杆菌三联活菌（2粒/次，2次/日）。否认肝炎、结核等传染病史，否认输血、外伤、手术史，否认食物、药物过敏史。预防接种史不详。

5.家族史及个人史 生于本地，否认长期外地居住史，否认疫区居留史，否认特殊化学品及放射性接触史，否认吸烟、饮酒。父母已故。

6.患者康复意愿 控制血糖，提高运动能力，改善心肺功能（患者自觉稍微运动就出现气喘）。

（二）检查评估

1.查体 发育正常，营养中等，全身皮肤黏膜无黄染，全身浅表淋巴结未触及肿大；双肺未闻及呼吸音异常，未闻及干、湿性啰音；心音有力，心率84次/分，律齐，各瓣膜听诊区未闻及病理性杂音。腹平软，肝脾未及；脊柱四肢无畸形。双上肢肌力4级，双下肢肌力4级，肌张力正常；轮替试验、指鼻试验、跟膝胫试验双侧稳准；针刺痛觉、温度觉、位置觉、图形觉对称存在；腱反射未引出，双侧病理反射阴性。坐位平衡3级，立位平衡2级，行走缓慢，日常生活基本自理。

2.实验室检查 空腹血糖8.1mmol/L，餐后2小时血糖27.1mmol/L，甘油三酯2.2mmol/L，总胆固醇4.71mmol/L，低密度脂蛋白3.26mmol/L；糖化血红蛋白8.7%。

3.康复评估

（1）形态评估指标。身高153.5cm，体重70kg，BMI 29.7。胸围100cm，腰围93.5cm，臀围105.5cm。

（2）素质评估指标。握力：左18kg；右20.9kg。柔韧性：坐位体前屈-18cm。平衡能力：睁眼单脚站立左5″09，右3″55。闭眼单脚站立：左1″4；右1″81。

（3）机能评估指标。

1）起立行走测试：9″49。

2）10m步行测试：5″35（12步）。

3）4m直线步行速度测试：3″65。

4）6分钟步行测试：400m（安静心率84次/分，安静血压114/59mmHg；运动后心率133次/分，运动后血压177/69mmHg）。

5）肺活量：2.09L。

6）2分钟踏步测试：75次。

7）30秒坐站测试：10次。

（4）体成分分析指标。体重70kg，去脂体重43.1kg（标准36.3～41.4kg），肌肉量39.1kg，体脂肪率38.4%，腰臀比0.93%（在标准以上），无机盐4.0（标准2.8～3.1），身体水分31.0%（标准26.1%～29.8%），蛋白质8.1%。调节目标：体脂量调节值11.4kg，体重调节值18.2kg。

（三）疾病与功能诊断

1.临床诊断

（1）2型糖尿病。

（2）高血压3级。

（3）高脂血症。

（4）颈动脉粥样硬化。

2.功能诊断

（1）肢体肌力下降。

（2）肌肉耐力下降。

（3）肢体柔韧性下降。

（4）平衡能力下降。

（5）心肺耐力下降。

（四）康复治疗方案及预后

1.康复目标

（1）短期目标。3周内改善餐后血糖，改善体能水平，提高平衡功能，增加柔韧性和肌肉耐力。

（2）长期目标。①控制体重、增肌减脂；②进一步改善体能水平，增加肌力、耐力及柔韧性；③降低血糖及糖化血红蛋白；④控制血压及血脂；⑤提高胰岛素敏感度，增加细胞摄取血糖

能力，从而达到控糖效果。

2.康复治疗计划

（1）以提高大肌群肌肉力量和耐力为目的的康复治疗技术。①强调大肌肉群参与的、有节奏、持续性的有氧运动；②四肢抗阻肌力训练；③核心力量训练等。

（2）以改善平衡功能为目的的康复康复治疗技术。①改变支撑面积大小；②加强本体感觉输入；③重心转移训练；④采用情景模拟训练。

（3）以改善肢体柔韧性为目的的康复治疗技术。肩部拉伸、大腿前部拉伸、猫式运动等拉伸保持10～30秒，每个动作2～4次。拉伸达到拉紧或轻微不适状态，逐步增加拉伸强度。

（4）传统康复治疗。八段锦、太极拳等。

（5）健康教育。①饮食：低碳水化合物饮食（地中海饮食）；②减重：对肥胖患者，最佳起始减重目标为5%～10%；③加强运动；④监测血糖、血脂；⑤保持心情愉悦。

3.康复治疗计划调整情况

（1）身体素质及功能评估。经过3周治疗，整体运动功能、平衡功能、心肺耐力、下肢肌耐力较前改善。柔韧性：坐位体前屈-16cm。平衡能力：睁眼单脚站立，左7″19；右9″86；闭眼单脚站立，左1″11，右4″3。心肺耐力：2分钟踏步测试92次。下肢肌耐力：30秒坐站测试14次。

（2）实验室检查。空腹血糖7.3mmol/L，餐后2小时血糖17.6mmol/L，糖化血红蛋白7.7%。

根据患者目前情况，制订下一步康复目标，继续综合康复训练。有节奏的有氧运动（如原地踏步）配合大肌群肌肉抗阻训练，训练后进行大关节牵伸活动，进一步提高肌耐力和平衡功能。

4.患者转归　中期评定后患者按照康复计划继续康复治疗3周。康复目标基本完成，肌力、耐力及柔韧性有所提高。血糖及糖化血红蛋白降低；血压控制在正常范围，甘油三酯较前下降。柔韧性：坐位体前屈-14cm。平衡能力：睁眼单脚站立，左10″38，右12″26；闭眼单脚站立，左4″21，右6″38。2分钟踏步测试102次。30秒

坐站测试16次。实验室检查示：空腹血糖6.3mmol/L，餐后2小时血糖10.6mmol/L，糖化血红蛋白6.5%。

三、案例分析

本例患者糖尿病诊断明确，伴有肥胖、运动减少、高血压、高脂血症等危险因素，未进行饮食控制，血糖控制不佳。通过进行全面的康复评估（包括形态、素质、机能、体成分分析），患者体重指数超标，体脂肪量明显超过正常值，肢体肌力、肌肉耐力、肢体柔韧性及平衡能力下降，康复训练应选择康复综合运动训练，以有氧训练和抗阻训练为主，配合平衡训练、伸展训练和协调训练，动员大肌肉群参与，逐步增加运动时间和强度。配合药物治疗，最终达到控制血糖的目的。治疗过程中向患者进行健康教育，建议患者控制饮食，适当减重，建议目标为5%。训练过程中对患者血压、心率进行监测，调整患者呼吸方式，注意观察是否出现低血糖症状。患者出院后，建议保持良好的运动习惯和生活方式，定期对空腹血糖、餐后血糖、血脂、糖化血红蛋白进行监测。同时也要注意患者心理情况，消极情绪易加重病情。

四、知识延伸

糖尿病的危险因素主要包括高血糖、胰岛素抵抗、血脂异常、高血压和肥胖等，适度运动有助于控制糖尿病患者的血糖，延缓及预防2型糖尿病的发生，同时可以控制血压和血脂，降低心血管疾病的发生率，从而提高患者的生活质量。运动干预、饮食控制、药物治疗、健康教育及自我监测是糖尿病防治的主要手段。

1.糖尿病饮食指导目标 达到并维持理想的血糖水平；减少心脑血管疾病的危险因素；提供均衡营养的膳食，保证糖尿病患者日常生存所需要的能量和各种营养素；减轻胰岛β细胞负荷；维持理想体重。

2.体重管理 超重和肥胖的成人2型糖尿病患者的管理目标为减轻体重的5%～10%。体重管理方式包括生活方式干预、药物、手术等综合手段；肥胖的成人2型糖尿病患者尽量通过生活方式及药物治疗，若血糖仍然控制不佳者建议手术治疗。

3.药物治疗 生活方式干预和口服二甲双胍为2型糖尿病患者的一线治疗。生活方式干预是2型糖尿病的基础治疗措施，应贯穿于治疗的始终。一种降糖药治疗而血糖不达标者，可采用2种甚至3种不同作用机制的药物联合治疗，也可加用胰岛素治疗。

4.健康教育及自我监测 掌握控制疾病的知识和技巧，改变对待疾病消极和错误的态度，提高对糖尿病综合治疗的依从性，成为糖尿病管理中最积极、最主动的参与者，提高自我照顾能力，最终目标是行为改变。

2 型糖尿病防治中的三级预防目标：一级预防目标是控制 2 型糖尿病的危险因素，预防 2 型糖尿病的发生；二级预防目标是早发现、早诊断和早治疗 2 型糖尿病患者，在已诊断的患者中预防糖尿病并发症的发生；三级预防目标是延缓已发生的糖尿病并发症的进展，降低致残率和死亡率，并改善患者的生存质量。

5.不同运动方式的作用 康复运动疗法是防治糖尿病行之有效的方法。运动干预在维持和改善患者躯体功能方面有着不可替代的作用。有氧运动联合抗阻训练后，瘦体重较治疗前增加，效果优于单纯有氧运动。抗阻训练能改善骨骼肌收缩功能，增加骨骼肌纤维密度，使骨骼肌体积增大、力量增强。另外，抗阻训练在增加骨密度、增强骨骼肌耐力、提高机体基础代谢率方面更具优势，能帮助患者更好地完成有氧运动，增强有氧运动效果。有氧运动不仅可以改善患者血糖水平，还可以提高患者心肺功能，心肺功能是人体新陈代谢的基础，是运动治疗中的重点。伸展训练（柔韧性训练）一方面能消除康复运动训练后引起的疲劳感，另一方面能减少老年人因年龄增长、关节柔韧性下降而造成的关节损伤。平衡训练在预防老年人跌倒方面有显著的效果。

6.注重康复安全性 运动前和运动后要进行血糖监测，尤其是刚开始运动时。为了预防运动诱发的低血糖，运动前应根据血糖水平和运动强度调整碳水化合物的摄入量或药物剂量。对于注射胰岛素的患者，改变胰岛素注射时间、降低胰岛素剂量和（或）增加碳水化合物摄取量都是防止运动中和运动后低血糖的有效措施。低血糖是参加运动面临的最严重的问题，结伴运动或在医务监督下进行运动，可以减少低血糖相关问题的危险。有高血糖症的患者如果感觉良好，并且尿酮体和血酮体阴性，可以进行运动，但是应避免高强度运动。对于伴有外周神经病变的糖尿病患者应做好足部护理。

（白 伟）

第十节 老年疾病卧床期康复

一、老年疾病卧床期康复概述

老年疾病卧床期是指60周岁以上患者，由于疾病导致其维持基本生理需求的活动（饮食、排泄等）均须在床上进行。

（一）老年疾病卧床期各系统生理特点

（1）老年人血管硬化、管壁增厚，心室壁肥厚、收缩功能降低，易发生高血压、直立性低血压。卧床导致静脉血液回流减慢，血液黏滞度增加，大大增加静脉血栓形成的风险。

（2）老年人呼吸系统改变为声门对刺激的反应性降低，且卧床进食增加误吸的风险，易导致肺炎的发生。

（3）老年人胃肠道血流量降低，胃黏膜萎缩，唾液及胃液分泌减少，肠蠕动减弱，卧床缺少活动，更易发生肠胀气和便秘。

（4）老年人神经系统发生退行性改变，表现为短程记忆能力降低，视、听、味、嗅等反应减弱。

（5）疾病导致其卧床，社会功能缺失，导致情绪趋向不稳定，情感上比较脆弱，易发生焦虑、抑郁。

（6）老年人皮肤代谢速度减慢，对疼痛刺激不敏感，疾病导致卧床，增加压力性损伤的风险。

（7）运动系统发生退行性改变，导致肌肉失用性萎缩、骨质疏松等。

（二）老年疾病卧床期并发症

（1）压力性损伤。是皮肤和（或）皮下组织的局限性损伤，常在骨隆突部位、与医疗器械或其他器械接触的部位。

（2）下肢深静脉血栓形成。主要表现为患肢肿胀、疼痛，部分患者还会出现患肢皮温升高、皮肤颜色改变等。

（3）肺部感染。临床表现包括发热、咳嗽、咳痰，或原有的呼吸道症状加重，并出现脓性痰或血性痰，伴或不伴胸痛。

（4）泌尿系统感染。常见的临床表现包括尿频、尿急、尿痛、腰腹部疼痛等，可伴有体温升高等全身症状。

（三）老年疾病卧床期康复目标

充分评估，最大限度发挥残存功能，做好日常生活活动能力康复。个体化制订康复训练方案，运动康复结合心肺康复，减少并发症的发生。关注生理-心理-社会多个维度，延伸居家护理服务理念，贯彻医养结合理念。

二、老年疾病卧床期康复案例

（一）病史介绍

1.基本情况 患者男性，64岁。左利手。

2.主诉 意识不清伴间断发热、痰多1月余。

3.现病史 患者1个多月前无明显诱因突发恶心、呕吐，右侧肢体无力、言语不清、意识模糊后呼之不应，无四肢抽搐、双眼上翻，无大小便失禁，就诊于某医院急诊科。行颅脑CT提示左侧颞叶、丘脑出血，出血量约80ml，当日急诊局麻下行颅内血肿硬通道微创穿刺引流术。术后出现高热、急性肾损伤、心功能不全、休克、呼吸衰竭，转入监护室予以抗感染、气管插管、机械通气等治疗，患者仍有间断发热、腹痛、便血，不除外肠梗阻、急性胰腺炎、肠系膜栓塞等，治疗效果欠佳。后转至上级医院ICU继续治疗，给予积极抗感染、气管切开、输血等治疗，之后患者出现反复发热，伴有腹腔感染、便血、腹痛，行肠系膜CTA未见异常，肠镜提示结肠消化道穿孔、结肠坏死，遂行急诊剖腹探查+全结肠切除+末端回肠造瘘术，术后给予抗炎、腹腔冲洗、营养等对症支持治疗。患者目前气管切开状态，已脱机，已拔除引流管，腹部术区间断拆线。家属为求进一步治疗来我院，门诊以"脑出血、肺部感染"收入院。

4.既往史　高血压病史20余年，血压最高180/100mmHg，平时服用硝苯地平缓释片、酒石酸美托洛尔片，未监测血压。前列腺增生4~5年。

5.家族史及个人史　否认家族性遗传病史，无疫区旅居史，无吸烟史，无饮酒史。

（二）检查评估

1.查体　体温36.4℃，脉搏103次/分，呼吸17次/分，血压155/101mmHg。神志清楚，意识混乱，仅能理解简单问题，不能言语。皮肤、巩膜无黄染。双肺呼吸音粗，双下肺可闻及少量湿性啰音。心律齐，各瓣膜听诊区未闻及病理性杂音。腹部可见手术瘢痕，拆一半线，引流管拔除处已结痂；右下腹可见回肠造瘘接回肠造瘘袋；腹平坦，无腹壁静脉曲张；腹部柔软，无压痛、反跳痛，无肌紧张。下肢无水肿。

2.辅助检查

（1）实验室检查。

1）血常规、C反应蛋白。白细胞10.65×10⁹/L、血红蛋白102g/L、血小板134×10⁹/L、中性粒细胞百分数72.0%，C反应蛋白3.4mg/L。

2）尿全项。葡萄糖（++）、尿隐血（+）、

白细胞（高位视野）3.4HPF、尿沉渣1008/μL。

3）肝功能、肾功能、离子检测。葡萄糖8.89mmol/L、总胆红素27.50μmol/L、直接胆红素16.90μmol/L、血尿素氮11.30mmol/L、尿酸157μmol/L、β₂微球蛋白4.90mg/L、铁离子6.3μmol/L。

4）凝血功能。D-二聚体33.07mg/L、纤维蛋白原104.0μg/ml。

5）B型钠尿肽1011.00pg/ml。

6）肌钙蛋白Ⅰ0.030ng/ml。

（2）影像学检查。

1）双下肢静脉彩色多普勒超声检查（床旁）。双小腿肌间静脉丛静脉血栓形成。

2）心脏彩色多普勒超声检查（床旁）。主动脉瓣钙化、主动脉瓣少量反流、二尖瓣少-中量反流、三尖瓣少量反流、左心室收缩功能减低。

3）下腹部CT平扫。结肠切除术、末端回肠造瘘术后改变，建议结合临床及既往片比较。

4）上腹部CT平扫。胆囊小结石，合并胆囊炎可能；肠造瘘术后改变，建议结合临床病史；网膜及肠系膜密度增高且模糊；腹腔少量积液，建议结合临床，必要时进一步腹盆腔增强扫描检查。

5）胸部CT扫描。双下肺炎性病变，建议抗炎治疗后复查；双侧胸膜腔积液；左肺上叶肺大泡；主动脉及冠状动脉局部硬化；心脏增大；心包腔积液。

6）头部CT平扫。左侧大脑半球脑出血穿刺引流术后改变，建议与前片比较；双侧上颌窦炎。

3.护理评估　门诊以"脑出血、肺部感染"由平车护送入科，入科后患者意识模糊、吞咽功能异常、语言沟通异常，处于卧床状态。带入管路有胃管、尿管、静脉留置针、气切套管、回肠造瘘等，上腹部有伤口，伤口处无菌敷料覆盖。患者日常生活活动能力评分0分，完全不能自理。Waterlow scale评分25分、跌倒风险评分4分，存在较高的压力性损伤和跌倒风险。

4.康复评估　老年男性，嗜睡，呼唤可睁眼。气管切开状态，保留鼻饲，患者经鼻饲管进食、

饮水，经口进食呛咳，洼田饮水试验无法配合完成，存在吞咽障碍。口颜面失用及言语失用检查无法配合，患者发声不能，咽反射减弱。肌张力低下。右侧运动功能评定：Brunnstrom 分期Ⅰ期。Fugl-Meyer 运动功能评定：4分。深浅感觉检查不能配合，日常生活完全依赖，社会参与不能。

（三）疾病与功能诊断

1.临床诊断

（1）脑出血恢复期。

（2）气管造口状态。

（3）脑出血钻孔引流术后。

（4）肺部感染。

（5）结肠切除术后。

（6）末端回肠造瘘术后。

（7）高血压3级。

（8）缺铁性贫血。

（9）营养性贫血。

（10）前列腺增生。

（11）泌尿系感染。

（12）电解质紊乱。

2.功能诊断

（1）右侧肢体功能障碍。

（2）日常生活完全依赖。

（3）社会参与不能。

（4）构音障碍。

（5）发声障碍。

（6）失语症。

（7）吞咽障碍。

（四）康复治疗方案及预后

1.康复目标

（1）短期目标。维持生命体征平稳，避免病情加重；住院期间患者无误吸、压疮、深静脉血栓形成的发生；预防偏瘫侧关节僵硬、关节脱位、肌肉萎缩等情况。

（2）长期目标。监护或助行器辅助下独立室外步行，日常生活部分自理，并可沟通交流。

2.康复治疗计划

（1）临床治疗。①入院后给予外科护理常规，重症监护，鼻饲饮食，监测生命体征，完善相关实验室检查。②给予机械辅助排痰；给予注射用单唾液酸四己糖神经节苷脂钠、醒脑静注射液、胞磷胆碱钠、安脑丸等营养神经，改善脑循环；给予奥美拉唑抑制胃酸，溴己新静脉滴注、痰热清静脉滴注、乙酰半胱氨酸雾化化痰，异丙托溴铵雾化平喘，低分子肝素抗凝及营养等对症支持治疗；积极留取痰、尿标本行细菌培养，必要时给予抗感染治疗。③对于患者潜在风险，如病情随时会加重、再次发生脑血管疾病、猝死、住院期间骨折、血栓脱落导致肺栓塞等，应向家属交代清楚，并给予积极预防和处理。

（2）康复护理。

1）早期重点监测及维持生命体征稳定，注重基础护理，严密观察神志变化，绝对不能搬动；保持肢体处于正确的姿势和体位，防止患肢挛缩和关节脱位变形等。每1～2小时翻身更换体位一次，按摩骨隆突等受压部位，促进局部血液循环，防止压疮。妥善固定各类管路并做好护理，防止管路滑脱及导管感染。昏迷患者头偏向一侧，保持呼吸道通畅，防止误吸及窒息，同时预防尿失禁、便秘等。

2）饮食护理。意识障碍及吞咽困难者经口进食易发生吸入性肺炎，给予鼻饲饮食保证水和营养的供给，随吞咽功能的改善由流食逐步过渡到普食，并做好口腔护理。

3）卧床期康复护理。①体位：休息时肢体应置于抗痉挛体位和良肢位，包括仰卧位、健侧卧位、患侧卧位；②按摩：可以促进血液淋巴回流，防止或者减轻负重，对患肢也有一种感觉刺激，有利于恢复；③关节活动度的被动训练：包括肩关节、肘关节、髋关节、膝关节、踝关节等活动度的维持、屈曲、伸展活动等；④体位变化的适应性训练：包括翻身训练、床上移动、桥式运动。

4）心理护理。关注老年患者心理变化，引导和帮助患者消除焦虑、恐惧心理，与患者建立良好的护患关系。

视频 4-10-1 协助患者床上移动　　　　视频 4-10-2 叩背排痰　　　　视频 4-10-3 协助患者排尿、排便
及床椅转移

（3）康复治疗。①物理治疗：给予患者关节活动度训练以维持伸展性；给予良肢位摆放；给予体位转移训练、电动起立床训练、康复踏车训练、呼吸训练等。②作业治疗：给予患侧上下肢被动运动训练、健侧肢体主动活动训练。③言语治疗：包括口舌牵拉训练、舌力量训练、唇力度训练、咀嚼训练，以及口腔感觉刺激、构音器官运动训练、神经肌肉电刺激等。④针刺疗法：穴位针刺、手法针刺。

3. 康复治疗计划调整情况　患者经过4周的治疗，整体运动功能、言语功能、吞咽功能均有不同程度的改善。右侧运动功能评定（Brunnstrom 分期）：右上肢Ⅱ期，手Ⅰ期，右下肢Ⅲ期。Fugl-Meyer运动功能评定20分。改良 Ashworth 分级：右肘屈肌张力1级，坐位平衡1级，立位平衡0级。Holden步行能力3级，日常生活重度依赖。患者口颜面失用及言语失用检查可见异常，患者语量少，言语清晰度尚可，嘬嘴、呲嘴、龇牙力弱。洼田饮水试验示吞咽功能2级，可疑吞咽障碍。根据患者目前康复评估情况，进一步调整康复治疗计划：①在原来康复治疗计划的基础上，给予患者肌力和耐力训练、悬吊训练、坐位和立位平衡训练、肢体功能训练，以及穿衣、进食、床-轮椅转移等日常生活活动能力训练；②同时给予言语矫正治疗、构音障碍治疗、发声障碍治疗、吞咽电刺激治疗等。

4.患者预后　经过8周的康复治疗及护理，康复目标基本完成。患者生命体征平稳，神志清楚，可简单吐字、自主进食、自主控制大小便，生活自理程度从完全不能自理到部分自理，左侧肌力4级，右上肢肌力2级，右下肢肌力4级，右侧肢体肌张力大致正常，坐位平衡3级，立位平衡

3级，Holden步行能力达到3级。目前管路仅保留PICC置管及回肠造瘘管，其余全部拔管。

三、案例分析

本例患者病情危重，除外脑出血钻孔引流术后，还合并肺部感染、气管切开、全结肠切除、末端回肠造瘘术、周围型深静脉血栓形成等。患者留置管路多，生活完全不能自理，处于卧床状态，存在很高的压力性损伤及跌倒风险。在做好临床治疗及护理的同时，应尽早给予康复治疗，以最大限度稳定病情和改善功能结局。在治疗过程中，既要关注患者的潜在风险，如病情随时会加重、再次发生脑血管疾病、猝死、住院期间骨折、血栓脱落导致肺栓塞等，并给予积极预防和处理，同时还要关注老年人卧床期间的并发症，由于老年人多病共存，代谢速度减慢，免疫功能下降，情绪趋向不稳定，再加上疾病导致其卧床，会有一系列并发症需要积极预防和处理，如静脉血栓形成、坠积性肺炎、肌无力或肌肉失用性萎缩、肠胀气、食欲缺乏、便秘、尿路感染、压力性损伤、跌倒等。该患者在入院后，康复治疗及护理就开始了，越早进行康复训练，机体功能恢复越好。目前，一般认为患者神志清楚、生命体征平稳、48小时病情不再进展即可进行康复。医院急性治疗中的康复服务通常着重于离床活动和出院计划，越来越多的资料显示，早期离床活动有益于多种急症患者。高质量证据显示，院内早期强化物理治疗和作业治疗有益于脑卒中患者康复。一些康复项目会在术后第1日，甚至是在恢复室就开始进行，这能明显缩短住院时间并改善功能结局。早期离床活动，即入住ICU的第1日及患者仍使用呼吸器时便开始，可缩短住院时

间并改善功能结局。因此，除外重症脑出血，康复大多应尽早进行。急性期康复的目的主要是防止并发症、继发性损害和失用综合征的发生，并为下一步的功能训练做准备。

四、知识延伸

1.老年疾病卧床期康复要点

（1）采用老年综合评估。老年疾病卧床期特点既包含了老年人各机能减退所致的衰弱、共病多的特点，也包含了某种疾病导致卧床所致的生理变化特点，通过老年综合评估，制订科学、合理和有效的康复计划。

（2）制订个体化康复计划，把握循序渐进原则。从被动活动到主动活动，结合心肺康复训练，增加活动耐力，减少并发症的发生。最大限度发挥残存功能、恢复日常生活活动能力并提供有效的补偿系统。

（3）安全实施康复诊疗计划，实现临床康复融合。根据个体情况制订康复方案，并根据患者耐受情况不断调整，从而保障患者康复锻炼的效果，提高患者康复锻炼的依从性。

（4）康复评定应贯穿整个过程，形成反馈并及时调整。康复评定分为初期评定、中期评定、末期评定。定期组织召开康复评定会，及时对患者的功能障碍性质、部位、程度、发展、预后进行讨论，对计划的执行进行评定、修正、补充。

（5）完善延伸护理体系，促进医养结合模式发展。结合我国人口老龄化的特点，逐渐过渡到医养结合的模式，让老年疾病卧床期康复以家庭为主，依托社区，使医疗资源使用更加优化、合理。

2.老年疾病卧床期康复结局　老年疾病卧床期康复结局必将是医养结合，以居家为基础、以社区为依托，实现医疗卫生与养老服务的深度融合。医养结合养老服务模式是传统养老模式的升级和延伸，将医疗资源和养老资源结合在一起。医养结合以需求为导向，通过不同程度的整合，将闲置的医疗服务资源与养老资源有机融合，为需求者提供集医疗护理、康复保健、日常照护、慢性病管理等于一体的可持续性服务。

（滕立英　刘铁军）

附录 I

社区康复服务环境及器材要求

一、社区康复服务的环境要求

（1）拥有固定的康复训练场地，且应相对独立。场地应设在残疾人便于出入的地方，面积不小于30m²，光线照明充足，通风良好，环境整洁卫生。场地设计满足服务内容和功能需求。

（2）通行区域、训练区域和患者经常使用的主要公用设施应体现无障碍设计，地面平整防滑，走廊墙壁应有扶手装置。设立无障碍卫生间，方便老年人、残疾人使用。

（3）场所内地板、墙壁、天花板及有关管线应满足康复设备及器械的牢固安装、日常使用和检修要求。

（4）康复服务区域内应安装视频监控系统、紧急报警系统，由专人负责，及时处理突发事件。监控视频记录至少保存30天。

二、社区康复服务的器材要求

（一）常用康复训练器材配备原则

康复训练器材是社区康复中必不可少的，是社区康复计划有效、顺利实施的保障。如何选择和配备康复训练器材，也是社区康复的一项主要内容。针对不同的年龄、疾病和功能障碍时，其康复治疗方案和使用的康复训练器材也不同。选择和配备康复训练器材时，应该遵循以下原则。

（1）根据患者的年龄、疾病和功能障碍的具体情况配置。

（2）根据康复训练需要配置。

（3）根据经济能力配置。

（4）根据训练场地情况配置。

（5）根据专业人员情况配置。

（6）根据质优价廉、使用有效的原则配置。

（二）常用康复训练器材

（1）运动疗法常用器材。平衡杠、肋木、阶梯、姿势矫正镜、PT凳、训练床、运动垫、电动起立床、平衡板、踝关节矫正板、轮椅、拐杖、助行架、康复踏车、哑铃。

（2）作业疗法常用器材。OT桌、砂磨台、木钉盘、滚筒、分指板、套圈、手指阶梯、摇手等。

（3）言语认知训练常用器材。言语训练卡片、智力拼图、交流板、认知训练图形、认知图形插板等。

（4）物理因子治疗常用器材。电疗仪、光疗仪、磁疗仪、超声治疗仪、热疗仪、蜡疗仪等。

如果社区康复条件有限，也可以使用替代工具。例如，用运动垫代替物理治疗训练床，用清洁类器具、厨房用具、棋、牌、电脑、玩具等代替作业治疗训练器具。

（郗淑燕 郑广昊）

附录 II
居家康复服务的要求及工具包

一、居家康复服务的基本要求

（一）居家康复服务人员的要求

（1）应具有临床医学或康复相关专业背景，专职或兼职均可。

（2）以下技术人员具有提供居家康复服务的资格。

1）具有国家职业医师、执业护士、卫生专业技术康复治疗师/士资格证书。

2）参加省市级康复相关的行业学会/协会开展的康复岗位规范化培训并通过考试。

3）通过居家康复培训课程考核，持证上岗。

（3）遵守国家医疗执业注册和从业行为规范的规定，具有良好的职业道德。

（4）掌握本岗位设施设备的安全使用、操作要求及卫生清洁要求。

（5）具备康复服务应急预案，避免康复服务中新的障碍发生或加重已有障碍。

（6）具备良好的沟通能力，尊重、善待老年人，保护其隐私和信息安全。

（7）提供身体健康证明，佩戴证件、胸牌。

（二）康复治疗服务的要求

（1）康复服务人员应全面了解老年人的身体状况、疾病进展，与老年人及家属充分沟通，了解其功能障碍情况及康复目标。

（2）康复治疗师应在上级治疗师的指导下，对老年人进行功能评定，确定康复项目，设计运动量和运动时间，根据老年人功能状况开展居家康复服务。

（3）康复服务人员应按照服务计划提供服务，治疗前向老年人或其家属说明服务的内容、方法、目的、注意事项等。

（4）康复服务过程中应密切关注老年人的身体状况，预防跌倒、坠床等二次伤害和突发疾病的风险。

（5）发生二次伤害和突发疾病时，应立即按照应急预案采取措施，及时报告并做好记录。

（6）居家康复服务时，应避免开展高电压、高温、高频率等危险性较高的康复服务。

（7）根据老年人功能和需求状况，保证康复服务时长。

（8）每次康复服务结束后，应及时、清晰、完整记录康复服务情况。

（三）居家康复器具的使用要求

（1）康复服务人员在协助老年人使用前，应检查康复器具，保证器具性能完好和使用安全。

（2）康复服务人员应指导老年人进行康复训练器具和辅助器具的使用。

（3）康复器具使用完毕后，服务人员应进行清洁、整理、收放，便于下次使用。

（四）康复知识普及要求

根据老年人的特点和对康复知识的需求，开展相关内容的知识普及服务，并根据反馈提高服务质量。

二、居家康复服务工具包

居家康复服务工具包建议配备以下物品。

（1）血压计、体温计、急救药品（器械）等基本生命体征监测设备及急救用品。

（2）进食器具、洗漱用具等日常生活辅助设备及用品。

（3）握力计、哑铃、沙袋、弹力带等肌力增强训练辅助设备及用品。

（4）指间魔方、木丁盘等手功能训练辅助设备及用品。

（5）MoCA量表、简易智力状态评估量表、简易认知训练设备等评估和增强认知功能的用品。

（6）有条件的情况下可以配备拐杖、助行器、轮椅等步行训练辅助设备及器具。

（7）其他有利于居家康复开展和保障患者安全的器具。

（郝淑燕　郑广昊）

附录 III

常用康复评估量表及评分标准

表 III-1　Berg 平衡量表

姓名:	性别:		年龄:		测评员:		诊断:
项目	年　月　日		年　月　日		年　月　日		
1. 由坐到站							
2. 独立站立							
3. 独立坐							
4. 由站到坐							
5. 床椅转移							
6. 闭眼站立							
7. 双足并拢站立							
8. 站立位上肢前伸							
9. 站立位从地上拾物							
10. 转身向后看							
11. 转身一周							
12. 双足交替踏台阶							
13. 双足前后站立							
14. 单足站立							
总　分							
评定人							

1. 评定标准

（1）由坐到站

1）被检者体位：被检者坐于治疗床上。

2）测试命令：请站起来。

3）评分标准

4分：不用手帮助即能站起且能保持稳定。

3分：用手帮助能够自己站起来。

2分：用手帮助经过几次努力后能够站起来或保持稳定。

1分：需要较小的帮助能够站起来或保持稳定。

0分：需要中度或较大的帮助才能够站起来。

（2）独立站立

1）被检者体位：站立位。

2）测试命令：请尽量站稳。

3）评分标准

4分：能够安全站立2分钟。

3分：能够在监护下站立2分钟。

2分：能够独立站立30秒。

1分：经过几次努力能够独立站立。

0分：没有帮助不能站立30秒。

如果被检者能够独立站立2分钟，则第3项独立坐得满分，继续进行第4项评定。

（3）独立坐

1）被检者体位：坐在椅子上，双足平放在地上，背部要离开椅背。

2）测试命令：请将上肢交叉抱在胸前并尽量坐稳。

3）评分标准

4分：能够安全坐2分钟。

3分：能够在监护下坐2分钟。

2分：能够坐30秒。

1分：能够坐10秒。

0分：没有支撑则不能坐10秒。

（4）由站到坐

1）被检者体位：站立位

2）测试命令：请坐下。

3）评分标准

4分：用手稍微帮助即能安全坐下。

3分：需要用手帮助来控制身体重心下移。

2分：需要用双腿后侧抵住椅子来控制身体重心下移。

1分：能够独立坐在椅子上但不能控制身体重心下移。

0分：需要帮助才能坐下。

（5）床椅转移：先在被检者面前摆放带扶手椅子和无扶手椅子各1把。

1）被检者体位：被检者坐于治疗床上，双足平放于地面。

2）测试命令：请坐到有扶手的椅子上，再坐回床上/请坐到无扶手的椅子上，再坐回床上。

3）评分标准

4分：用手稍微帮助即能安全转移。

3分：必须用手帮助才能安全转移。

2分：需要监护或言语提示才能完成转移。

1分：需要一个人帮助才能完成转移。

0分：需要两个人帮助或监护才能完成转移。

（6）闭眼站立

1）被检者体位：站立位。

2）测试命令：请闭上眼睛，尽量站稳。

3）评分标准

4分：能够安全站立10秒。

3分：能够在监护下站立10秒。

2分：能够站立3秒。

1分：闭眼时不能站立3秒但睁眼站立时能保持稳定。

0分：需要帮助以避免跌倒。

（7）双足并拢站立

1）被检者体位：站立位。

2）测试命令：请将双脚并拢并且尽量站稳。

3）评分标准

4分：能够独立地将双脚并拢并独立站立1分钟。

3分：能够独立地将双脚并拢并在监护下站立1分钟。

2分：能够独立地将双脚并拢且不能站立30秒。

1分：需要帮助才能将双脚并拢且双脚并拢后能够站立15秒。

0分：需要帮助才能将双脚并拢且双脚并拢后不能站立15秒。

（8）站立位上肢前伸

1）被检者体位：站立位。

2）测试命令：将手臂抬高90°，伸直手指并尽力向前伸，请注意双脚不要移动。

3）评分标准

4分：能够前伸大于25cm的距离。

3分：能够前伸大于12cm的距离。

2分：能够前伸大于5cm的距离。

1分：能够前伸但需要监护。

0分：当试图前伸时失去平衡或需要外界支撑。

说明：进行此项测试时，要先将一根皮尺横向固定在墙壁上。被检者上肢前伸时，测量手指起始位和终末位对应于皮尺上的刻度，两者之差为被检者上肢前伸的距离。如果可能的话，为了避免躯干旋转，被检者要两臂同时前伸。

（9）站立位从地上拾物

1）被检者体位：站立位。

2）测试命令：请把你双脚前面的拖鞋捡起来。

3）评分标准

4分：能够安全而轻易地捡起拖鞋。

3分：能够在监护下捡起拖鞋。

2分：不能捡起但能够到达距离拖鞋2～5cm的位置且独立保持平衡。

1分：不能捡起并且当试图努力时需要监护。

0分：不能尝试此项活动或需要帮助以避免失去平衡或跌倒。

（10）转身向后看

1）被检者体位：站立位。

2）测试命令：双脚不要动，先向左侧转身向后看。然后，再向右侧转身向后看。

3）评分标准

4分：能够从两侧向后看且重心转移良好。

3分：只能从一侧向后看，另一侧重心转移较差。

2分：只能向侧方转身但能够保持平衡。

1分：当转身时需要监护。

0分：需要帮助以避免失去平衡或跌倒。

（11）转身一周

1）被检者体位：站立位。

2）测试命令：请转一圈，暂停；然后在另一个方向转一圈。

3）评分标准

4分：能在两个方向用4秒或更短的时间安全地转一圈。

3分：只能在一个方向用4秒或更短的时间安全地转一圈。

2分：能够安全地转一圈但用时超过4秒。

1分：转身时需要密切监护或言语提示。

0分：转身时需要帮助。

（12）双足交替踏台阶

1）被检者体位：站立位。

2）测试命令：请将左、右脚交替放到台阶上，直到每只脚都踏过4次台阶。

3）评分标准

4分：能够独立而安全地站立且在20秒内完成8个动作。

3分：能够独立站立，但完成8个动作的时间超过20秒。

2分：在监护下不需要帮助能够完成4个动作。

1分：需要较小的帮助能够完成2个或2个以上的动作。

0分：需要帮助以避免跌倒或不能尝试此项活动。

说明：先在被检者前面放一个台阶或一只高度与台阶相当的小凳子。

（13）双足前后站立

1）被检者体位：站立位。

2）测试命令：（示范给被检者）将一只脚放在另一只脚的正前方并尽量站稳。如果不能完成，就将一只脚放在另一只前面尽量远的地方，尽量使前脚脚跟在后脚足趾之前。

3）评分标准

4分：能够独立地将一只脚放在另一只脚的正前方且保持30秒。

3分：能够独立地将一只脚放在另一只脚的前方且保持30秒。

2分：能够独立地将一只脚向前迈一小步且能够保持30秒。

1分：需要帮助才能向前迈步但能保持15秒。

0分：当迈步或站立时失去平衡。

说明：要得到3分，步长要超过另一个脚的长度且双脚支撑的宽度接近被检者正常的宽度。

（14）单足站立

1）被检者体位：站立位。

2）测试命令：请单足站立尽可能长时间。

3）评分标准

4分：能够独立抬起一条腿且保持10秒以上。

3分：能够独立抬起一条腿且保持5～10秒。

2分：能够独立抬起一条腿且保持3～5秒。

1分：经过努力能够抬起一条腿，保持时间不足3秒但能够保持站立平衡。

0分：不能够尝试此项活动或需要帮助以避免跌倒。

2.评分结果

共14个项目，每个项目最低分为0分，最高分为4分，总分56分。根据所代表的活动状态，将评分结果分为三组。

0~20分：平衡能力差，只能坐轮椅。

21~40分：平衡能力可，能辅助步行。

41~56分：平衡能力好，能独立行走。

≤40分：预示有跌倒的危险。

表 Ⅲ-2　Tinetti 量表（Tinetti balance and gait analysis）

①平衡测试：患者坐在没有扶手的硬椅子上

测试项目		得分
1. 坐位平衡	（0）斜靠或从椅子上滑下 （1）稳定	
2. 起身	（0）没有帮助就无法完成 （1）用胳膊帮助才能完成 （2）不用胳膊就能完成	
3. 试图起身	（0）没有帮助就无法完成 （1）需要尝试 1 次以上才能完成 （2）1 次尝试就能完成	
4. 立即站起来时平衡功能（站起的头 5 秒）	（0）不稳（摇晃，移动脚步，明显躯干摆动） （1）稳定，但是需要助行器或手杖，或抓住其他物体支撑 （2）稳定，不需要助行器、手杖或抓住其他物体支撑	
5. 坐下时平衡	（0）不稳 （1）稳定，但是两脚距离较宽（足跟中点间距离＞10cm），或需要使用手杖、助行器或其他支撑 （2）稳定，两脚距离较窄，且不需要支撑	
6. 轻推（患者双脚尽可能靠拢站立，用手轻推 3 次）	（0）开始就会摔倒 （1）摇晃并要抓东西，但是只抓自己 （2）稳定	
7. 闭眼（同第 6 条姿势）	（0）不稳 （1）稳定	
8. 转身 360°	（0）不连续的步骤 （1）不稳定（手臂及身体摇晃） （2）稳定	
9. 坐下	（0）不安全 （1）用胳膊或动作不连贯 （2）安全且动作连贯	
总分（16）		

②步态测试：以舒适速度，使用辅具 _____，走 3m，需 _____ 秒

测试项目		得分
1. 起步	（0）有迟疑，或须尝试多次方能启动 （1）正常启动	
2. 抬脚高度	a. 左脚跨步 （0）脚拖地，或抬高大于 5cm （1）脚完全离地，但抬高不超过 5cm	
	b. 右脚跨步 （0）脚拖地，或抬高大于 5cm （1）脚完全离地，但抬高不超过 5cm	
3. 步长	a. 左脚跨步 （0）跨步的脚未超过站立的对侧脚 （1）有超过站立的对侧脚	
	b. 右脚跨步 （0）跨步的脚未超过站立的对侧脚 （1）有超过站立的对侧脚	
4. 步态对称性	（0）两脚步长不等 （1）两脚步长相等	
5. 步伐连续性	（0）步伐与步伐之间不连续或中断 （1）步伐连续	
6. 走路路径（行走大约 3m）	（0）明显偏移到某一边 （1）轻微 / 中度偏移或使用步行辅具 （2）走直线，且不需要辅具	
7. 躯干稳定	（0）身体有明显摇晃或需要使用步行辅具 （1）身体不晃，但需要屈膝或张开双臂以维持平衡 （2）身体不晃，无屈膝，不需要张开双臂或使用辅具	
8. 步宽（脚跟距离）	（0）脚跟分开（步宽大） （1）走路时两脚跟几乎靠在一起	

总分（12 分）

注：无法施测请打"×"，并请写出由于 _____ 而无法施测。

评分标准：得分少于 24 分，表示有平衡功能障碍；如果少于 15 分，表示有跌倒的危险性。

表Ⅲ-3　营养风险筛查评估表

姓名：	性别：	年龄：	诊断：

一般情况：　身高：　　cm　　体重：　　kg　　BMI：　　　　白蛋白：　　g/L

住院日期　　　　　　　　　　　　　　　　　评估日期

营养风险筛查总评分（疾病有关评分＋营养状态评分＋年龄评分）：＿＿＿＿＿＿分

疾病评分　　评分1分：髋骨折□　慢性疾病急性发作或有并发症□　COPD□　血液透析□
　　　　　　　　　　肝硬化□　一般恶性肿瘤□　糖尿病□
　　　　　　评分2分：腹部大手术□　脑卒中□　重症肺炎□　血液恶性肿瘤□
　　　　　　评分3分：颅脑损伤□　骨髓移植□　APACHEA Ⅱ评分＞10分的ICU患者□
　　　　　　对于未提出的疾病参考附表进行评分

小结：疾病有关评分　　　　　分

营养状态　　1. BMI：＜18.5（3分）□
　　　　　　注：因严重胸腹水、水肿得不到准确BMI值时，无严重肝肾功能异常，用白蛋白替代，按ESPEN 2006 ＜
　　　　　　　　30g/L（3分）□
　　　　　　2. 体重下降＞5%是在：3个月内（1分）□　2个月内（2分）□
　　　　　　　　　　　　　　　　1个月内（3分）□
　　　　　　3. 一周内进食量较从前减少25%～50%（1分）□　51%～75%（2分）□
　　　　　　　　　　　　　　　76%～100%（3分）□

小结：营养状态评分＿＿＿＿＿＿分

年龄评分　　年龄≥70岁（1分）□　年龄＜70岁（0分）□

小结：年龄评分＿＿＿＿＿＿分

附表：对于表中没有明确列出诊断的疾病参考以下标准，依照调查者的理解进行评分。
□1分：慢性疾病患者因出现并发症而住院治疗，患者虚弱但不需要卧床。蛋白质需要量略有增加，但可以通过口服
　　补充来弥补。
□2分：患者需要卧床，如腹部大手术后。蛋白质需要量相应增加，但大多数人仍可以通过肠外或肠内营养支持得到恢复。
□3分：患者在ICU中需要机械通气支持。蛋白质需要量增加而不能通过肠外或肠内营养支持弥补，但是通过肠外或
　　肠内营养支持可使蛋白质分解和氮丢失明显减少。

说明：
1. 总分值≥3分：患者处于营养不良或有营养风险，需要营养支持，结合临床，制订营养治疗计划。
2. 总分值＜3分：每周复查营养风险筛查。以后复查的结果如果≥3分，即进入营养支持程序。
3. 如患者计划进行腹部大手术，就在首次评定时按照新的分值（2分）评分，并最终按新总评分决定是否需要营养支持。

表 Ⅲ-4　微型营养评定量表

人体测量	分数
1. 体重指数 BMI 　0 = BMI < 19 　1 = 19 ≤ BMI < 21 　2 = 21 ≤ BMI < 23 　3 = BMI ≥ 23	
2. 上臂中点围 MAC（cm） 　0 = MAC < 21 　0.5 = 21 ≤ MAC < 22 　1 = MAC ≥ 22	
3. 小腿围 CC（cm） 　0 = CC < 33 　1 = CC ≥ 33	
4. 近 3 个月体重丢失 　0 = > 3kg 　1 = 不详 　2 = 1 ～ 3kg 　3 = 体重无丢失	

整体评定	分数
5. 患者是否独居？　0 = 否；1 = 是	
6. 每日服用超过 3 种药物？　0 = 是；1 = 否	
7. 在过去的 3 个月内患者是否遭受心理应激和急性疾病？ 　0 = 是；2 = 否	
8. 活动能力： 　0 = 卧床；1 = 可下床但不能外出活动；2 = 可外出活动	
9. 是否有精神 / 心理问题？ 　0 = 重度痴呆；1 = 轻度痴呆；2 = 无精神 / 心理问题	
10. 是否有压痛或皮肤溃疡？　0 = 有；1 = 无	

饮食摄入状况	分数
11. 每日食用几次正餐？　0 = 1 次；1 = 2 次；2 = 3 次	
12. 蛋白质摄入情况： 　* 每日至少一份奶制品：是 / 否 　* 每周食用 2 次或更多次豆类或蛋类：是 / 否 　* 每日食用肉类、鱼类或禽类：是 / 否 　0 = 0 或 1 个"是"；0.5 = 2 个"是"；1 = 3 个"是"	
13. 患者是否每日食用 2 次或更多次水果或蔬菜？　0 = 否；1 = 是	

14. 患者在过去的 3 个月内是否因为食欲减退、消化问题、咀嚼问题或吞咽困难等导致摄食减少？

　　0 = 严重降低；1 = 中度下降；2 = 没有变化

饮食摄入状况	分数
15. 每日液体摄入量？（水、果汁、咖啡、茶、奶等）	
0 = ＜ 3 杯；0.5 = 3 ～ 5 杯；1 = ＞ 5 杯	
16. 进食能力	
0 = 完全需要他人帮助	
1 = 可自行进食但稍有困难	
2 = 可自行进食无任何困难	

自我评估	分数
17. 自我评定营养状况	
0 = 重度营养不良	
1 = 中度营养不良或不清楚	
2 = 无任何营养问题	
18. 与同龄人比较，该患者认为自己的健康状况如何？	
0 = 不好；0.5 = 不清楚；1 = 一样好；2 = 更好	
MNA 总分（满分 30）	

MNA 评分分级标准

　　MNA ≥ 24：营养状况良好

　　17 ≤ MNA ≤ 23.5：存在营养不良的危险

　　MNA ＜ 17：有确定的营养不良

表 III-5 简易微型营养评定（MNA-SF）量表

A. 在过去的 3 个月内有没有因为食欲不振、消化问题、咀嚼问题或吞咽困难而减少食量？

0 = 食量严重减少

1 = 食量中度减少

2 = 食量没有改变

B. 近 3 个月体重下降的情况

0 = 体重下降＞ 3kg

1 = 不清楚

2 = 体重下降 1 ～ 3kg

3 = 体重没有下降

C. 活动能力

0 = 需长期卧床或坐轮椅

1 = 可以下床或离开轮椅，但不能外出

2 = 可以外出

D. 在过去的 3 个月内有没有遭受心理应激或急性疾病？

0 = 有

2 = 没有

E. 有没有精神 / 心理问题

0 = 严重痴呆或抑郁

1 = 轻度痴呆

2 = 没有精神 / 心理问题

F1. 体重指数（BMI）

0 = BMI ＜ 19

1 = 19 ≤ BMI ＜ 21

2 = 21 ≤ BMI ＜ 23

3 = BMI ≥ 23

F2. 如不能取得体重指数（BMI），请以问题 F2 代替 F1。如已完成问题 F1，请不要回答问题 F2。

小腿围（CC）（cm）

0 = CC ＜ 31

3 = CC ≥ 31

筛查分数（最高 14 分）

正常营养状况（12 ～ 14 分）

有营养不良的风险（8 ～ 11 分）

营养不良（0 ～ 7 分）

表Ⅲ-6　Barthel 指数评定表

序号	项目	完全独立	需部分帮助	需极大帮助	完全依赖
1	进食	10	5	0	–
2	洗澡	5	0	–	–
3	修饰	5	0	–	–
4	穿衣	10	5	0	–
5	控制大便	10	5	0	–
6	控制小便	10	5	0	–
7	如厕	10	5	0	–
8	床椅转移	15	10	5	0
9	平地行走	15	10	5	0
10	上下楼梯	10	5	0	–

Barthel 指数总分：　　　　分

注：根据患者的实际情况，在每个项目对应的得分上划"√"。

评价：总分为100分，得分越高，独立性越好，依赖性越小。Barthel 指数评分结果：最高分是100分，60分以上者为良，生活基本自理；40～60分者为中等依赖，有功能障碍，生活需要帮助；20～39分者为重度依赖，生活依赖明显；20分以下者为完全残疾，生活完全依赖。Barthel 指数40分以上者康复治疗效益最大。

Barthel指数评定细则

1.进食：用合适的餐具将食物由容器送到口中，包括用筷子（勺子或叉子）取食物、对碗（碟）的把持、咀嚼、吞咽等过程。

10分：可独立进食。

5分：需部分帮助。

0分：需极大帮助或完全依赖他人，或留置胃管。

2.洗澡

5分：准备好洗澡水后，可自己独立完成洗澡过程。

0分：在洗澡过程中需他人帮助。

3.修饰：包括洗脸、刷牙、梳头、刮脸等。

5分：可自己独立完成。

0分：需他人帮助。

4.穿衣：包括穿（脱）衣服、系扣子、拉拉链、穿（脱）鞋袜、系鞋带等。

10分：可独立完成。

5分：需部分帮助。

0分：需极大帮助或完全依赖他人。

5.控制大便

10分：可控制大便。

5分：偶尔失控，或需要他人提示。

0分：完全失控。

6.控制小便：

10分：可控制小便。

5分：偶尔失控，或需要他人提示。

0分：完全失控，或留置导尿管。

7.如厕：包括去厕所、解开衣裤、擦净、整理衣裤、冲水等过程。

10分：可独立完成。

5分：需部分帮助。

0分：需极大帮助或完全依赖他人。

8.床椅转移

15分：可独立完成。

10分：需部分帮助。

5分：需极大帮助。

0分：完全依赖他人。

9.平地行走

15分：可独立在平地上行走45m。

10分：需部分帮助。

5分：需极大帮助。

0分：完全依赖他人。

10.上下楼梯

10分：可独立上下楼梯。

5分：需部分帮助。

0分：需极大帮助或完全依赖他人。

项目	完全依赖	最大帮助	中等帮助	最小帮助	完全独立	计分
1. 修饰	0	1	3	4	5	
2. 洗澡	0	1	3	4	5	
3. 进食	0	2	5	8	10	
4. 如厕	0	2	5	8	10	
5. 穿衣	0	2	5	8	10	
6. 大便控制	0	2	5	8	10	
7. 小便控制	0	2	5	8	10	
8. 上下楼梯	0	2	5	8	10	
9. 床椅转移	0	3	8	12	15	
10. 平地行走	0	3	8	12	15	
11. 轮椅操作 *	0	1	3	4	5	

表Ⅲ-7　改良 Barthel 指数评定表

注："*"表示仅在不能行走时才能评定此项。

改良Barthel指数评定细则

1.修饰　包括洗脸、洗手、梳头、保持口腔清洁（包括假牙齿）、剃须（适用于男性）及化妆（适用于有需要的女性）。

0分：完全依赖别人处理个人卫生。1分：某种程度上能参与，但在整个活动的过程中需要别人提供协助才能完成。3分：能参与大部分的活动，但在某些过程中仍需要别人提供协助才能完成整项活动。4分：除了在准备或收拾时需要帮助，患者可以自行处理个人卫生，或过程中需要别人从旁监督或提示，以策安全。5分：患者可自行处理个人卫生，不需别人在场监督、提示或协助。男性患者可自行剃须，女性患者可自行化妆及整理头发。

2.洗澡　包括清洁、冲洗及擦干由颈至脚的部位。

0分：完全依赖别人协助洗澡。1分：某种程度上能参与，但在整个活动的过程中需要别人提供协助才能完成。3分：能参与大部分的活动，但在某些过程中仍需要别人提供协助才能完成整项活动。4分：除了在准备或收拾时需要协助，患者

可以自行洗澡；或过程中需要别人从旁监督或提示，以策安全。5分：患者可用任何适当的方法自行洗澡，而无须别人在场监督、提示或协助。

3.进食　是指用合适的餐具将食物由容器送到口中，整个过程包括咀嚼及吞咽。

0分：完全依赖别人帮助进食。2分：某种程度上能运用餐具，通常是勺子或筷子。但在进食的整个过程中需要别人提供协助。5分：能使用餐具，通常是勺子或筷子。但在进食的某些过程仍需要别人提供协助。8分：除了在准备或收拾时需要协助，患者可以自行进食；或进食过程中需要有人从旁监督或提示，以策安全。10分：可自行进食，而无须别人在场监督、提示或协助。

4.如厕　包括在马桶上坐下及站起，脱下及穿上裤子，防止弄脏衣物及附近环境，使用厕纸和用后冲厕。

0分：完全依赖别人协助如厕。2分：某种程度上能参与，但在整个活动的过程中需要别人提供协助才能完成。5分：能参与大部分的活动，但在某些过程中仍需要别人提供协助才能完成整项活动。8分：除了在准备或收拾时需要协助，患者

可以自行如厕；或过程中需要有人从旁监督或提示，以策安全。10分：患者可用任何适当的方法自行如厕，而无须别人在场监督、提示或协助。如有需要，患者亦可在晚间使用便盆、便椅或尿壶。然而，此类方法需要包括将排泄物倒出并把器皿清洗干净。

5.穿衣 包括穿上、脱下及扣好衣物；有需要时也包括佩带腰围、假肢及矫形器。

0分：完全依赖别人协助穿衣。2分：某种程度上能参与，但在整个活动的过程中需要别人提供协助才能完成。5分：能参与大部分的活动，但在某些过程中仍需要别人提供协助才能完成整项活动。8分：除了在准备或收拾时需要协助，患者可以自行穿衣；或过程中需要有人从旁监督或提示，以策安全。10分：自行穿衣而无须别人监督、提示或协助。

6.大便控制 是指能完全控制肛门括约肌或有意识地防止大便失禁。

0分：完全大便失禁。2分：在摆放适当的姿势和诱发大肠活动的技巧方面需要协助，并经常出现大便失禁。5分：患者能采取适当的姿势，但不能运用诱发大肠活动的技巧；或在清洁身体及更换纸尿片方面需要协助，并偶尔出现大便失禁。8分：偶尔出现大便失禁，患者在使用栓剂或灌肠器时需要监督；或需要定时有人从旁提示，以防失禁。10分：没有大便失禁，在需要时患者可自行使用栓剂或灌肠器。

7.小便控制 是指能完全控制膀胱或有意识地防止小便失禁。

0分：完全小便失禁。2分：患者经常小便失禁。5分：患者通常在日间能保持干爽但晚上小便失禁，并在使用辅助器具时需要协助。8分：患者通常能整天保持干爽但偶尔出现失禁；或在使用辅助器具时需要监督；或需要定时有人从旁提示，以防失禁。10分：没有小便失禁或在需要时患者亦可自行使用内用或外用辅助器具。

8.上下楼梯 是指可安全地在两段分别有八级的楼梯来回上下行走。

0分：完全依赖别人协助上下楼梯。2分：某种程度上能参与，但在整个活动的过程中需要别人提供协助才能完成。5分：能参与大部分的活动，但在某些过程中仍需要别人提供协助才能完成整项活动。8分：患者基本上不需要别人协助，但在准备及收拾时仍需协助；或过程中需要有人从旁监督或提示，以策安全。10分：患者可在没有监督、提示或协助下，安全地在两段楼梯之间来回上下行走。有需要时，可使用拐杖。

9.床椅转移 患者将轮椅移至床边，把刹闸锁紧及拉起脚踏，然后将身体转移到床上并躺下。再坐回床边（在有需要时可移动轮椅的位置），并将身体转移坐回轮椅上。

0分：完全依赖或需要两人从旁协助或需要使用机械装置来帮助转移。3分：某种程度上能参与，但在整个活动的过程中需要别人提供协助才能完成。8分：能参与大部分的活动，但在某些过程中仍需要别人提供协助才能完成整项活动。12分：除了在准备或收拾时需要协助，患者可以自行转移；或过程中需要有人从旁监督或提示，以策安全。15分：能够自行转移，而无须别人从旁监督、提示或协助。

10.平地行走 行走从患者站立开始，在平地步行50m。患者在有需要时可戴上及除下矫形器或假肢，并能适当地使用助行器。

0分：完全不能步行。3分：某种程度上能参与，但在整个活动的过程中需要别人提供协助才能完成。8分：能参与大部分的活动，但在某些过程中仍需要别人提供协助才能完成整项活动。12分：可自行步行一段距离，但不能完成50m；或过程中需要有人从旁监督或提示，以策安全。15分：可自行步行50m，而无须其他人从旁监督、提示或协助。

11.轮椅操作（代替步行） 包括在平地上推动轮椅、转弯，以及操控轮椅至桌边、床边或洗手间等。患者需要操控轮椅并移动至少50m。

0分：完全不能操控轮椅。1分：可在平地上自行推动轮椅并移动短距离，但在整个活动过程中需要别人提供协助才能完成。3分：能参与大部分的轮椅活动，但在某些过程中仍需要别人提供协助才能完成整项活动。4分：可驱动轮椅前进、后退、转弯，以及移至桌边、床边或洗手间等，但在准备及收拾时仍需要协助；或过程中需要有人从旁监督或提示，以策安全。5分：可完全自行操控轮椅并移动至少50m，而无须其他人从旁监督、提示或协助。

评定结果：总分为100分，60分以上提示患者生活基本可以自理，41～60分者生活需要部分帮助，中度功能障碍；20～40分者生活依赖明显，重度功能障碍；20分以下者生活完全依赖。

表Ⅲ-8 功能独立性评定量表（FIM）

项目				评估日期
运动功能	自理能力	1	进食	
		2	梳洗修饰	
		3	洗澡	
		4	穿裤子	
		5	穿上衣	
		6	上厕所	
	括约肌控制	7	膀胱管理	
		8	直肠管理	
	转移	9	床、椅、轮椅间	
		10	上厕所	
		11	盆浴或淋浴	
	行走	12	步行/轮椅	
		13	上下楼梯	
	运动功能评分			
认知功能	交流	14	理解	
		15	表达	
	社会认知	16	社会交往	
		17	解决问题	
		18	记忆	
	认知功能评分			
FIM 总分				
评估人				

功能水平和评分标准

1.完全独立（7分）：构成活动的所有作业均能规范、完全地完成，不需要辅助设备或用品，并在合理的时间内完成。

2.有条件的独立（6分）（具有下列一项或几项）：活动中需要辅助设备；活动需要比正常长的时间；有安全方面的考虑。

3.有条件的依赖患者付出50%或更多的努力，其所需的辅助水平如下。

（1）监护和准备（5分）：患者所需的帮助只限于备用、提示或劝告，帮助者和患者之间没有身体的接触或帮助者仅需要帮助准备必需用品，或帮助带上矫形器。

（2）少量身体接触的帮助（4分）：患者所需的帮助只限于轻轻接触，自己能付出75%或以上的努力。

（3）中度身体接触的帮助（3分）：患者需要中度的帮助，自己能付出50%～75%的努力。

4.完全依赖患者需要一半以上的帮助或完全依赖他人，否则活动就不能进行。

（1）大量身体接触的帮助（2分）：患者付出的努力＜50%，但＞25%。

（2）完全依赖（1分）：患者付出的努力＜25%。

FIM的最高分为126分（运动功能评分91分，认知功能评分35分），最低分18分。126分=完全独立；108～125分=基本独立；90～107分=有条件的独立或极轻度依赖；72～89分=轻度依赖；54～71分=中度依赖；36～53分=重度依赖；19～35分=极重度依赖；18分=完全依赖。

表Ⅲ-9 功能活动问卷（FAQ）				
项目	正常或从未做，但能做（0分）	困难，但能单独完成或从未做（1分）	需帮助（2分）	完全依赖他人（3分）
1. 每月平衡收支的能力，算账的能力				
2. 患者的工作能力				
3. 能否到商店买衣服、杂货或家庭用品				
4. 有无爱好，会不会下棋或打扑克				
5. 能否做简单的事，如点炉子、泡茶				
6. 能否准备饭菜				
7. 能否了解近期发生的事情（时事）				
8. 能否参加讨论和了解电视、书和杂志的内容				
9. 能否记住约会的时间、家庭节日和吃药				

注：FAQ评分越高表明障碍程度越重，正常标准为＜5分，≥5分为异常。

表Ⅲ-10　Frenchay 活动指数评定表

项目	评分标准	月　日
在最近 3 个月 1. 做饭 2. 梳理 3. 洗衣 4. 轻度家务活	0= 不能 1= 少于 1 次 / 周 2=1 ～ 2 次 / 周 3= 几乎每天	
在最近 3 个月 5. 重度家务活 6. 当地商场购物 7. 偶尔的社交活动 8. 外出散步多于 15 分钟 9. 能进行喜爱的活动 10. 开车或坐车旅行	0= 不能 1=1 ～ 2 次 /3 个月内 2=3 ～ 12 次 /3 个月内 3= 至少每周 1 次	
最近 6 个月 11. 旅游 / 开车或骑行	0= 不能 1=1 ～ 2 次 /6 个月内 2=3 ～ 12 次 /6 个月内 3= 至少每周 1 次	
12. 整理花园 13. 家庭 / 汽车卫生	0= 不能 1= 轻度的 2= 中度的 3= 全部的	
读书	0= 不能 1=1 次 /6 个月 2= 少于 1 次 /2 周 3= 多于 1 次 /2 周	
上班	0= 不能 1=10 小时 / 周 2=10 ～ 30 小时 / 周 3= 大于 30 小时 / 周	
总分		
评定者		

注：根据评分结果，可将社会生活能力做出下述区分，45 分为完全正常；39 ～ 44 分为接近正常；30 ～ 38 分为轻度障碍；15 ～ 29 分为中度障碍；1 ～ 14 分为重度障碍；0 分为完全丧失。

表Ⅲ-11　工具性日常生活活动能力（IADL）评定表

（以最近1个月的表现为准）

1. 上街购物［□不适用（勾选"不适用"者，此项分数记为满分）］　　　　勾选"1."或"0."者，列为失
　□ 3. 独立完成所有购物需求　　　　　　　　　　　　　　　　　　　　　能项目
　□ 2. 独立购买日常生活用品
　□ 1. 每一次上街购物都需要有人陪
　□ 0. 完全不会上街购物

2. 外出活动［□不适用（勾选"不适用"者，此项分数记为满分）］　　　　勾选"1."或"0."者，列为失
　□ 4. 能够自己开车、骑车　　　　　　　　　　　　　　　　　　　　　　能项目
　□ 3. 能够自己搭乘大众运输工具
　□ 2. 能够自己搭乘计程车但不会搭乘大众运输工具
　□ 1. 当有人陪同可搭乘计程车或大众运输工具
　□ 0. 完全不能出门

3. 食物烹调［□不适用（勾选"不适用"者，此项分数记为满分）］　　　　勾选"0."者，列为失能项目
　□ 3. 能独立计划、烹煮和摆设一顿适当的饭菜
　□ 2. 如果准备好一切材料，会做一顿适当的饭菜
　□ 1. 会将已做好的饭菜加热
　□ 0. 需要别人把饭菜煮好、摆好

4. 家务维持［□不适用（勾选"不适用"者，此项分数记为满分）］　　　　勾选"1."或"0."者，列为失
　□ 4. 能做较繁重的家务事，如搬动沙发、擦地板、擦窗户　　　　　　　能项目
　□ 3. 能做较简单的家事，如洗碗、铺床、叠被
　□ 2. 能做家事，但不能达到可被接受的整洁程度
　□ 1. 所有的家事都需要别人协助
　□ 0. 完全不会做家事

5. 洗衣服［□不适用（勾选"不适用"者，此项分数记为满分）］　　　　　勾选"0."者，列为失能项目
　□ 2. 自己清洗所有衣物
　□ 1. 只能清洗小件衣物
　□ 0. 完全依赖他人

6. 使用电话的能力［□不适用（勾选"不适用"者，此项分数记为满分）］　勾选"1."或"0."者，列为失
　□ 3. 独立使用电话，含查电话簿、拨号等　　　　　　　　　　　　　　能项目
　□ 2. 仅可拨熟悉的电话号码
　□ 1. 仅会接电话，不会拨电话
　□ 0. 完全不会使用电话

7. 服用药物［□不适用（勾选"不适用"者，此项分数记为满分）］　　　　勾选"1."或"0."者，列为失
　□ 3. 能自己负责在正确的时间服用正确的药物　　　　　　　　　　　　能项目
　□ 2. 需要提醒或少许协助
　□ 1. 如果事先准备好服用的药物分量，可自行服用
　□ 0. 不能自己服用药物

8. 处理财务能力［□不适用（勾选"不适用"者，此项分数记为满分）］　　勾选"0."者，列为失能项目
　□ 2. 可以独立处理财务
　□ 1. 可以处理日常的购买，但需要别人协助才能与银行往来或进行大宗买卖
　□ 0. 不能处理钱财

注：上街购物、外出活动、食物烹调、家务维持、洗衣服等5项中有3项以上需要协助者即为轻度失能。

表Ⅲ-12	简明精神状态检查量表（MMSE）			
检查功能项目	评估项目		评分	得分
定向力（10分）	1. 现在是（5分）	星期几？	1分	
		几号？	1分	
		几月？	1分	
		什么季节？	1分	
		哪一年？	1分	
	2. 我们现在在哪里（5分）	省市？	1分	
		区或县？	1分	
		街道或乡？	1分	
		什么地方？	1分	
		第几层楼？	1分	
即刻记忆力（3分）	3. 现在我要说3种东西，在我说完后，请你重复说一遍，请你记住这3种东西，因为几分钟后要再问你（3分）	皮球	1分	
		国旗	1分	
		树木	1分	
注意力和计算力（5分）	4. 请您算一算100-7=？连续减5次（若错了，但下一个答案正确，只记一次错误）（5分）	93	1分	
		86	1分	
		79	1分	
		72	1分	
		65	1分	
回忆能力（3分）	5. 请你说出我刚才让你记住的那些东西？（3分）	皮球	1分	
		国旗	1分	
		树木	1分	
语言能力（9分）	6. 命名能力（2分）	出示手表，问这个是什么东西？	1分	
		出示钢笔，问这个是什么东西	1分	
	7. 复述能力（1分）	我现在说一句话，请跟我清楚地重复一遍（四十四只石狮子）	1分	
	8. 阅读能力（1分）	（闭上你的眼睛）请你念念这句话，并按上面意思去做！	1分	
	9. 三步命令（3分）我给你一张纸请你按我说的去做，现在开始	用右手拿着这张纸	1分	
		用两只手将它对折起来	1分	
		放在你的左腿上	1分	
	10. 书写能力（1分）	要求被检者写一句完整的句子（句子必须有主语，动词必须有意义）	1分	
	11. 结构能力（1分）	（出示图案）请你照上面图案画下来！	1分	
评估总分				

注：总分30分，根据患者的文化程度划分认知障碍标准，文盲≤17分，小学文化程度≤20分，中学或以上文化程度≤24分，被认为有认知障碍。

表 Ⅲ-13 认知功能筛查量表（CASI）

序号	检查内容	评分
1	今天是星期几？	1
2	现在是几月份？	1
3	今天是几号？	1
4	今年是哪一年？	1
5	这是什么地方？	1
6	请说出 8、7、2 这 3 个数字	1
7	请倒着说出刚才说的数字	1
8	请说出 2、5、9、7 这 4 个数字	1
9	请听清 9、7、5 这 3 个数字，然后数 1～10，再重复说出刚刚听过的数字	1
10	请听清 7、5、6、9 这 4 个数字，然后数 1～10，再重复说出刚刚听过的数字	1
11	从星期日倒数至星期一	1
12	9 加 3 等于几？	1
13	再加 6 等于几（在 9 加 3 基础上）？	1
14	18 减去 5 等于几？	1
	请记住下面几个词，一会儿我会问你：帽子、汽车、大树、26	
15	快的反义词是慢，上的反义词是什么？	1
16	大和硬的反义词是什么？	1
17	橘子和香蕉属于水果类，红和蓝属于哪一类？	1
18	你面前有几张纸币，你看是多少钱？	1
19	我刚才让你记住的词中第一个词是什么？	1
20	第二个词是什么？	1
21	第三个词是什么？	1
22	第四个词是什么？	1
23	计算：100 减去 7 等于几？	1
24	再减去 7 等于几？	1
25	再减去 7 等于几？	1
26	再减去 7 等于几？	1
27	再减去 7 等于几？	1
28	再减去 7 等于几？	1
29	再减去 7 等于几？	1
30	再减去 7 等于几？	1
总分		30

注：CASI 与 MMSE 量表类似，检查内容包括定向、注意、心算、瞬时记忆、短时记忆、结构模仿、语言（命名、理解、书写）、概念判断等，检查时间 15～20 分钟，总分 30 分，≤20 分为异常。

表Ⅲ-14 蒙特利尔认知评估（MoCA）

视空间与执行功能	得分

画钟表（11点过10分）　　__/5
（3分）

[　　]　　　　　　　　　　　[　　　　]

复制正方体

命名

__/3

[　　　]　　　　　　[　　　]　　　　　　[　　　]

记忆	读出下列词语，然后由患者重复上述过程（重复2次），5分钟后回忆	面孔 第一次 第二次	天鹅绒	教堂	菊花	红色	不计分

注意	读出下列数字，请患者重复（每秒1个）	顺背[　]	21854	
		倒背[　]	742	__/2

读出下列数字，每当数字出现1时，患者敲1下桌面，错误次数大于或等于2不给分。　　[　]521394118062151945111141905112　　__/1

100连续减7，4～5个　　[　]93　　　　[　]86　　　　[　]79　　　　[　]72　　　[　]65
正确给3分，2～3个
正确给1分，全部错　　__/3
误为0分

语言	重复：我只知道今天张亮是来帮过忙的人[　]	
	狗在房间的时候，猫总是躲在沙发下面[　]	__/2
	流畅性：在1分钟内尽可能多地说出动物的名字[　]_____ _____（N≥11名称）	__/1

抽象　　词语相似性：香蕉—橘子＝水果　　火车—自行车[　]　　手表—尺子[　]　　__/2

								得分
延迟回忆	回忆时不能提醒	面孔 [ ]	天鹅绒 [ ]	教堂 [ ]	菊花 [ ]	红色 [ ]	仅根据非提示记忆得分	__/5
	分类提示：							
	多选提示：							
定向	日期 [ ]　　月份 [ ]　年份 [ ]　　星期几 [ ]　地点 [ ]　城市 [ ]							__/6
								__/30

评分标准：总分 30 分，≥ 26 分为正常，对轻度认知功能障碍敏感性较高

表Ⅲ-15　老年人认知功能减退知情者问卷（IQCODE）

请大声地读给受访者听：

我希望您能记起＿＿＿先生／太太 10 年前的情形，来跟他现在的情形相比较。首先我要请教您＿＿＿先生／太太记忆力方面的情形，包括他对现在的日常生活和以前所发生的事情的记忆力。请记住，我们主要是比较＿＿＿先生／太太现在和他 10 年前的情况，所以，假如他在 10 年前就常常忘记东西在哪里，而现在仍然如此，就请您回答"没有什么变化"

比 10 年前	好多了 （1分）	好一点 （2分）	没变化 （3分）	差一点 （4分）	差多了 （5分）	不知道 （拒答）
1. 记得家人和熟人的职业、生日和住址						
2. 记得最近发生的事情						
3. 记得几天前谈话的内容						
4. 记得自己的住址和电话号码						
5. 记得今天是星期几，是几月份						
6. 记得东西经常放在什么地方						
7. 东西未放回原位，仍能找得到						
8. 使用日常用具的能力（如电视机、铁锤等）						
9. 学习使用新的家用工具与电器的能力						
10. 学习新事物的能力						
11. 看懂电视或书本中讲的故事						
12. 对日常生活事物自己会做决定						
13. 会用钱买东西						
14. 处理财务的能力（如退休金、到银行）						
15. 处理日常生活上的计算问题（如知道要买多少 食物，知道朋友或家人上一次来访有多久了）						
16. 了解正在发生什么事件及其原因						

注：问卷的最终得分为 16 项得分的平均分，分值越高表示认知功能受损越严重。

表Ⅲ-16　汉密尔顿焦虑量表（HAMA）

请圈出符合您近1周来身心症状的分数：0分，无症状；1分，轻微；2分，中等；3分，较重；4分，严重

项目	内容	圈出最适合的分数				
（1）焦虑心境	担心、担忧，感到有最坏的事情将要发生，容易激惹	0	1	2	3	4
（2）紧张	紧张感、易疲劳、不能放松、情绪反应、易哭、颤抖、感到不安	0	1	2	3	4
（3）害怕	害怕黑暗、害怕陌生人、害怕独处、害怕动物、害怕乘车、害怕旅行或害怕人多的场合	0	1	2	3	4
（4）失眠	难以入睡、易醒、睡得不深、多梦、梦魇、夜惊、醒后感到疲倦	0	1	2	3	4
（5）认知功能	注意力不能集中，记忆力差	0	1	2	3	4
（6）抑郁心境	丧失兴趣、对以往爱好的事务缺乏快感、抑郁、早醒、昼重夜轻	0	1	2	3	4
（7）躯体性焦虑：肌肉系统症状	肌肉酸痛、活动不灵活、肌肉抽动、肢体抽动、牙齿打战、声音发抖	0	1	2	3	4
（8）躯体性焦虑：感觉系统症状	视物模糊、发冷发热、软弱无力感、浑身刺痛	0	1	2	3	4
（9）心血管系统症状	心动过速、心悸、胸痛、血管跳动感、昏倒感、心搏脱漏	0	1	2	3	4
（10）呼吸系统症状	胸闷、窒息感、叹息、呼吸困难	0	1	2	3	4
（11）胃肠道症状	吞咽困难、嗳气、消化不良（进食后腹痛、胃部烧灼痛、腹胀、恶心、胃部饱胀感）、肠动感、肠鸣、腹泻、体重减轻、便秘	0	1	2	3	4
（12）生殖泌尿系统症状	尿频、尿急、停经、性冷淡、过早射精、阳痿	0	1	2	3	4
（13）自主神经系统症状	口干、潮红、苍白、易出汗、易起"鸡皮疙瘩"、紧张性头痛、毛发竖起	0	1	2	3	4
（14）会谈时行为表现	①一般表现：紧张、不能松弛、忐忑不安、咬手指、紧握拳、摸弄手帕、面肌抽动、不停顿足、手发抖、皱眉、表情僵硬、肌张力高、叹息样呼吸、面色苍白 ②生理表现：吞咽、打嗝、安静时心率快、呼吸快（20次/分以上）、腱反射亢进、震颤、瞳孔扩大、眼睑跳动、易出汗、眼球突出	0	1	2	3	4
总分						

注：<7分为没有焦虑症状；7～14分为可能有焦虑；15～21分为肯定有焦虑；22～30分为肯定有明显焦虑；>30分为可能为严重焦虑。

表Ⅲ-17 汉密尔顿抑郁量表（HAMD）

项目	评分标准
1. 抑郁情绪	0分，未出现
	1分，只在问到时才诉说
	2分，在访谈中自发地描述
	3分，不用言语也可以从表情、姿势、声音中流露出这种情绪
	4分，患者的自发语言和非语言表达（表情、动作）几乎完全表现为这种情绪
2. 有罪感	0分，未出现
	1分，责备自己，感到自己已连累他人
	2分，认为自己犯了罪，或反复思考以往的过失和错误
	3分，认为疾病是对自己错误的惩罚，或有罪恶妄想
	4分，罪恶妄想伴有指责或威胁性幻想
3. 自杀	0分，未出现
	1分，觉得活着没有意义
	2分，希望自己已经死去，或常想与死亡有关的事
	3分，消极观念（自杀念头）
	4分，有严重自杀行为
4. 入睡困难（初段失眠）	0分，入睡无困难
	1分，主诉入睡困难，上床半小时后仍不能入睡（要注意平时患者入睡的时间）
	2分，主诉每晚均有入睡困难
5. 睡眠不深（中段失眠）	0分，未出现
	1分，睡眠浅多噩梦
	2分，半夜（晚上 12 点钟以前）曾醒来（不包括上厕所）
6. 早醒（末段失眠）	0分，未出现
	1分，有早醒，比平时早醒 1 小时，但能重新入睡
	2分，早醒后无法重新入睡
7. 工作和兴趣	0分，未出现
	1分，提问时才诉说
	2分，自发地直接或间接表达对活动、工作或学习失去兴趣，如感到无精打采、犹豫不决，不能坚持或需要强迫自己去工作或劳动
	3分，病室劳动或娱乐不满 3 小时
	4分，因疾病而停止工作，住院患者不参加任何活动或者没有他人帮助便不能完成病室日常事务
8. 迟缓	指思维和言语缓慢，注意力难以集中，主动性减退
	0分，思维和语言正常
	1分，精神检查中发现轻度迟缓
	2分，精神检查中发现明显迟缓
	3分，精神检查进行困难
	4分，完全不能回答问题（木僵）
9. 激越	0分，未出现异常
	1分，检查时有些心神不定
	2分，明显心神不定或小动作多
	3分，不能静坐，检查中曾起立
	4分，搓手、咬手指、扯头发、咬嘴唇

项目	评分标准
10. 精神焦虑	0分，无异常 1分，问及时诉说 2分，自发地表达 3分，表情和言谈流露出明显忧虑 4分，明显惊恐
11. 躯体性焦虑	指焦虑的生理症状，包括口干、腹胀、腹泻、腹绞痛、心悸、头痛、过度换气和叹息，以及尿频和出汗等 0分，未出现 1分，轻度 2分，中度，有肯定的上述症状 3分，重度，上述症状严重，影响生活或需要处理 4分，严重影响生活和活动
12. 胃肠道症状	0分，未出现 1分，食欲减退，但不需要他人鼓励便自行进食 2分，进食需要他人催促或请求，需要应用泻药或助消化药
13. 全身症状	0分，未出现 1分，四肢、背部或颈部沉重感，背痛、头痛、肌肉疼痛、全身乏力或疲倦 2分，症状明显
14. 性症状	指性欲减退、月经紊乱等 0分，无异常 1分，轻度 2分，重度 不能肯定，或该项对被评者不适合（不计入总分）
15. 疑病	0分，未出现 1分，对身体过分关注 2分，反复考虑健康问题 3分，有疑病妄想，并常因疑病而去就诊 4分，伴幻觉的疑病妄想
16. 体重减轻	按 A 或 B 评定 　A. 按病史评定 　　0分，不减轻 　　1分，患者主述可能有体重减轻 　　2分，肯定体重减轻 　B. 按体重记录评定 　　0分，一周内体重减轻 0.5kg 以内 　　1分，一周内体重减轻超过 0.5kg 　　2分，一周内体重减轻超过 1kg
17. 自知力	0分，知道自己有病，表现为忧郁 1分，知道自己有病，但归咎伙食太差、环境问题、工作过忙、病毒感染或需要休息 2分，完全否认有病

续表

项目	评分标准
18. 日夜变化	如果症状在早晨或傍晚加重，先指出哪一种，然后按其变化程度评分 0分，早晚情绪无区别 1分，早晨或傍晚轻度加重 2分，早晨或傍晚严重
19. 人格解体或现实解体	指非真实感或虚无妄想 0分，没有 1分，问及时才诉说 2分，自然诉说 3分，有虚无妄想 4分，伴幻觉的虚无妄想
20. 偏执症状	0分，没有 1分，有猜疑 2分，有牵连观念 3分，有关系妄想或被害妄想 4分，伴有幻觉的关系妄想或被害妄想
21. 强迫症状	指强迫思维和强迫行为 0分，没有 1分，问及时才诉说 2分，自发诉说
22. 能力减退感	0分，没有 1分，仅于提问时方引出主观体验 2分，患者主动表示能力减退感 3分，需要鼓励、指导和安慰才能完成病室日常事务或个人卫生 4分，穿衣、梳洗、进食、铺床或个人卫生均需要他人协助
23. 绝望感	0分，没有 1分，有时怀疑"情况是否会好转"，但解释后能接受 2分，持续感到"没有希望"，但解释后能接受 3分，对未来感到灰心、悲观和绝望，解释后不能排除 4分，自动反复诉说"我的病不会好了"或诸如此类的情况
24. 自卑感	0分，没有 1分，仅在询问时诉说有自卑感不如他人 2分，自动诉说有自卑感 3分，患者主动诉说自己一无是处或低人一等 4分，自卑感达到妄想的程度，如"我是废物"
总分	

注：＜8分，正常；8～20分，轻度抑郁；21～35分，中度至重度抑郁；＞35分，严重抑郁。

表Ⅲ-18　焦虑自评量表（SAS）

项目	内容	偶有	有时	经常	持续
（1）焦虑	我觉得比平常容易紧张和着急	1	2	3	4
（2）害怕	我无缘无故地感到害怕	1	2	3	4
（3）惊恐	我容易心里烦乱或觉得惊恐	1	2	3	4
（4）发疯感	我觉得我可能将要发疯	1	2	3	4
（5）*不幸预感	我觉得一切都很好，也不会发生什么不幸	4	3	2	1
（6）手足颤抖	我手脚发抖打战	1	2	3	4
（7）头痛	我因为头痛、颈痛和背痛而苦恼	1	2	3	4
（8）乏力	我感到容易衰弱和疲乏	1	2	3	4
（9）*静坐不能	我觉得心平气和，并且容易安静坐着	4	3	2	1
（10）心悸	我觉得心跳很快	1	2	3	4
（11）头晕	我因为一阵阵头晕而苦恼	1	2	3	4
（12）晕厥感	我有晕倒发作或觉得要晕倒似的	1	2	3	4
（13）*呼吸困难	我呼气、吸气都感到很容易	4	3	2	1
（14）手足刺痛	我手脚麻木和刺痛	1	2	3	4
（15）胃痛和消化不良	我因为胃痛和消化不良而苦恼	1	2	3	4
（16）尿意频繁	我常常要小便	1	2	3	4
（17）*多汗	我的手脚常常是干燥温暖的	4	3	2	1
（18）面部潮红	我脸红发热	1	2	3	4
（19）*睡眠障碍	我容易入睡，并且一夜睡得很好	4	3	2	1
（20）噩梦	我做噩梦	1	2	3	4

注："*"表示反向计分。

表Ⅲ-19 抑郁自评量表（SDS）

项目	偶有	有时	经常	持续
（1）我觉得闷闷不乐，情绪低沉	1	2	3	4
（2）* 我觉得一天之中早晨最好	4	3	2	1
（3）我一阵阵哭出来或想哭	1	2	3	4
（4）我晚上睡眠不好	1	2	3	4
（5）* 我吃的跟平常一样多	4	3	2	1
（6）* 我与异性密切接触时和以往一样感到愉快	4	3	2	1
（7）我发觉我的体重在下降	1	2	3	4
（8）我有便秘的苦恼	1	2	3	4
（9）我心跳比平时快	1	2	3	4
（10）我无缘无故地感到疲乏	1	2	3	4
（11）* 我的头脑跟平常一样清楚	4	3	2	1
（12）* 我觉得经常做的事情没有困难	4	3	2	1
（13）我觉得不安而平静不下来	1	2	3	4
（14）* 我对将来抱有希望	4	3	2	1
（15）我比平常容易生气激动	1	2	3	4
（16）* 我觉得做出决定是容易的	4	3	2	1
（17）* 我觉得自己是个有用的人，有人需要我	4	3	2	1
（18）* 我的生活过得很有意思	4	3	2	1
（19）我认为如果我死了别人会生活得更好些	1	2	3	4
（20）* 平常感兴趣的事我仍然照样感兴趣	4	3	2	1

注："*"表示反向计分。

表Ⅲ-20（a）　健康调查简表（SF-36）					
序号　评估内容	评分标准（分）				得分
1　总体来讲，您的身体状况是	非常好	很好	好	一般	差
	1	2	3	4	5
2　跟1年前比，您觉得自己的健康状况是	好多了	好一些了	差不多	差一些	差多了
	1	2	3	4	5

3　以下这些问题都和日常活动有关。请您想一想，您的健康状况是否限制了这些活动？			
如果有限制，程度如何？			
	限制很大（分）	有些限制（分）	毫无限制（分）
a. 重体力活动，如跑步、举重、参加剧烈运动等	1	2	3
b. 适度的活动，如移动一张桌子、扫地、打太极拳、做简单体操等	1	2	3
c. 手提日用品，如买菜、购物等	1	2	3
d. 上几层楼梯	1	2	3
e. 上一层楼梯	1	2	3
f. 弯腰、屈膝、下蹲	1	2	3
g. 步行1500m以上的路程	1	2	3
h. 步行1000m的路程	1	2	3
i. 步行100m的路程	1	2	3
j. 自己洗澡、穿衣	1	2	3

4　在过去4个星期里，您的工作和日常活动有无因为身体健康的原因而出现以下这些问题？		
a. 减少了工作或其他活动时间	1分（是）	2分（不是）
b. 本来想要做的事情只能完成一部分	1	2
c. 想要干的工作或活动种类受到限制	1	2
d. 完成工作或其他活动困难增多（如需要额外的努力）	1	2

5　在过去的4个星期里，您的工作和日常活动有无因为情绪的原因（如压抑或忧虑）而出现以下这些问题？				
a. 减少了工作或活动时间	1分（是）	2分（不是）		
b. 本来想要做的事情只能完成一部分	1	2		
c. 做事情不如平时仔细	1	2		
6　在过去4个星期里，您的健康和情绪不好在多大程度上影响了您与家人、朋友、邻居或集体的正常社会交往？	完全没有影响	有一点影响	中等影响	影响很大	影响非常大
	5	4	3	2	1

续表

序号	评估内容	评分标准（分）						得分
7	在过去 4 个星期里，您有身体疼痛吗？	完全没有疼痛	有一点疼痛	轻度疼痛	中等疼痛	严重疼痛	很严重疼痛	
		6	5	4	3	2	1	
8	在过去 4 个星期里，您的身体疼痛影响了您的工作和家务吗？	完全没有影响	有一点影响	中等影响	影响很大	影响非常大		

如为 7 无 8 无，权重或得分依次为 6、4.75、3.5、2.25、1

如为 7 有 8 无，权重或得分依次为 5、4、3、2、1

序号	评估内容						
9	您的感觉：以下这些问题是关于过去 1 个月里您自己的感觉，对每一条问题所说的事情，您的情况是什么样的？						
		所有的时间	大部分时间	比较多的时间	部分时间	小部分时间	无感觉
	a. 您觉得生活充实	6	5	4	3	2	1
	b. 您是一个敏感的人	1	2	3	4	5	6
	c. 您的情绪非常不好，什么事都不能使您高兴起来	1	2	3	4	5	6
	d. 您的心里很平静	6	5	4	3	2	1
	e. 您做事精力充沛	6	5	4	3	2	1
	f. 您的情绪低落	1	2	3	4	5	6
	g. 您觉得筋疲力尽	1	2	3	4	5	6
	h. 您是个快乐的人	6	5	4	3	2	1
	i. 您感觉厌烦	1	2	3	4	5	6
10	不健康影响了您的社会活动（如走亲访友）	1	2	3	4	5	6
11	总体健康情况：请看下列每一条问题，哪一种答案最符合您的情况？						
		绝对正确	大部分正确	不能肯定	大部分错误	绝对错误	
	a. 我好像比别人容易生病	1	2	3	4	5	
	b. 我跟周围人一样健康	5	4	3	2	1	
	c. 我认为我的健康状况在变坏	1	2	3	4	5	
	d. 我的健康状况非常好	5	4	3	2	1	

总分与评价：

以上 9 个维度可概括为 2 个综合测量指标，即生理健康（PCS）和心理健康（MCS），分别包括 PF、RP、BP、GH 及 VT、SF、RE、MH、HT。各维度包含条目见表Ⅲ-20（b）。

表Ⅲ-20（b）   SF-36 量表结构

维度	条目数	得分范围	包含条目	综合指标
PF	10	10～30	3a、3b、3c、3d、3e、3f、3g、3h、3i、3j	
RP	4	4～8	4a、4b、4c、4d	PCS
BP	2	2～12	7、8	
GH	5	5～25	1、11a、11b、11c、11d	
VT	4	4～24	9a、9e、9g、9i	
SF	2	2～10	6、10	
RE	3	3～6	5a、5b、5c	MCS
MH	5	5～30	9b、9c、9d、9f、9h	
HT	1	1～5	2	

　　将各维度所有条目得分相加得原始分，由于反映各维度的条目不同，所得分值不一致，为便于进行各维度间的比较，将每个唯独的原始得分转换成百分制的标准分，计算公式是：

$$标准分 = \frac{原始分数 - 最低可能分数}{最高可能得分 - 最低可能得分} \times 100\%$$

　　转换后的标准分得分为0～100分，得分越高生活质量越高。SF-36的各条目采用的评分方法不同，条目1、6、9a、9d、9e、9h、11b、11d为逆向条目，计分时需进行正向变换；条目7、8的计分需进行转换［表Ⅲ-20（c）～（d）］；其余条目的得分为其选项取值。

表Ⅲ-20（c）   条目7 的计分方法

选项内容	完全没有	有一点	轻度	中等	严重	很严重
选项取值	1	2	3	4	5	6
计分	6	5.4	4.2	3.1	2.2	1

表Ⅲ-20（d）   条目8 的计分方法

选项内容	完全没有	有一点	中等	很大	非常大	
选项取值	1	2	3	4	5	
计分	6	4.75	3.5	2.25	1	条目7 未回答
	6	4	3	2	1	条目7 选1
	5	4	3	2	1	条目7 选2～6

序号	评估项目	评估选项	评分标准	得分
	表Ⅲ-21　社会支持评定量表（SSRS）			
1	您有多少关系密切、可以得到支持和帮助的朋友？（只选一项）	① 1 个也没有 ② 1 ～ 2 个 ③ 3 ～ 5 个 ④ 6 个或 6 个以上	1 2 3 4	
2	近 1 年来您（只选一项）	①远离他人，且独居一室 ②住处经常变动，多数时间和陌生人住在一起 ③和同学、同事或朋友住在一起 ④和家人住在一起	1 2 3 4	
3	您与邻居（只选一项）	①相互之间从不关心，只是点头之交 ②遇到困难可能稍微关心 ③有些邻居很关心您 ④大多数邻居都很关心您	1 2 3 4	
4	您与同事（只选一项）	①相互之间从不关心，只是点头之交 ②遇到困难可能稍微关心 ③有些同事很关心您 ④大多数同事都很关心您	1 2 3 4	
5	从家庭成员得到的支持和照顾	A.夫妻（恋人） B.父母 C.儿女 D.兄弟姐妹 E.其他成员（如嫂子）	每项从无/极少/一般/全力支持，分别记 1 ～ 4 分	
6	过去，在您遇到急难情况时，曾经得到的经济支持和解决实际问题的帮助的来源有	①无任何来源 ②下列来源（可多选） A.配偶；B.家人；C.亲戚；D.朋友；E.同事；F.工作单位；G.党团工会等官方或半官方组织；H.宗教、社会团体等非官方组织；I.其他（请列出）	0 有几个来源就计几分	
7	过去，在您遇到急难情况时，曾经得到的安慰和关心的来源有	①无任何来源 ②下列来源（可多选） A.配偶；B.家人；C.亲戚；D.朋友；E.同事；F.工作单位；G.党团工会等官方或半官方组织；H.宗教、社会团体等非官方组织；I.其他（请列出）	0 有几个来源就计几分	
8	您遇到烦恼时的倾诉方式（只选一项）	①从不向任何人诉说 ②只向关系极为密切的 1 ～ 2 人诉说 ③如果朋友主动询问，您会说出来 ④主动诉说自己的烦恼，以获得支持和理解	1 2 3 4	

续表

序号	评估项目	评估选项	评分标准	得分
9	您遇到烦恼时的求助方式（只选一项）	①只靠自己，不接受别人帮助	1	
		②很少请求别人帮助	2	
		③有时请求别人帮助	3	
		④有困难时经常向家人、亲友、组织求援	4	
10	对于团体（如党团组织、宗教组织、工会、学生会等）组织活动（只选一项）	①从不参加	1	
		②偶尔参加	2	
		③经常参加	3	
		④主动参加并积极活动	4	

总分：

得分（满分 40 分）：

客观支持分：2、6、7 条评分之和

主观支持分：1、3、4、5 条评分之和

对支持的利用度：8、9、10 条评分之和

评价标准：分数越高，社会支持度越高，一般认为

　　＜ 20 分，获得社会支持较少

　　20 ～ 30 分，具有一般的社会支持度

　　31 ～ 40 分，具有满意的社会支持度

（代　敏　周　静）

参考文献

[1] 游琴娟，李继华，赖柳兰，等 . 全膝关节置换患者术后初期康复效果影响因素 [J]. 中国骨科临床与基础研究杂志，2020，12（1）：34-39.

[2] 中华医学会骨科学分会关节外科学组 . 骨关节炎诊疗指南：2018 年版 [J]. 中华骨科杂志，2018，38（12）：705-715.

[3] 燕铁斌 . 骨科康复评定与治疗技术 [M]. 北京：人民军医出版社，2015.

[4] 周谋望，陈亚平，葛杰 . 骨关节损伤与疾病康复治疗方案及图解 [M]. 北京：清华大学出版社，2007.

[5] 张慧杰 . 实用老年病护理手册 [M]. 北京：化工出版社，2020.

[6] 周盼盼，周亮，李超 . 主动呼吸循环技术对脑卒中后气管切开患者卒中相关性肺炎的疗效研究 [J]. 中国现代医生，2019，57（25）：15-17.

[7] 王丽娜，姜春燕 . 老年综合评估的临床应用进展 [J]. 中国全科医学，2019，22（9）：999-1003.

[8] 中国病理生理危重病学会呼吸治疗学组 . 重症患者气道廓清技术专家共识 [J]. 中华重症医学电子杂志，2020，6（3）：272-275.

[9] "卧床患者常见并发症规范化护理干预模式的构建"项目组，中华护理学会行政管理专业委员会 . 卧床患者常见并发症护理专家共识 [J]. 中国护理管理，2018，18（6）：740-747.

[10] Morrison RS, Flanagan S, Fischberg D, et al. A novel interdisciplinary analgesic program reduces pain and improves function in older adults after orthopedic surgery[J]. J Am Geriatr Soc, 2009, 57: 1.

[11] Mundy LM, Leet TL, Darst K, et al. Early mobilization of patients hospitalized with community-acquired pneumonia. Chest, 2003, 124:883.

[12] Horn SD, DeJong G, Smout RJ, et al. Stroke rehabilitation patients, practice, and outcomes: is earlier and more aggressive therapy better? Arch Phys Med Rehabil, 2005, 86: S101.

[13] Renkawitz T, Rieder T, Handel M, et al. Comparison of two accelerated clinical pathways--after total knee replacement how fast can we really go? Clin Rehabil, 2010, 24:230.

[14] Pua YH, Ong PH. Association of early ambulation with length of stay and costs in total knee arthroplasty: retrospective cohort study. Am J Phys Med Rehabil, 2014, 93: 962.

[15] Tayrose G, Newman D, Slover J, et al. Rapid mobilization decreases length-of-stay in joint replacement patients. Bull Hosp Jt Dis（2013）, 2013, 71: 222.

[16] Morris PE, Goad A, Thompson C, et al. Early intensive care unit mobility therapy in the treatment of acute respiratory failure. Crit Care Med, 2008, 36: 2238.

[17] Schweickert WD, Pohlman MC, Pohlman AS, et al. Early physical and occupational therapy in mechanically ventilated, critically ill patients: a randomised controlled trial. Lancet, 2009, 373: 1874.

[18] Needham DM, Korupolu R, Zanni JM, et al. Early physical medicine and rehabilitation for patients with acute respiratory failure: a quality improvement project. Arch Phys Med Rehabil, 2010, 91: 536.

[19] 罗庆锋，许乐，石蕾. 老年慢性功能性便秘患者结肠和肛管直肠动力学的改变 [J]. 中华老年医学杂志，2009，28（9）：733-736.

[20] 中华医学会消化病学分会胃肠动力学组. 中国慢性便秘诊治指南（2013 年，武汉）[J]. 中华消化杂志，2013，33（5）：605-612.

[21] 李晔，王宝，于普林，等. 老年人功能性便秘中西医结合诊疗专家共识（2019）[J]. 中华老年医学杂志，2019，38（12）：1322-1328.

[22] 郑洁皎，余卓伟. 老年康复[M]. 北京：人民卫生出版社，2019.

[23] 邓罡，徐丽姝，覃铁和. 老年功能性便秘患者盆底表面肌电特征及生物反馈治疗 [J]. 实用医学杂志，2018，34（8）：1316-1319.

[24] Mearin F, Lacy BE, Chang L, et al. Bowel disorders. Gastroenterology, 2016, 150: 1393-1407.